文春文庫

世にも奇妙な人体実験の歴史

トレヴァー・ノートン

赤根洋子訳

文藝春秋

世にも奇妙な人体実験の歴史　【目次】

はじめに　マッド・サイエンティストの世界へようこそ　11

第1章　淋病と梅毒の両方にかかってしまった医師――性病　13

人体解剖の草分けである医師ジョン・ハンターは、性病研究にも辣腕を発揮。淋病のメカニズム解明のため、患者の膿を自分の性器に付着させたところ……

第2章　実験だけのつもりが中毒者に――麻酔　35

毒ニンジン、笑気ガス、エーテル、クロロホルム、コカイン、モルヒネ……麻酔薬の開発者たちは、必ず自分で効果を試し、そして中毒者になっていった。

第3章　インチキ薬から夢の新薬まで――薬　61

どんな化学物質が薬になるかは、人体実験をしてみないとわからない。英国の医師フィールドは、ダイナマイトの原料をあえて舐めてみた。すると……

第4章　メインディッシュは野獣の死骸――食物　86
英国紳士フランク・バックランドは動物好きだった。ただし、食べるために。
ヒョウ、モリフクロウ、ジャッカル、アナグマ。そのお味やいかに？

第5章　サナダムシを飲まされた死刑囚――寄生虫　107
ドイツの医師キュッヘンマイスターは、寄生虫の感染経路を解明した。
その方法は、死刑囚に寄生虫を飲ませ、ひたすら解剖するというものだった。

第6章　伝染病患者の黒ゲロを飲んでみたら――病原菌　126
コレラの研究でコッホに挑んだペッテンコーファーは、菌入りの水を飲み干した。
また、黄熱病の研究者たちは患者のゲロを集めて煮詰め、自ら飲んでみた。

第7章　炭疽菌をばら撒いた研究者――未知の病気　149
生物兵器の研究は二十世紀初頭から列強の軍部でひそかにおこなわれていた。
だが、細菌漏れによるアウトブレイクなど、事故や事件も多発している。

第8章　人生は短く、放射能は長い――電磁波とX線　168

電磁気の発見は、あやしげなブームを巻き起こした。放射線もそうだった。だが、犠牲者の数は電磁気とは比較にならぬほど多かった。

第9章　偏食は命取り――ビタミン　197

食物に含まれている「何か」。それが不足すると病気になってしまう「何か」。その正体を突き止めるため、孤児院の子どもたちが実験台として選ばれた。

第10章　ヒルの吸血量は戦争で流れた血よりも多い――血液　217

「悪い血」をヒルに吸わせるインチキ医術、ヒツジの血を人体に輸血する無茶苦茶。血液型の判別と安全な輸血の確立まで、人類はかくも多くの血を流してきた。

第11章　自分の心臓にカテーテルを通した医師――心臓　235

イヌの心臓にカテーテルを入れたら死んでしまったが、人間の場合はどうか？ドイツの外科医フォルスマンは、まず自分で試すという強心臓の持ち主だった。

第12章 爆発に身をさらし続けた博士――爆弾と疥癬 249
水中で爆弾が破裂した場合、なぜ空気中よりも死者が多いのか？　こうした謎を解くため、ライト博士は半死半生になっても爆発に身をさらし続けた。

第13章 ナチスドイツと闘った科学者たち――毒ガスと潜水艦 273
ドイツ軍の毒ガスから身を守るにはどうすればいいのか？
科学者たちは自ら毒ガス中毒になりながら、ガスマスクを開発した。

第14章 プランクトンで命をつないだ漂流者――漂流 293
海難者が生き延びるにはどうしたらいいのか？　海水を飲んでもいいのか？
医師ボンバールは「異端者号」と名付けた船に乗り込み、漂流実験を開始した。

第15章 ジョーズに魅せられた男たち――サメ 315
どう猛な人食いザメを追い求め、世界各地の海を渡り歩いたハンス・ハス。
腕に食いつかれ、ズタズタにされてもなお、彼はサメの研究をやめなかった。

第16章　超高圧へ挑戦し続けた潜水夫——深海　338
一瞬にしてものみなすべてが潰される深海の世界。そこに挑戦しては死にゆく冒険家たち……水圧を乗り越えた先には、深海生物のパラダイスがあった。

第17章　鳥よりも高く、速く飛べ——成層圏と超音速　368
超音速戦闘機の事故からパイロットを脱出させるには？　数々の実験の末にたどりついた答えは、今日われわれも馴染み深い「シートベルト」だった。

あとがき　究極の自己犠牲精神をもった科学者たちに感謝　395

謝辞　406

解説　特別集中講義「人体実験学特論」へようこそ　仲野 徹（大阪大学大学院教授）　409

訳者あとがき　427

参考文献　巻末

世にも奇妙な人体実験の歴史

はじめに　マッド・サイエンティストの世界へようこそ

危険に生きよ！
――フリードリヒ・ニーチェ

科学者とは、文字どおり好奇心の強い生き物である。私はこれまでの人生を実験に明け暮れてきたが、自分自身を実験台にしたことは一度しかない。「古代ローマの潜水夫は口にオイルを含んで海に潜った」と書いてある本があった。誰に聞いても、その理由は分からなかった。もしかしたら、目の上に両手でひさしを作ってオイルを少しずつ吐き出し、オイルの泡をレンズ代わりにして水中の様子を見たのかもしれない。私は実験して確かめてみようと決意し、食用油のラージボトルを手に潜水した。何度も繰り返しやってみたが何も見えず、あげくにラージボトル半本分のコーンオイルを飲み込んでしまい、一週間下痢に苦しんだ。

小学生に科学者の絵を描かせると、九割の子どもがマッド・サイエンティストの絵を描く。研究者らがおこなってきた自己実験の数々を考えると、このイメージももっともと言えるかもしれない。科学の名の下に、彼らはコレラ菌入りの水や塩酸、その他口に出して語るのもはばかられるようなもの（これから、それらについて詳しく語ろうと思っているのだが）を飲み込んできたのである。

どうして彼らはそんなことをすることになったのだろう。これは、利他精神と虚栄心、勇気と好奇心の奇妙な物語である。そしてもちろん、愚行の物語でもある。

生半可な知識が危険だと言うなら、危険でないほど大量の知識を持った人間がどこにいるのだ。

——トーマス・ハクスリー

第1章　淋病と梅毒の両方にかかってしまった医師——性病

ここでおこなわれることについては慎重に話しなさい。
とくに、死体に関しては口を慎むように。

——ウィリアム・ハンター

人体解剖にとりつかれた兄弟

十八世紀において医者とは、医薬に精通した教養ある内科医か、あるいはノコギリを使って実際に手を下す外科医かのどちらかだった。両者とも、古代以来の言い伝えや俗説にどっぷり浸っていた。医学研究は停滞し、医療水準は数百年間ほとんど向上していなかった。そこに現れたのがジョン・ハンターである。このスコットランドの農家出身の男が、外科を商売から科学へと変えたのである。

ジョンは初歩的な教育しか受けていなかったが、自然に対する抑えがたい好奇心を持ち、それを一生保ち続けた。一七四八年、彼は兄ウィリアムを追ってロンドンに出てきた。ウィリアムは外科医としての修業を積んだものの、血を見て気絶することがあったため、ファッショナブルな内科医兼産科医に商売替えをしようとしていた。ジョンは医者の仕事の血なまぐさい方面を担当するためにリクルートされ、研修用の死体の手配を任された。

彼は解剖に驚くべき才能を示し、じきに兄ウィリアムの弟子の監督を任されるまでになった。二人の有名な外科医の元で短期間見習を務めたのち、ジョンはセント・ジョージ病院の外科医となった。セント・ジョージ病院は「保護を与えるべき貧者」の治療のために設立された病院だったが、「不平を言わない貧者」を実験台にすることをも容認していた。そうとも知らず自分の体を外科医の訓練のために提供するのは貧乏人であり、その恩恵を受けるのはたいていは金持ちだった。ジョンは、午前中は治療費を払える患者を往診し、午後は無料で貧者の治療に当たった。セント・ジョージ病院の彼の元には、他の外科医の患者すべてを合わせた数よりも大勢の貧しい患者たちが集まってきた。

ジョンは、セント・ジョージ病院は若い外科医の教育にもっと力を入れるべきだと考えていたが、ベテラン外科医たちは彼の呼びかけに応じなかった。そこで結局、彼は自宅で夜間講座を開くことにした。やがて、彼の講義はロンドン中の若い医師に多大な影響を与えることになった。彼の講義はいつも盛況だったが、ある晩、学生が一人しか来なかったことがあった。すると、ジョンは骨格標本を一体引っ張ってきて聴衆を一人増やし、いつものように学生に「諸君」と呼びかけて講義を始めた。

ジョン・ハンターは慣例に盲従しなかった。彼は常に観察し、観察に基づいて改善した。七年戦争に軍医として従軍したことにより、彼は銃創治療の権威となった。当時、軍医たちは傷口を切開して破壊された組織をすべて掻き出し、弾丸を摘出していた。治療を受けた兵士は、ほぼ確実に感染症によって死亡した。ジョンは、止血するのみで弾丸は摘出せずそのまま残す、という治療法によって遥かに高い救命率を達成した。自然治癒に任せたほうがよい場合があることに彼は気づいたのである。

千体以上もの人体を解剖した彼は、人体の内部について自宅の間取りよりも詳しく知っていた。人体内部について詳しく知るにつれて、手術本番で驚かされることは減っていった。彼の頭脳の鋭さはその手先の器用さに匹敵していた。彼は人体の各部分の形状だけでなく、「それがどんな役割を果たしているか、及びそれがどのように働いてその効果を生み出すか」をも知るに至った。

解剖に取り憑かれたのはジョンだけではなかった。画家のジョージ・スタッブスは一年半にわたって馬の解剖に（一頭につき数週間ずつかけて）没頭した。胃がひっくり返るほどの悪臭に彼が断固たる意志力で耐え抜いたおかげで、驚くほど精確な金字塔的論文『馬の解剖学』が誕生した。

ジョンの兄ウィリアムは、グレートウィンドミル通りに私立の医学校を創立した。そのおよそ二百年後、同じグレートウィンドミル通りにロンドン初のストリップ劇場が誕生し、解剖学に対する国民の関心を満たすこととなった。ウィリアムの目的は、他の医学校で等閑視されていた実践的な解剖技術を教授することだった。当時、医学校の試験はふつう、口頭試問のみだった。外科医になるための講座でさえ、実地試験はいっさいなかった。ほとんどの講座が、学生に解剖を見学させることによって、あるいはあらかじめ用意された解剖標本を調べさせることによって外科医学を教えていた。スコットランドのある倹約家の教授は、百回の講義から成る長期講座をたった一体の解剖用遺体だけで乗り切った。当時は、アルコール漬けになっているのは学生だけではなかったのである。

これでは、「初めて待望のメスを入れた対象は、生きている患者の体だった」という外科医がいても不思議ではなかった。ウィリアムもジョンも、外科医の訓練は患者の体ではなく解剖用の死体でおこなわなければならないと考えていた。ジョンは学生たちにこう教えていた。「解剖は外科医学の基礎です。これが頭に知識を与え、手に技術を覚えさせ、外科医に必要なある種の残酷さに心を慣れさせるのです」

ハンター兄弟の医学校では、学生一人につき一体、解剖練習用の遺体が与えられることになっていた。そのためには多くの遺体が必要だったし、その遺体は（スーパーの生鮮食品並みにとは言わないまでも）新鮮でなければならなかった。解剖はおおむね冬におこなわれるものと決まっていた。気温が高いと、遺体の皮膚はすぐに乾燥して木のように硬くなるし、臓器はドロドロに溶けてしまうからである。

週に数体の遺体が必要になり、ジョンが遺体調達の任務を言いつかった。当時、死刑が科される犯罪はスリを含めて二百種類以上もあった。一七五二年に改正された「殺人法」によって、処刑された殺人犯の遺体を医師が解剖用に請求することが認められると、外科医がタイバーン刑場の絞首台に群がるようになった。まだ温かいうちに死体を絞首台から下ろさなければならず、そのため刑死者の縁者とのあいだに醜い奪い合いが起きた。死体をめぐる取っ組み合いのあまりの激しさに、死体が息を吹き返したことさえあった。蘇生したその死刑囚は刑の執行を猶予され、以後、「死に損ないのマギー」というあだ名で呼ばれることになった。

「殺人法」に新たに加えられたこの条項は、医学の進歩を助けるためではなく、犯罪者の処罰を目的として定められたものだった。解剖されるということは、死よりもさらに恐ろしい破滅として恐れられていた。これは、死罪に「さらなる恐怖と特別な恥辱のしるし」を付け加えるものだった。さらに、すべての死者がよみがえる最後の審判の日に、肉体の重要な部分が欠けているという理由で天国に入れてもらえなくなるかもしれなかった。

多くの死刑囚にとって現実的な恐怖は、内臓を取り出され陳列されている最中に解剖台の上で蘇生してしまうかもしれないということだった。落下エネルギーによって一気に頸椎を折る絞首刑の方法が導入される以前、死刑囚は絞首縄によってじわじわと絞め殺されていた。絶命するまでに三十分以上かかることもあった。その後の乱闘に紛れて、医師による死亡確認がおこなわれない場合も多かった。そのため、解剖医のメスに驚いて「死体」が起き直るという事件が実際に何度か起きていた。

掘り起こされた墓場の死体

解剖されたいという人はいるはずがなかったから、充分な数の死体を集める合法的な方法は存在しなかった。そのため、解剖医としては、葬儀業者を買収するしか手がない場合が多かった。カネを受け取った葬儀業者は柩に石を詰め、遺体を解剖医に引き渡した。遺体の入った柩でも空の柩でも埋める手間は同じだったから、墓掘り人たちも進んで手を貸した。こんな方法まで使っても需要を満たしきれなかったので、ジョン・ハンターは「死体盗掘者たちとつき合うように」なった。死体盗掘者とは、亡くなったばかりの人の墓を暴いて遺体を盗む犯罪者のことである。

ジョンが医師として活躍していたあいだに、墓の盗掘は、ほんの時たま起きる事件から日常茶飯事にまで急増した。死体は注文に応じて、かごや樽に詰められてイギリス中どこへでも運ばれた。箱詰めの死体がリーズ行きの郵便馬車の中から発見された。ダブリンで同様の事件が起きた際には、ダブリンの新聞は「貴重品はもう少し丁寧に梱包してほしい」と書いた。死体の価格は十六倍に跳ね上がり、子どもの遺体は一インチいくらで売買された。墓泥棒が柩を掘り出してみると、同業者に先を越されていることもしばしばだった。

墓の盗掘は犯罪行為ではなかった。ブタやガチョウを盗めば死刑だった。しかし、法律上は死体は所有物ではなく、よって窃盗罪の対象とはなり得ないものだった。墓泥棒たちは、用心のため、死体を覆う布や衣類は柩に残した。それらは所有物と見なされたからである。

大衆は不安に駆られ、カーライルからニューヨークまで至るところで解剖医を糾弾する騒動が起きた。ある医学雑誌は、「人肉売買を禁止しなければ、墓地を真夜中の略奪者のシャベルから守ることも、国民を真夜中の暗殺者から守ることもできない」と主張した。

死体の新鮮さを確保するため、死体調達のプロセスを簡略化する犯罪者も現れた。死体を手に入れるために、人を殺したのである。十六人を殺害し、その遺体をエジンバラの外科医ロバート・ノックスに売ったバークとヘアの犯罪は、当時の新聞紙面を大いに賑わした。

バークは肉屋、ヘアは泥棒
ノックスはその肉を買った客

「バカのジャミー」と呼ばれていた青年が殺害されその遺体が運び込まれたとき、ノックスはそれを学生に提供する前に遺体の頭部を切断した。ジャミーがその土地の有名人だったため、遺体の身元がばれるのを恐れたのである。

バークとヘアの犯罪に触発されて「バーク一味」という模倣犯集団が生まれ、まだ温かい死体をキングスカレッジ・ロンドン校に提供した。その首謀者らは、連続殺人及び埋葬後間もない遺体多数を掘り起こした罪で有罪判決を受けた。これが一大スキャンダルになったおかげで、一八三二年に「解剖法」が制定され、救貧院と死体公示所の遺体のうち引き取り手が見つからなかったものはすべて解剖学者が解剖していいことになった。札付きの悪党をも震え上がらせた運命が、今や罪もない貧者を襲うこととなったのである。

ハンターにとって、死体の確保は外科医学の進歩のために不可欠であり、長い目で見れば、これによって多くの命が救われることになるのだった。また彼にとって、死体の確保はゲームでもあった。ハンターは、王立委員会の一委員にこう豪語している。「生前どんな立場にあった人であれ、私が解剖したいと思えば、手に入らない人物はいません」

今なお盗まれる遺体

解剖用遺体の不足という問題は、現在でも完全には解決していない。現在、解剖学の授業には解剖模型や画像診断技術がつきものだし、学生たちは自分自身やお互いの体を診察することを奨励されている。自分が学生だった頃のことを思い出してみると、学生たちは寄ると触ると互いの体を診察しあっていた。それでも、ガイズ・キングズ＆聖トマス医大は年に八十体の遺体を必要としている。献体は六十体ほどしかない。この問題は、肥満者の献体を辞退することによってさらに深刻化している。じきに、ほとんどの人が献体の対象外になってしまうだろう。

ほとんどの病院が献体を促進しようと頑張っているが、なかにはわざわざ正反対のことをしていた例もある。二〇〇四年、カリフォルニア州のある医大が医学研究のために献体された八百体から摘出した臓器や組織を六年間にわたって売却していたことが発覚した。ルイジアナ州のある大学は、用途をまったく確かめることなく、余った遺体をブローカーに売却していた。

臓器売買の規模は年間十億ドル以上にも達している。移植用の心臓や肺や肝臓はそのほんの一部分に過ぎない。火傷治療のための植皮用皮膚、アスリートの負傷を治療するための腱や靱帯、唇をふっくらさせるためのコラーゲンは言うに及ばず、先進諸国の高齢化に伴い、視力の衰えた目のための角膜や磨り減った関節のための骨といった交換用パーツの需要が増大しているのである。

イギリスでは二〇〇七年に二千件近くの腎臓移植がおこなわれたが、それでも移植を待っている患者がまだ八千六百人いる。適合するドナーが現れるのを待っているあいだに、毎年、千人以上もの患者が死亡している。ドナー不足が臓器の価格を押し上げている。新鮮なうちに別々に売りさばけば、遺体一体から摘出できる臓器の値段は合計で二十万ドルにもなる。頭部は九百ドル、指は一本十五ドルである。そんな値段で売りさばけたら、昔の死体泥棒たちはどれほど大儲けできたことだろう。思えば、それは古き悪しき時代だった……。

二〇〇四年、ニューヨークのある葬儀会社の新オーナーは、会社に秘密の手術室があり、会社の収入の多くが臓器移植会社からの入金であったことを知って仰天した。以前のオーナーたちは、換金できるモノのように遺体を扱っていたのである。「手術室」とは、臓器を摘出するための部屋のことだった。顧客から預かった遺体の防腐処理ではなく、遺体から臓器を略奪するための部屋だったのである。盗んだ骨はプラスチックのパイプで置き換え、臓器を取り去ったあとの空洞には布や使用済みの外科用手袋を詰め込んだ。それから傷口を縫い合わせ、遺体を柩に納めて家族の元に返していた。有名キャスターのアリステア・クックも被害者の一人だった。九十五歳で死亡したクックの骨はガンにむしばまれ、ボロボロになっていた。葬儀業者らは、この副業で四百七十万ドルを稼ぎ出したと考えられている。

臓器の販売を促進するため、彼らは書類の偽造をおこなっていた。百四歳で死亡した女性は七十歳で死亡したことにされた。臓器移植のドナーから除外すべき、危険な病気を患っていた人たちの死因は心不全とされた。何も知らない臓器供給会社によって、臓器は世界中に発送されていった。ここから送られてきた臓器の提供を受けた人は、イギリスでは四十人に上った。その事実が判明した人全員がＨＩＶとＣ型肝炎と梅毒の検査を受けたが、何年も経ってから発症する病気もある。

同様の事件は他にもある。デンバーのある医師は、ある葬儀業者が遺体から売却可能な臓器や組織を切り取ったあと何食わぬ顔で遺族に引き渡していたことを暴露した。これら二つの葬儀会社によって冒瀆された遺体の総数は優に千体を超えている。

生きている患者の体でさえ営利目的に使われる場合がある。簡単に培養できるヒトの細胞はガン研究に役立つ。一九九〇年、カリフォルニア州最高裁は、「患者の体から摘出された組織の所有者は患者自身ではない」という判決を下した。これにより、医師は患者の細胞株を利用する権利を認められた。それどころか、医師はその細胞株の特許まで取ることができる。特許を取得した細胞株には何百万ドルの価値が発生する。その恩恵を受けられないのは、細胞の提供者だけである。

人工授精の先駆者

解剖学者の例に漏れず、ハンター兄弟も臓器や骨格の標本を標本室にコレクションしていた。最終的に、標本数は一万三千五百に達した。詩人サウジーは「外科医の警告」という詩の中で、瀕死の解剖学者に、「私は幼児の脂肪でろうそくを作った。……胎児を瓶詰めにし、略奪した死体から取り出した心臓と肝臓を干物にした」とおどろおどろしい告白をさせている。標本室は教育的な目的のために設けられたものではあったが、解剖学者たちは、解剖学的な意味で珍しい個体や奇形の標本に魅せられた飽くなきコレクターでもあった。驚くほど大きな頭を持った男が、ガイズ病院で死亡した。何も知らない遺族のために見せかけの葬儀が執りおこなわれているあいだに、病院の標本室に納めるため、彼の遺体を骨格標本にする作業が進められていた。身長が二メートル四十センチくらいあり、「アイルランドの巨人」と呼ばれたチャールズ・バーンは死に際に、解剖学者たちの手から逃れるため遺体を鉛の柩に入れて海に沈めてくれと葬儀屋に頼み、約束させた。しかし、ジョン・ハンターは五百ポンド（現在の価値に換算するとおよそ三万ポンド）で葬儀屋を買収した。現在、バーンの骨格標本は、故人の意志に反して王立外科医師会のハンテリアン博物館に陳列されている。

成功を収めたジョンはレスター・スクエアの新居に引っ越した。この新居は、実は二軒の家をつないだ構造になっていた。そのため、標本室と屋根裏の解剖室のために充分なスペースを取ることができた。「どんな家庭の押入にも骸骨が入っている（訳注：「どんな家庭にも、他人に知られたくない事情があるものだ」という意味の慣用句）」などと言うが、押入にこれほどたくさん骸骨が入っている家はそうそうなかっただろう。一度だけ、熟成しすぎたチーズが間違って解剖室に運ばれてしまったことがあった。それは「ジキルとハイド」の家だった。彼の教養ある妻がハイドンを招いて応接室で夜会を開いているあいだに、裏口からは死体がこっそり運び込まれ、裏階段から屋根裏へと引きずり上げられていった。ちなみに、スティーブンスンの『ジキル博士とハイド氏』に、ジキル博士はロンドンの家を「有名な外科医の遺産相続人」から買い取った、というくだりがある。

ジョン・ハンターは、当時最も腕のいい革新的な外科医だった。ウィリアム・ハズリットは、「大理石の塊に打ちかかるときのミケランジェロを彷彿させる熱意を見せて、ハンターはクジラの死骸を切り刻み始めた」と述べている。大半の同時代人とは異なり、彼は決して理論を経験に優先させることがなく、解剖（彼の言葉を引用すれば、「自分自身の目で見ること」）が最も重要だと考えていた。

当時の外科医は体の悪い部分を切断するのがふつうだったが、ジョンはその優れた技術と理解力によって新しい治療法を考え出した。血管壁が弱くなることによって生じる動脈瘤は、血管が血液で膨張して破裂する危険のある致命的な病気である。下肢の背部に大きな動脈瘤ができた患者を手術した際、ジョンは病変部分の血管を結紮《けっさつ》した。そうすれば血液が自ずと代わりの通り道を見つけ、近くの血管を流れるようになるはずだと考えたのである。これによって彼は患者の脚を切断から救った。この判断は当てずっぽうではなかった。事前に同じような外科手術をイヌとシカに対しておこない、効果を確かめていたのである。手術の一年後に患者が手術とは関係のない熱病で死亡すると、ジョンは彼の遺体を買い取って脚の血管を再検査し、自分の推測が正しかったことを確認した。その頃にはすでに、彼が開発した「バイパス」技術はヨーロッパ中の一流病院で下肢動脈瘤のスタンダードな治療法になりつつあった。

ハンター兄弟は医学に大きな進歩をもたらした。彼らの共同プロジェクトの中には、リンパ系の長さと機能を解明したときのように、兄ウィリアムがアイディアを出したものもあったが、解剖や実験は常にジョンがおこなった。そして、ある種のガンにリンパ系が関与していることを解明したのもジョンだった。

胎児の発達の全段階を明らかにしようと発案したのはウィリアムだった。あいにく、解剖できる妊婦の遺体は不足していた。妊娠中の重罪者には死刑が執行されなかったからである。若い女の犯罪者は、たとえ逮捕されたときには妊娠していなくても判決が下るまでに確実に妊娠した。この研究の完了には二十年以上かかった。ウィリアムはその成果を大判の図解書にまとめて出版した。この「エレファント判」の大型本には、オランダの画家ヤン・ファン・リムスダイクの筆によって、胎児の発達の様子が妊娠期間の全段階にわたって見事に図解されていた。それは、それまでに著された最高の解剖書だった。この研究はすべてジョンがおこなったものだったにもかかわらず、ウィリアムは、弟が「大部分の解剖」を手伝ってくれた、と謝辞の中で短く触れたのみだった。画家に至っては、まったく何の言及もなかった。この本によって、胎盤の血液循環が母胎のそれから独立していることが初めて明らかにされた。これも、ジョン及び彼の同僚医師が発見したことだった。ウィリアムが手柄を独り占めにしたことは、兄弟の永続的な不和の元になった。

ジョンは再びファン・リムスダイクを挿絵画家として採用し、人間の歯に関する優れた論文を自分の名前で発表した。「門歯」「臼歯」という用語はこの論文で初めて使われたもので、彼の造語である。ジョンは虫歯にプラークが関係していることにも気づき、毎日の歯磨きによってプラークを除去することを推奨した。

実験によって問題を解明するというジョンの方法は彼の天才のあかしである。彼は、弟子のエドワード・ジェンナー（のちに天然痘ワクチンの開発者となった）にこう言ったことがあった。「きみの出した答えは正しいと思います。でも、どうして考えて答えを出すんですか。どうして、実験しようとしないんですか」。現在では自明のことに思えるが、当時はまだ、実験の時代は始まったばかりだった。

人工授精の可能性を研究していたハンターは、通常の性行為をおこなえないある夫婦に妊娠する方策を教授し、妊娠させることに成功した。また、彼は動物を使った実験で臓器移植に成功し、臓器移植の先駆者ともなった。彼は、人間の歯をニワトリの組織内に定着させることに成功したと考えたが、それは誤りだった。当時、総入れ歯は象牙で作られていた。当然のことながら、象牙で作った入れ歯は人間にはあまり似合わなかった。人間の歯のほうが明らかに「自然」だったので、墓泥棒たちは死体から歯を抜いて売りさばいた。元々の所有者がもう必要としなくなった歯を抜くのは、カネになる副業だった。ハンターは、もっといい方法があるのを知っていた。彼はカネで雇った志願者から健康な前歯を抜き、間髪入れずにこれを裕福な老婦人の歯無しの口に埋め込んだ。前歯を売ろうとしたある貧しい少女は最後の瞬間に思い直し、その正しい選択によって、美しい笑顔を失わずに済んだ。彼女はのちにハミルトン夫人（訳注：ネルソン提督の愛人として有名）となった。移植された歯の中には六年間持ったものもあったし、通説によれば十二年間持った症例もあったというが、永続的に定着したものは一本もなかった。ハンターがうっかり煽ってしまったおかげで歯牙移植は大流行したが、差し歯といえども嚙み返される危険がないとは言えない。ある女性が、移植した歯から梅毒に感染したのである。こうして、歯牙移植の流行は急速に衰えていった。

性病はびこるロンドン

ハンターは決して論争を避けなかった。彼の標本室の標本は、「人間のあらゆる特性は、他の動物の何らかの特性に類似している」ことが分かるように配置されていた。類人猿と人間の頭蓋骨が、類人猿から段階的に変化して人間へと至ったことを示すような順序で並べられていた。ダーウィンの『種の起源』が世に出る七十年前のことである。当時、このような考え方はポピュラーではなかった。「アダムとイブは明らかに黒人だったはずだ」と彼は主張していたが、これも当時は冒瀆的な発言だった。現在では、最初の人類がアフリカで誕生したことは広く認められている。

「マスターベーションするとインポテンツになる」という通説に彼は真っ向から異議を唱えた。彼のロジックは、「インポテンツはまれだが、マスターベーションは至極一般的だ。よって、一方がもう一方の原因だとは考えにくい」という説得力にあふれるものだった。彼は著書の中で「マスターベーションは有害ではない」と宣言したが、当惑した編集者は脚注を設け、「有害である」旨を述べている。インドネシアではマスターベーションの罰則が斬首の刑だというから、マスターベーションが深刻な結果をもたらす場合も状況によってはあるかもしれない。最近の研究によれば、マスターベーションは有益だという。若い頃に頻繁に射精するほど、年を取ってから前立腺ガンになる危険が減少するのだという。

ハンターは、性的障害の多くは心因性であることを知っていた。「心はさまざまな気まぐれに左右され、それがその部分の働きに影響を及ぼす」からである。インポテンツを訴える患者に、ハンターは、「一週間、彼女に触れずに添い寝しなさい」と指導した。一週間後、問題は解決した。

髪の毛も物腰もかなり癖のあるハンターだったが、その名声に惹かれ、大物たちが彼の診察を求めて集まってきた。彼は経済学者のアダム・スミスやベンジャミン・フランクリン、バイロン卿を往診し、イギリス国王ジョージ三世の「特命外科医」となった。一七六七年、三十九歳で彼は王立協会会員に選出された。彼の性病研究が新たな危険な段階に入ったのもその年だった。十八世紀の医師たちは、誰もが「ヴィーナスの病」に精通していた。患者全体の四分の一を性病患者が占めていたからである。こうした病気が性交渉によって移ることはよく知られていた。

当時のロンドンは、お茶や砂糖やスパイスと並んで、あらゆるものの中で最もスパイシーな商品であるセックスが活発に取り引きされる一大商業都市だった。男性二十七人につき一人の割合で売春婦がいた。『ハリスの遊び人の暦』という、「コヴェント・ガーデン・レディー」のガイドブックまであった。このガイドブックは美人の売春婦を絶賛する一方、「その汚れた肉体をまたぞろロンドンの街で提供している」気の毒なミス・ヤングのような病気持ちの売春婦のことはあからさまに罵っている。

当然のことながら、ハンターの患者の中にも性病患者はごまんといた。作家ジェイムズ・ボズウェルは、性懲りもなく十九回以上も淋病に罹った。ある名家の夫妻は二人ともハンターの患者だったが、どちらも相手がハンターに診てもらっていることを知らなかった。「愛は過ぎ去るが、梅毒は留まる」という古い格言の正しさは、ハネムーンで梅毒を移されたビートン夫人によって実証された。

当時のおもな性病には、淋病と梅毒の二種類があった。排尿痛と尿道口からの排膿を引き起こす淋病は、当時はありふれた病気だった。ボズウェルのように放蕩三昧を続けていると合併症を引き起こすこともあるが、淋病は致死的な病気ではない。一方、梅毒は淋病よりもずっと悪質で恐ろしい病気だった。梅毒に感染すると最初、ペニスにしこりができ、リンパ節が腫れる。数週間でこうした症状は治まったように見えるが、一〜二ヶ月後に、部分的な脱毛と発熱とともに瘤のような腫瘍が現れ、治ったり再発したりを繰り返す。梅毒の症状は数年間の休眠状態を経て再び現れる場合もあるが、皮膚と骨は次第に潰瘍だらけになっていく。こうなると、脳も含めて、内臓はメルトダウン状態である。

淋病は治療しなくても時が経てば自然に治る病気だと確信していたので、ハンターは淋病患者を使って臨床試験をおこなった。患者の半数には通常の治療薬を与え、もう半数にはパンを丸めて作った丸薬を与えた。すると、そのうちに全員が回復した。ハンターは、「一人の患者が同時に淋病と梅毒に罹患することはない。よって、淋病と梅毒は単に進行段階が異なるだけで同一疾患であるに違いない」という仮説も立てていた。淋病は局部に限定された病気であり、それがのちに全身に広がって梅毒になるのだ、と考えたのである。

淋病だけに感染したつもりが……

この問題に決着をつけるためには実験が必要だった。ハンターのアイディアは、誰かを淋病に感染させ、その人に梅毒の兆候が現れるかどうかを待つ、というものだった。兆候が現れれば仮説が正しかったことになるし、現れなければ仮説が間違っていたことが明らかになる。淋病にも梅毒にも感染していないことが確実に分かっていて、しかも性器を気軽に毎日診察できる実験台と言えば、間違いなくハンター自身しかいなかった。

ハンターは自分のペニスに傷をつけ、ボズウェルが「忌まわしきもの」と呼んだ淋病患者の膿をそこに注意深く塗りつけた。数週間後、彼のペニスには硬性下疳《げかん》と呼ばれる梅毒特有のしこり（これはのちに、「ハンターの下疳」と呼ばれるようになった）が現れた。そのとき彼が覚えた満足感を想像してみてほしい。

ハンターが考慮に入れていなかったことが一つあった。それは、膿を提供した患者が「淋病と梅毒の両方」に罹患しているかもしれないということだった。彼はうかつにも、自らの手で自分を梅毒に感染させてしまったのである。早期に進行を食い止めなければやがて鼻の脱落、失明、麻痺、狂気、そして死へと至る恐ろしい病、梅毒に。理性的な人間もときにはまったく道理に合わないことをするものである。

梅毒を治療するため、ハンターは「腐食性のある昇華物（塩化水銀のこと）」や有毒な水銀で繰り返し口をすすいだ。この治療法を実行すると、口の中に潰瘍ができ、歯はぐらぐらになり、黒い唾液が大量に出る。当時、患者が人目を避けてよだれを垂らすことのできる「唾液病棟」なるものを備えた病院もあった。のちにハンターは、「私は水銀でこの病気を撃退した」と述べ、この治療法を有効であるとして支持した。彼はこの体験を講義の教材として利用し、自らの体に梅毒を感染させて硬性下疳を発生させたことを説明した。彼は性病に関する図解入りの論文も著した。その図解は実に生々しかった。あのボズウェルでさえ、性欲を一週間なくしたほどである。もっとも彼はその後もあと二回、淋病をもらっている。

持病の心臓疾患の治療にも、ハンターはありとあらゆる種類の毒物を試してみたが、結局は「マディラ酒やブランデーその他、体を温めるもの」に頼るようになった（その有効性については、自分の実験から自信を持って私が請け合う）。

性病研究において、医師たちは躊躇することなく他人の体で実験をおこなってきた。たとえば、アラバマ州タスキーギでおこなわれた悪名高い梅毒研究プロジェクトがそれである。黒人の梅毒が白人のそれと同じように進行するかどうかを調べるため、医師たちは、梅毒に感染した貧しい黒人小作農を四十年間観察し続けた。梅毒感染の事実は告知されず、彼らはただ「体の中に悪い血がある」とだけ説明された。彼らはさまざまな侵襲的検査（訳注：痛みや出血などを伴う検査のこと）を受けさせられたが、何の治療も施されなかった。医師たちは観察していただけだった。誰も罪の意識を感じていなかった。自分たちが彼らを梅毒に感染させたわけではなく、彼らは元々梅毒患者だったのだから、と。病気の進行とともに、患者の多くにぞっとするような症状が現れ始めた。

この研究はアメリカ公衆衛生局から資金提供を受けていたし、医学界やアラバマ州の政治家も関知していた。このプロジェクトは、一九七二年にあるジャーナリストによって全米に暴露されるまで続けられた。さらに、生き残った被害者に対してクリントン大統領が謝罪したのはようやく一九九七年のことである。

ハンターの時代、外科医の多くは、カネを払えない患者を生かしておくために尽力する必要はないと考えていた。アストレー・クーパー卿（訳注：イギリスの外科医・解剖学者）は、「我々の病院の患者たちは医師たちの練習台である。死体の処分を議会が握っているのと同程度に、患者は医師たちの意のままである」と書いている。ジョン・ハンターは患者を使って実験をおこなったが、彼らをモルモット扱いしたわけではなかった。彼は、「もし自分が患者と同じ病気だったら私は自分の体で実験しただろうし、自分に対しておこなっただろうと思われる以上のことを他人の体で実験したことはない」と述べている。彼は学生たちに、「外科医たるもの、聖なる恐れと抵抗感を抱くことなしにこの手術の犠牲者に接するべきではありません」と教えた。

当時、自分を実験台にする勇気を持っていたのはジョン・ハンターだけだった。しかしその後、大勢が彼のあとに続くことになった。

第2章　実験だけのつもりが中毒者に——麻酔

脚を切断されるとしても、クロロホルムは絶対にお断りだ。
気絶するなんて、絶対にごめんだ。

——オノレ・ド・バルザック

麻酔なしで手術に耐える

ジョン・ハンターは、外科手術が最後の手段であることを示した。患者から見れば、外科手術はいつでも最後の手段だった。外科手術とは、計算された暴力だった。手術台に横たわることは、確実な苦悶とほぼ確実な死を意味した。患者の悲鳴に気を取られて外科医は手術に集中できず、苦悶のあまりのたうち回る患者が相手では正確なメスさばきは不可能だった。それなら、薬で患者の意識を失わせてみたらどうだろう。

十三世紀のある医師は、アヘン、ヒヨス、毒ニンジン、マンドラゴラ（きわめて毒性の強いイヌホオズキの仲間）を混ぜ合わせ、泡立つカクテルを作った。これを投与すると、「患者は深い眠りに陥り、メスを入れても、まるで死んでいるように何も感じなくなる」と彼は主張している。患者は死んだふりをしていたわけではなく、おそらく本当に死んでいたのだろう。もう少し実用的な方法を採用する医師たちは、血を抜いたり首を絞めたりして患者の意識を失わせたり、患者の頭に木のボウルをかぶせ、その上から木槌で強く叩いたりした。

十八世紀末までには、医師たちは外科手術の苦痛に対処するすべを学んでいた。そのルールは、次のような単純なものだった。

一　悲鳴が他の患者の耳まで届かない場所に手術室を設ける。
二　外科医の疲労に最大限の配慮を払う。
三　患者をしっかり縛り付ける。
四　患者に外科医のステッキを嚙ませる。
五　急いで仕事を済ませる。

外科医は屈強な、腕の立つ男でなければならなかった。ジョン・ハンターは、のこぎりさばきの技術を木材置き場で磨いた。兄のウィリアムは外科医を、「刃物で武装した野蛮人」と呼んだ。しかし、少なくとも外科医は仕事が速かった。ジョンの師ウィリアム・チェズルデンは膀胱結石の摘出を一分以内に済ませたし、イギリスの偉大な外科医ロバート・リストンは二十八秒で脚を切断した。リストンは「手術室《オペレーティング・シアター》」を文字どおりに解釈し、必ず「時間を計ってください、皆さん。時間を計ってください」と観客に呼びかけてから手術を始めることにしていた。記録更新に励む彼は、患者の片足だけでなく片方の睾丸をも切除し、さらに助手の指二本をも切断してしまった。

イギリスの作家ファニー・バーニーは乳房切除手術の恐怖を次のように綴っている。「恐ろしい鋼鉄が乳房に突き刺さり、血管を……肉を……神経を切り裂いた。私は、手術の間中途切れることなく悲鳴を上げ続けた。……苦痛はそれほど激しかった。……あの苦痛は筆舌に尽くしがたい。……メスが胸の骨に当たり、骨を擦るのを私は感じた」

日本でも外科手術は激しい苦痛を伴うものだったが、やがて華岡青洲という外科医がこの問題を解決した。彼はヨーロッパ流の外科技術を学んでいたが、痛みのコントロールのためには漢方医学を採用した。二十年に及ぶ動物実験の結果、彼は、危険な副作用を伴わずに痛みを和らげる植物エキスの調合に成功したと考えた。自信を持って彼はこの混合エキスを妻に投与した。その結果、妻は失明してしまった。

これにくじけず彼は研究を続け、ついに、鎮静剤と鎮痛剤と筋肉弛緩剤の成分を含む混合エキスの調合に成功した。一八〇四年、彼は麻酔を用いて乳ガンの摘出手術をおこない、その後も百五十例の無痛手術を成功させた。あいにく当時の日本は鎖国政策をとっていたため、華岡青洲の麻酔剤が世界に広く知られることはなかった。

笑気ガスの登場

その頃ヨーロッパには、当時発見されたばかりの数種類のガスを熱心に吸入し、それに何らかの治療効果があるかどうかを確かめようとする医師が現れた。たとえば、トーマス・ベドーズはガスの効能を確信していた。いささか型破りなところがあった彼は、療養所にウシを連れてきて、患者たちにウシの「健康効果のある呼気」を吸入させた。彼はしかし、この試みは病室のカーペットを台無しにすることに成功しただけだった。彼は温泉町ブリストルに「医療気体研究所」を設立し、酸素や二酸化炭素の吸入が性病から麻痺まで万病に効くとして「気体療法」を宣伝した。それどころか、のちに自殺の手段として愛好されることとなった一酸化炭素の吸入までもが、健康効果ありとして勧められた。一酸化炭素を吸い込むと頬が紅潮するため、そう信じられたのである。

ハンフリー・デービーは、医療気体研究所の研究責任者だった。現在では鉱山労働者の安全灯（「デービー灯」）の発明者として記憶されているデービーだが、当時はとびきりの有名人だった。コミュニケーション能力に長けていた彼は、科学を金儲けのツールとして産業界に売り、それによって世界を永久に変えることになった。

気体研究所にやってきたときデービーは弱冠二十一歳だったが、彼はすぐに、ガスの効能は誇張されすぎていると判断するに至った。彼はさまざまな種類の気体を自分で吸入し、試してみた。一酸化炭素を吸入したときには、「死の淵へと引きずり込まれる」

ところだった。「私には、口を開けてマウスピースを落とす力しか残っていなかった。……私は三回吸入したが、あと一〜二回多く吸入していたら即死していただろう」と彼は述べている。すぐに純粋な酸素を吸入したため、彼は一命を取り留めた。恐怖によって彼の熱意に歯止めがかかることはなかった。一週間後には揮発性溶剤を吸い込んで喉頭蓋を火傷し、窒息しかけた。こうした危険な実験のあいだ、このままでは死んでしまうと思ったときでさえ、彼は冷静に自分で脈を測っていた。

デービーの同僚たちは、翌朝彼が生きている姿を見てはほっとしたものだった。ある同僚は、彼は「予備の命を二つ三つ持っているかのように」命を危険にさらしていた、と述べている。

亜酸化窒素は「病気の元」であり、これを吸入すると動物は即死する、という話を聞き、デービーは試してみることにした。「この実験の危険性は私も承知していた」と彼は認めている。亜酸化窒素は麻酔剤である。しかも当時は、最も無害なガスでさえ不純物のせいで猛毒ガスに変わる危険性があった。彼は吸入量を徐々に増やしていき、ついには一日三〜四回のペースで一週間吸入し続けた。

幸い、何の悪影響も現れなかった。それどころか、このガスは「きわめて愉快なわくわくするような気分」をもたらした。「私は外界とのつながりをすべて失った。新たに結び合わされ、新たに変化した理念の世界に私は遊んでいた。私は思索し、想像し、発見した」。思索を楽しむあまり、デービーは一日に二十五リットルというとんでもない量を吸入するようになった。「亜酸化窒素を吸入して詩作すると、いつもよりもうまく書けるような気がする」とも彼は考えていた（これは彼の思い込みに過ぎなかった）。類語辞典の編纂で有名なロジェや詩人のサウジーやコールリッジら友人たちに、デービーはこのガスを提供した。サウジーは、「（この気体を吸うと）笑い出したくなり、つま先や指先がぞくぞくした。デービーは本当に新しい快楽を発明したのだ。……天国はこの奇跡のような喜びの気体に満ちているに違いない」と書いている。快楽こそ、ブリストルの裕福な湯治客の求めていたものだったから、医療気体研究所の客は大幅に増加した。

やがて、研究者のよき伴侶である幸運な偶然が訪れた。親知らずのせいで歯茎に炎症が起きて困っていたデービーが亜酸化窒素を吸入したところ、痛みが消えたのである。使い道を見つけるのに目ざとい彼は、「亜酸化窒素には、身体的苦痛を麻痺させる働きがあるものと思われる。これは外科手術に応用できるかもしれない」と書いている。無痛の手術こそ、すべての患者が待ち望む奇跡だった。ところがどういうわけか、デービーはこのアイディアをそれ以上掘り下げなかったし、多くの医学生が幸福感をもたらすガスとして亜酸化窒素を使用していたにもかかわらず、四十年以上ものあいだ、誰もこれを実用的な鎮痛剤として利用しようとは思わなかったのである。

デービーが「笑気ガス」と呼んだ亜酸化窒素は、パーティーのメインイベントになった。化学者シェーンバインは、園遊会で笑気ガスに酔って羽目を外した客たちが花壇を台無しにしてしまったのを見て、こう述べている。「おそらく今後は、ディナーパーティーの締めくくりにはシャンパンではなく、笑気ガスを吸飲することが習慣になるだろう。そうなれば、ガス製造会社がたくさんできることだろう」。この状態は現在も相変わらずである。二〇〇七年七月のBBCニュースによれば、「最近、風船に詰めた笑気ガスを吸うことがクラブで流行している」という。

笑気ガスは縁日でも人気の的だった。現代の催眠術師が言葉巧みに観客を舞台上に誘い出し、彼らに催眠術をかけていろいろとおかしなことをさせて見せるのと同じように、当時、笑気ガスで観客を酔わせて滑稽な動作をさせる見せ物が流行っていたのである。観客の中から選び出されて実験台になった人は、「鼻をつまんで、この袋からガスを吸い込んでください」と指示された。袋を取り除けられても、彼はうっとりと我を忘れて「鼻をつまみ続けていた。その滑稽な姿が観客を爆笑の渦に巻き込んだことは想像に難くない。彼が椅子からぴょんと跳ね起きて舞台中を跳ね回り始めると、観客の笑い声はさらに大きくなった」。

一八四四年、コルトン教授がコネティカット州ハートフォードにやってきて、娯楽に飢えた人々にこうした笑気ガス・ショーを提供した。観客の中に、ホレス・ウェルズという歯科医がいた。彼は義歯を改良し、これで一儲けできると思ったのだが、期待どおりにはいかなかった。義歯を入れるためには、残っている腐りかけの歯根を抜かなければならなかったからである。当時、抜歯は激しい苦痛を伴う恐ろしい処置だった。歯医者を見ただけで歯痛が和らぐこともままあるほどだった。

コルトンのショーを見ていたウェルズの目の前で、笑気ガスに酔って舞台を飛び跳ねていた観客の一人が向こうずねをぶつけた。席に戻ってきた彼に、ウェルズは「脚は大丈夫ですか」と尋ねた。ひどい切り傷を負っていたにもかかわらず、彼は何も感じていなかった。ガスが痛みを和らげたのだ、とウェルズは即座に理解した。ウェルズはコルトンを説き伏せ、翌日、ガス発生装置を自宅に持ってこさせた。ウェルズは笑気ガスを吸入し、歯科医仲間に歯を一本抜いてもらった。ウェルズは大満足だった。「これは史上最大の発見だ。ピンで突いたほどの痛みも感じなかった」。ついに痛みを追い払ったのだ。これで、歯医者を怖がる人はいなくなる。

公開デモ失敗

その後数日間のうちに、ウェルズは十五人の患者の抜歯を無痛でおこなった。彼は無痛抜歯のデモンストレーションを医療関係者に見てもらおうと思い立ち、ボストンの一流病院「マサチューセッツ総合病院」で実演をおこなうこととなった。彼が笑気ガスの鎮痛効果を発見してから、まだ一ヶ月と経っていなかった。これは早まった決断だった。無痛が必ずしも無感覚を意味しないことを彼はまだ理解していなかったし、同じ量のガスを投与しても反応には個人差があることにも気づいていなかった。

観客の医学生たちはざわついていたし、観客にウェルズを紹介する外科医J・C・ウォレン博士の口調は明らかに懐疑的だった。「外科手術の痛みを感じなくさせる方法を知っているとおっしゃるこの紳士から、あなたがたにお話があるそうです」。「おっしゃる」という博士の言葉に、ウェルズはナーバスになった。実験台の患者（当然のことながら、彼も緊張していた）が誤って器具を床にたたき落としてしまい、観客から笑い声が上がった。ウェルズはあわてて麻酔を済ませると、抜歯をおこなった。抜歯に付き物の悲鳴や苦悶はまったく起きなかったものの、患者は大きなうめき声を上げた。その声は講堂中に響き渡った。観客はこれにヤジで応え、「インチキ！」と叫んだ。

投与したガスが少なすぎたため、麻酔の効果が充分でなかったのである。結果は悲惨だった。公衆の面前で受けた屈辱から、ウェルズは二度と立ち直れなかった。笑気ガスの吸入に慰めを求めつつ、彼は後悔と責任のなすり合いに残りの人生を費やした。幸運と富をもたらすと思われたガスに、人生を台無しにされたのである。

皮肉なことに、笑気ガスはその後、歯科医が最もよく使う麻酔剤となった。一八八三年にはすでに、エドガー・アラン・ポーの従弟ジョージが所有する「ポー化学工場」は全米の五千人の歯科医に笑気ガスを供給していた。中には、クリーブランドのある歯科医のように、四千ガロンを注文する熱狂的支持者もいた。

エーテルの登場

ウェルズにとってさらに踏んだり蹴ったりだったのは、麻酔を世間に広めたのがかつての仕事上のパートナーだったことである。歯科医ウィリアム・モートンは、機を見るに聡い人物だった。彼は大学時代の化学教師チャールズ・ジャクソン博士から、麻酔には（硫酸とアルコールを混合すると発生する）ジエチルエーテルのほうが笑気ガスよりもいいかもしれないと教えられた。

禁酒運動によって酒類の販売が打撃を受けるにつれて、水で薄めたエーテルをちびちびやることが流行していた。「エーテル・パーティー」が盛んにおこなわれていた。ロンドンのある高名な医師が治療した慢性エーテル中毒患者の中には、「高い教育を受けた洗練された人々も含まれていた。中毒患者はほとんどが女性で、男性患者は全員が医者だった」。モートンはエーテルを「教授と学生の玩具」と呼び、社交の場で広く使用されていることからエーテルは安全だと考えた。おそらく、嘔吐から死亡までさまざまの、おびただしい件数の事故が起きていることを知らなかったのだろう。エーテルの蒸気は爆発を起こしやすいとも言われていた。照明がランプやろうそくの灯りだった当時、この特性は理想的とは言えなかった。そこでモートンはエーテルの蒸気を吸入し、炎に向かって息を吹きかけてみた。幸い、爆発は起きなかった。ろうそくの炎を近づけても、エーテルは燃えるだけだった。

エーテルの効果を人間に試す前に、まず使い捨てできるもので試してみようと思ったモートンは、妻のペットのイヌと金魚を実験台に選んだ。イヌと金魚はかろうじて死なずに済み、彼もかろうじて離婚されずに済んだ。この結果を受けて、彼は、エーテルで気絶させられてから歯を抜かれたら痛いと感じるかどうか、試させてくれるボランティアを探しに出かけた。驚くには当たらないが、「五ドル払うから」と言っても誰も応じてくれなかった。そこで、モートンはオフィスに閉じこもり、エーテルに布を浸してそれを口に当てた。エーテルは、わずかな量で過剰摂取になる。息を一度吸い込んだだけで、危険なほど大量の蒸気を取り込んでしまう場合もある。彼はほとんど一瞬でぶっ倒れた。一人きりだったので、蘇生させてくれる人もいなかった。幸い、布が顔から外れ、およそ八分後に意識を取り戻した。夫の危険な実験の話を聞き、妻は取り乱した。次の実験では、助手がモートンに麻酔をかけて歯を抜くことになった。そこへ思いがけなく、虫歯がひどく痛んで困っていた「クラッカー製造業者」が抜歯にやってきて、進んでモートンの代わりになってくれた。モートンは、虫歯で腐った小臼歯を無痛で抜くことに成功した。

自信を深めたモートンは、以前ホレス・ウェルズが恥をかかされたのと同じ病院でエーテルの実演をおこなうことにした。モートンは遅刻し、手術が始まる時間になってしまった。ウォレン博士（大失敗に終わったウェルズの実演の司会を務めた教授）はイライラしたが、モートンは患者に手早く麻酔をかけ、役者のような鮮やかな身振りとともに、「さあ先生、手術の準備ができました」と言った。外科医が患者の頸部を切開し、ビリヤードの球ほどもある腫瘍を摘出した。患者が静かにしているのを見て、誰もが仰天した。手術が終わったとき、ウォレン博士は「皆さん、これはインチキではありません」と宣言し、拍手喝采がわき起こった。患者は、まったく痛みを感じなかったと言った。

首を「鍬でこすられているような感じ」がしただけだった、と。
三週間後、アリスという若い女性が初めて麻酔下で脚の切断手術を受けた。手術が終わると、外科医はアリスの目を覚まさせ、「心の準備はできましたか」と言った。アリスは、「はい、先生」と答えた。そこで外科医は、「さあ、終わりましたよ」と言って切断した脚を見せた。アリスはショックで失神した。

このニュースは瞬く間に広まった。モートンのデモンストレーションから二ヶ月後に、足の切断の早業で有名なイギリスの外科医ロバート・リストン（37ページ参照）はエーテルを使って手術をおこない、「このアメリカのトリックには催眠術も完敗だ」と言った。オリバー・ウェンデル・ホームズ（訳注：アメリカの作家・医学者）はモートンへの手紙の中で「麻酔《アネスシージア》」（「無感覚」の意のギリシャ語）という新語を初めて使い、あるエッセーに、「エーテルを二〜三度吸い込めば、帰りの切符を手にして、死という未知の世界に足を踏み入れることができる」と書いた。

モートンはカネのため、あるいは彼自身の表現を借りれば「個人的権利及び利益」のためにこの発見を利用しようとした。しかし、一つ問題があった。エーテルは、「日光と同様にタダ」だったからである。一五四〇年から知られている化学物質の特許を取るわけにはいかなかったので、モートンはエーテルを「レテオン」という名前（ギリシャ神話の黄泉の国を流れる川「レテ」に因んでそう命名した）で売り出そうとした。しかし、医師たちはすぐに、それが昔からあるエーテルに過ぎないことに気づいた。モートンは歯科医を辞め、麻酔の発明者としての権利を追求しようとしたが、同じことを主張する人々があちこちに現れ始めた。たとえば、ジョージア州の医師クロフォード・ロングはモートンより四年前にエーテルを使って腫瘍の摘出手術をおこない、それを証明する宣誓書を作成していたが、この成果を公表はせず、自分の発見を医学界に周知していなかった。

モートンにエーテルの使用を思いつくきっかけを与えたチャールズ・ジャクソンは、自分こそが麻酔の発見者だと宣言した。しかし、彼は同時に、綿火薬を発明したのは自分だと主張していたし、電信のアイディアを教えたのは自分だとしてサミュエル・モールスを相手取って訴訟を起こしていた。ジャクソンが主張している権利の数ときたら、金脈探しに血眼になっている採掘業者が採掘権を主張している金鉱の数より多いくらいだった。

モートンは法廷闘争によって健康を害し、ジャクソンに分があるとする新聞記事を読んでほとんどノイローゼになってしまった。世に認められないまま、彼は卒中の発作を起こして一文無しの状態で死亡した。しかし、ジャクソンが勝利を収めたわけでもなかった。彼はアルコール依存症になり、モートンの墓のかたわらで今は亡きライバルに向かって叫んでいる姿を目撃されるようになった。ジャクソンは保護施設で死んだ。

モートンの仕事仲間だったホレス・ウェルズの運命も、彼らに劣らず悲惨だった。彼は、麻酔をおこなったのは自分のほうが早いのに、自分の功績がエーテルをめぐる訴訟騒ぎの中で忘れ去られていることに憤慨していた。彼はクロロホルムのセールスマンになり、利益を嗅ぎつけることに汲々としていた。彼は通りすがりの二人の女性に硫酸を投げつけ（売春婦を追い払おうとしたものと思われる）、逮捕された。獄中で、彼はクロロホルムによって朦朧とした状態で自ら脚の動脈を切り裂き、失血死した。三十三歳の若さだった。別居していた彼の妻は、「夫の発見を盗み、夫を狂気と自殺に追いやった」としてモートンを訴えた。妻が夫の死を知ったその同じ日に、パリの医師会がウェルズを麻酔の発見者として認めたという知らせが届いた。現在、彼の功績に言及しているのは彼の墓碑銘と、彼の出身地ハートフォードのバーガーキングの壁に掛かっている銘板だけである。

クロロホルムで事故多発

現在、アメリカだけでも年間五百万〜一千万件の手術に笑気ガス入りの混合麻酔剤が使用されている。しかし、少なくとも大手術には、笑気ガスは近い将来もう使われなくなるかもしれない。最近の研究により、混合剤中の笑気ガスの代わりに酸素を使用すると致死的な副作用の頻度が著しく減少することが分かったのである。

エーテルも外科手術に広く使われるようになったが、これはひどい臭いがする上、肺を刺激し、麻酔が完全に効いてくるまで患者はのたうち回った。エジンバラ大学の若い産科医ジェームズ・シンプソン教授（「早業リストン」の弟子）は、陣痛を和らげるためにエーテルを使い始めた。しかし、未発見のもっといい麻酔薬があるに違いないと彼は感じていた。そこで、彼は揮発するものなら何でも臭いを嗅いでみることにした。彼は医者仲間や親戚と「溶液パーティー」を開いた。宴もたけなわになった頃、登場するのはポートワインではなかった。彼が最近見つけてきたさまざまな溶液が運び込まれ、みんなでその臭いを嗅ぐのだった。各溶液の特性や毒性についてシンプソンはほとんど知らないことが多かったから、これは極端に危険な行為だった。彼らが試してみた溶液の中には、現在除光液としておなじみのアセトンやロケット燃料の成分である硝酸エチル、毒物であり発ガン物質であるベンゼンなども含まれていた。こうした恐ろしい代物は、おもに、「ひどい臭いがする」「頭痛を引き起こす」「肺を刺激する」といった理由で却下された。もう少し運が悪かったら、出席者全員が死んでしまったかもしれない。一八四七年におこなわれた「溶液パーティー」の席上、彼らは甘い匂いのするクロロホルムを試してみた。シンプソンの第一印象は、「これはエーテルよりも遥かに効き目が強い」というものだった。それから、彼は自分が床に伸びていることに気づいた。「我々はみんな、あっという間にテーブルの下に倒れていた」。彼らはもう一度試してみた。そして、もう一度ぶっ倒れた。彼の妻の若い姪はほんのちょっと臭いを嗅いだだけだったのだが、それでも、「ああ、気が遠くなる」と叫んだ。

クロロホルムは、発明家サミュエル・ガスリーの過失によって発見された。火薬の改良に取り組んでいたガスリーは、爆発物を熱心に研究していた。彼自身が認めているように、彼は研究中に何百回も爆発事故を起こした。作業所の屋根が吹っ飛び、壁が粉々になるほどの大事故もあった。命からがら逃げ出さなければならないこともしばしばだった。彼の体の中で火傷を負ったことのない部分はほとんどなかった。

一八三一年、彼は塩素エーテルの商業利用の可能性を探る研究を始めた。塩素エーテルは現在では殺虫剤として使用されているが、当時は興奮剤と考えられていた。彼は塩素エーテルを作ろうとして、間違ってクロロホルムのアルコール溶液を作ってしまった。それを水で割ると、「濃厚な甘さの、香り高い」アルコール飲料になったため、彼はこれを「ガスリーのスイート・ウイスキー」として近隣で売りに出した。これが大人気となり、上品な老婦人までもが道ばたで酔いつぶれるほどよく売れた。人事不省をもたらす能力こそがこの液体最大の商品特性だったのだが、ガスリーはそれに気づかなかった。

それから十六年後、ジェームズ・シンプソンは、前回の出産で三日間陣痛に苦しんだあげく死産してしまった妊婦にクロロホルムを投与した。シンプソン自身が初めてクロロホルムの臭いを嗅いでから、わずか四日後のことだった。意識が戻ったとき、お産はもう終わったと聞かされた産婦は耳を疑った。生まれた娘に、彼女はアネスシージア（麻酔）と名づけた。それから数週間のうちに、エジンバラ王立病院ではすべての手術にクロロホルムが使われるようになった。

大半の外科医は麻酔薬を歓迎したが、中には、「痛みは有用だ」と声高に主張する医師もいた。ある医師は医学雑誌に、「麻酔は、信じやすい人々を騙して意識とカネを失わせるためのおとりだ」と書いている。また別の医師は、「外科手術において、メスと痛みという概念は患者の心の中で不可分に結びついている。この必然的な連想は是認されるべきである」と主張している。

中でも最も大きかったのは、分娩中の麻酔に対する反対の声だった。ある男性医師は、「痛みは母体の安全を、無痛は母体の破滅を意味する」と断言した。フィラデルフィアのジェファソン医科大学の産科学教授チャールズ・メグズは、「生命力の、最も望ましく有益で保存的な発現」であり、「陣痛と分娩力のあいだには、必要で有益な関係が存在する。陣痛の不都合は、従来考えられてきたよりもずっと小さい」と主張した。とはいえ、メグズ自身に分娩の経験があったとは思えない。「女性の頭は愛を入れるには充分だが、理性を入れるには小さすぎる」と宣《のたま》っているくらいだから、彼は女性をあまりよく思っていなかったのだろう。

麻酔反対論者が何と言おうと、妊婦たちはクロロホルムを要求するようになった。著名人の賛同も妊婦たちを後押しした。チャールズ・ディケンズは、妻のキャサリンが無痛分娩で出産した際、クロロホルムの「安全性はその効果と同じくらい高い」と書いている。ヴィクトリア女王が末の二人の子どもをクロロホルムによる無痛分娩で出産し、「至極快適であった」と感想を述べると、クロロホルムの人気は不動のものとなった。

他のどこにも増してクロロホルムが大人気だったのは、シンプソン教授がエジンバラの自宅で開くパーティーの席上だった。「どの客にも、音楽とダンスの代わりにクロロホルムが振る舞われ、無感覚の国への旅へと誘《いざな》われた」。エジンバラのある医師の未亡人は、少女時代を振り返ってこう述べている。「教授は私たち少女を実験台にしてクロロホルムの実験をしました。母は何も心配していませんでしたし、やむを得ない場合には娘の一人や二人、科学のために喜んで犠牲にするつもりでした」

クロロホルムの伝道師となったシンプソンは、神さえも世界初の麻酔医にしてしまった。「アダムのあばら骨からイブを創造したとき、神はアダムを深い眠りに陥らせた。アダムが眠ると神は彼からあばら骨を一本取り、傷口を塞いだ」

シンプソンは事あるごとにクロロホルムの効能を賞賛したが、その欠点には気づいていなかった。足指の肉に食い込んだ爪の切除手術を受けた少女がクロロホルムの投与後二分以内に死亡するという事故が起きた際、シンプソンは、クロロホルムが死亡原因なのではないかという指摘を退けた。クロロホルムの安全性は証明済みだ、何と言っても私は自分自身の体で実験したのだから、と。

しかし、死亡事故は増え続けた。八十万例以上の手術を調査した結果、クロロホルムを使用した手術の死亡率はエーテルのそれの四・五倍高いことが分かった。死亡した患者の多くは、年齢に関係なく、まるで心臓を打ち抜かれたかのようにほとんど即死していた。クロロホルムの適量と心臓麻痺を引き起こす致死量が紙一重であることが明らかになったのは、それから何年も経ってからのことだった。

エーテルと笑気ガスが次第に人気を取り戻していく中で、シンプソンはクロロホルム支持の立場を頑として変えなかった。おそらく、彼の患者の十人に一人がクロロホルムが原因で死亡したものと思われる。彼は、さらなる自己実験によって自分の健康をも危険にさらし続けた。「非常に気分が悪い。すっかりやられた。クロロホルム以外の麻酔剤を発見しようとして、昨晩、数種類の蒸気の吸入実験をおこなったせいだ」と彼は書いている。彼の使用人は、彼が意識不明で床に倒れているところを発見し、死んでしまったのではと心配した。何が何でもクロロホルムがいちばんだと信じていながら主人がどうしてそんな危険を冒すのか、彼には分からなかった。実験中毒は、多くの自己実験者に共通する特徴である。

医療目的でのクロロホルムの使用が原因で十万人以上が死亡したと推定されている。シンプソンは人生最後の二年間、狭心症のコントロールのためにクロロホルムを使用した。過労と自己実験がたたって彼は一八七〇年に死亡したが、五十九歳まで生きられたのは幸運だった。

麻酔は外科手術に革命的な変化をもたらした。麻酔のおかげで、患者は恐ろしい試練を免れ、ジョゼフ・リスター（訳注：イギリスの外科医）が「致命的なショック」と呼んだ苦痛に耐えなくてもよくなった。「麻酔された患者は実は麻酔なしのときと同じだけの痛みを感じているのだが、麻酔から覚めたときにそれを忘れてしまっているのだ」と考える人もいた。麻酔を使った最初の外科手術をおこなったマサチューセッツ総合病院のウォレン博士は、麻酔で眠っているあいだの感覚について独自の意見を持っていた。

「顔のデリケートな肌をメスで切開されているときに純粋な喜びを感じるなどと、誰が想像できただろうか。きわめて敏感な膀胱をメスで切り裂かれているときに楽しい夢を見るなどと、誰が想像できただろうか」

コカイン中毒だったフロイト

より長時間の大がかりな手術も試みられるようになったが、最初の局所麻酔が成功するまでには四十年かかった。コカインは最初、モルヒネ中毒の治療薬として宣伝された。コカインは初期のコカ・コーラの原料の一つであり、コカ・コーラは鬱とヒステリーの治療薬として販売されていた。コカ・コーラがコカインのおかげで消費量を伸ばしたことは間違いない。強力なドラッグに対する当時のこの無関心さには驚かされる。第一次大戦中、ロンドンの高級百貨店ハロッズは、「海外の友人へのギフトボックス」を売り出した。その中には、注射器といっしょにモルヒネとヘロインの瓶が入っていた。

「探検家気質」を自任していた若き日のジークムント・フロイトは、興奮剤及び媚薬としての効果をテストすべく、コカインを摂取し始めた。自分の経験に基づいて彼はコカインの効能を賞賛し、無分別にも、自著の読者に「繰り返し摂取した場合でも依存性はない」ことを保証した。これは彼のキャリアの中で最大の失敗の一つとなった。彼はその後もコカインを信奉し続け、自分自身と彼の患者数人を中毒者にしてしまった。

しかし、彼はコカインに舌を麻痺させる性質があることにも気づき、このことをある眼科医に話した。もしもフロイトがその後この発見の研究に没頭していたら、我々は精神分析に多大の時間を費やさずに済んだろうし、オイディプス・コンプレックスに悩まされることもなかっただろう。コカインの持つ麻痺作用に気づきながら、その潜在的重要性を理解しない医療従事者が多かったのは不思議である。フロイトの眼科医だったカール・コラーは、コカインには目の感覚を麻痺させる作用もあるのではないか、だとすればコカインを目の手術に利用できるのではないかと考えた。そこで、仕事仲間といっしょにコカインの溶液を自分の目に振りかけてから角膜をピンで突くという実験をおこなってみたところ、圧力以外には何も感じなかった。コラーはコカインが眼科手術のための理想的な麻酔剤であることを世間に広く認めさせ、「コカ・コラー」として有名になった。

この成功に刺激されたのかもしれないが、ニューヨークの外科医リチャード・ホールとウィリアム・ハルステッドは互いの手足と歯茎にコカインを注射し、局所麻酔の実験をおこなった。その結果、二人ともコカイン中毒になった。ハルステッドはコカイン中毒の治療のためにモルヒネを服用した。モルヒネ中毒のほうは死ぬまで治らなかった。

一八八六年、生きている患者から髄液を採取するために世界初の腰椎穿刺（脊椎穿刺）がおこなわれた。ドイツ人外科医アウグスト・ビールは、この技術を利用して脊髄にコカインを注射してやれば、注射した箇所より下の筋肉の神経をブロックすることができるのではと考え、自ら実験台になることにした。助手のアウグスト・ヒルデブラントがビールの腰に注射針を突き刺し、脊髄を保護している髄膜から、髄液で満たされた脊髄腔へと針先を差し入れた。注射針をサイズの合わない注射器に取り付けようとしてヒルデブラントがもたもたしているあいだ、ビールの髄液は注射針からほとばしり出て床に飛び散っていた。ヒルデブラントはあわてて髄液の漏れ口を塞ぎ、今度は自分が実験台になると申し出た。今度はうまくいった。注射を終えてから三十分間、ビールは夢中になってヒルデブラントの足の裏を羽でくすぐり、皮膚をピンセットでつまみ、ランセット（穿刺針）を太股に骨まで突き刺し、陰毛をむしりとり、火のついた煙草を皮膚の上でもみ消し、向こうずねを重いハンマーで思い切り殴り、最後は睾丸を激しく押しつぶしたり引っ張ったりした。完璧主義者ビールは、ヒルデブラントの下半身をくまなく痛めつけた。幸い、ヒルデブラントの下半身はまったく痛みを感じなかった（コカインの効果が切れるまでは）。この実験は下半身の外科手術を一変させた。ビールは医学史に名を残し、ヒルデブラントはビールに睾丸を引っ張られた男として記憶されることになった。

現在、コカインが医療及び歯科治療に用いられることはない。局所麻酔には、コカインに代わって、より依存性の少ない合成薬が使用されるようになった。しかし、医療目的以外では、依存性のある薬物のほうが人気が高い。イギリスで流通している紙幣のおよそ八十パーセントはコカインまたはヘロインに汚染されている。ロンドンでは、その割合は九十九パーセントにまで及ぶ。ドラッグに手を染めていない善良な市民を守るため、毎年、千五百万ポンド分の紙幣が廃棄処分となる。

どんな麻酔薬も完全に安全というわけではなかったから、外科医は麻酔の持続時間を長くするよりも素早く手術を終わらせることを心がけ続けた。筋肉を弛緩させるためには大量の麻酔薬が必要だったので、その量を減らす方法が求められた。麻酔薬ではない薬剤の中に、その働きを持つものがあるかもしれない。解決策をもたらしたのは、南米先住民が狩りに使っているクラーレという矢毒だった。獲物をほとんど瞬時に殺してしまうこの毒物（そのため、クラーレは「空飛ぶ死」と呼ばれていた）が外科手術に役立つとは考えにくかった。しかし、先住民も知っていたように、クラーレは傷口から体内に入った場合には致命的だが、少量を経口摂取してもふつうは無害である。ヨーロッパで動物実験がおこなわれた結果、クラーレは呼吸筋を麻痺させるが心臓を停止させるわけではないことが分かった。人工呼吸をおこなうと、実験動物は息を吹き返した。

自分の唾液で溺れ死にそうになった男

一九四四年、製薬会社バローズ・ウェルカム社がクラーレの有効成分ツボクラリンを分離した。バローズ・ウェルカム社の臨床研究責任者フレデリック・プレスコットは、新薬のテストを自分の体でおこなうにやぶさかではなかった。彼は以前、モルヒネとメタンフェタミン（いわゆる「スピード」）の混合薬に血圧をコントロールする効果があるかもしれないという説を検証するため、自ら実験台となったことがあった。事実、彼の血圧は正常値の二倍にまで急上昇し、彼は重症の躁状態が収まるまで入院を余儀なくされた。

これにくじけず、彼は、外科手術に有用な特性がクラーレにあるかどうかを見極める実験への参加を買って出た。彼は人間モルモットになることにも同意していた。おそらく、この実験がどれほど危険なものになるか、予測していなかったのだろう。

最初、実験は何らの危険も感じさせなかった。クラーレに痛みを和らげる効果があるかどうかを調べるため、プレスコットの体に大きな絆創膏が貼られ、引き剝がされた。これは「かなりの痛みを引き起こした」と彼は述べている。クラーレが麻酔薬ではないことがこれではっきりした。

本格的な実験はそこからだった。本物の手術のような雰囲気を出すため、プレスコットは手術台に横になり、ツボクラリン（クラーレの有効成分）の注射を受けた。注射は二週間間隔でおこなわれ、麻酔医一名と数名の医師の立ち会いの下でツボクラリンの投与量は次第に増やされていった。最後の実験が開始されてから二分と経たないうちに、プレスコットの顔と首、四肢は完全に麻痺した。その一分後、呼吸筋も麻痺してしまった。そして、誰もそれに気づかなかった。「自分の唾液で溺れ死にそうだった。唾液を飲み込むことも咳をすることもできなかったからだ。……窒息する、と思った」。医師たちがおしゃべりしている声は聞こえるのに、指一本どころか目蓋さえ動かせなかった。彼はなすすべもなく恐怖におののき、意識を失った。

医師たちはプレスコットの血圧と異常に速い脈をモニターしていたのだが、彼の味わっている恐怖には気づかなかった。強制的に肺に空気が送り込まれていたので、顔色が青ざめることはなかった。充分にデータを収集し終えてから、医師たちはクラーレの解毒剤をプレスコットに注射した。しかし、その量が少なすぎたため、自発呼吸が戻るまでにはさらに七分間の人工呼吸が必要だった。話ができるようになるまでには三十分以上、視力が正常に回復するまでには四時間かかった。その他の悪影響は数日間続いた。

実験は綿密に計画されていたが、人間モルモットが窮地に陥ったときにそれを周囲に知らせる方法が確立されていなかった。その後の実験では、被験者の片腕に止血帯が装着され、そこから先にはクラーレの効果が及ばないようになった。こうしておけば、あらかじめ決めておいた指のサインで被験者は外部に意思を伝えることができる。

こんな災難にあったにもかかわらず、プレスコットは四十五分間に及ぶ別の実験に再度志願した。この実験に対する覚悟を固めるまでには六週間かかったが、彼は立派にやり遂げた。そのおかげで現在では、クラーレに類似した成分は麻酔薬の補助剤として、手術を受ける人の筋肉を弛緩させるために広く使われている。

麻酔の先駆者四人が、麻酔剤を自分でテストするうちに中毒者になった。麻酔の先駆者の多くは、世に認められないことに憤懣を抱き、失意のうちに早世した。これとは対照的に、フレデリック・プレスコットは、世間一般の賞賛を期待しない控えめな男だった。彼の業績は仕事仲間にしか知られていなかった。彼の家族のほとんどは彼の死後、死亡記事を読んで初めて、彼がおこなった危険な実験の数々を知ったのだった。

患者の頭に木のボウルをかぶせてその上から木槌で叩いていた時代以来、麻酔は長い道のりを経て発達してきた。しかし、麻酔は今でも難しい作業である。アメリカでは、手術中に患者の意識が戻ってしまう例が一日に少なくとも百例あると言われている。眼球摘出手術中に「目が覚めた」経験を持つキャロル・ワイラーは、患者の覚醒状態をチェックするモニターを手術室に設置すべきだと言う。「痛みは全然感じなかったわ」と彼女は述べている。「でも、ものすごい力で引っ張られるのを感じた。目玉を引き抜くにはものすごい回転モーメントが必要なのよ」

第3章　インチキ薬から夢の新薬まで——薬

人は往々にして、自分が与えたものに対して法外な金額を支払わせる。
——ディアーヌ伯爵夫人

霊薬と媚薬を求めて

麻酔してもらえるとしても、手術はやはり怖い。手術よりも穏やかな治療法があると思えばほっとする。「薬による治療」に我々は大いに信頼を寄せている。診察室を出るときに処方箋を渡されないと、ごまかされたような気がするほどである。薬に対する我々の信頼は絶大である。まったく治療効果のない薬を与えられても、多くの人が「よくなった」と感じるほどである。薬には、今でもかすかに魔法の残り香が漂っている。

古代人は、万病に効く霊薬と片思いに効く媚薬を探し求めていた。薬草学は植物学と医学の元となった。二百年ものあいだ、すべての植物学者は事実上、内科医か薬剤師を兼ねていたし、薬草標本集は当時の薬局方だった。一五九七年に出版されたジョン・ジェラードの『草本誌』は古今最も有名な植物学の書物となった。

不幸なことに、薬草医たちは「形態理論」に縛られていた。つまり、薬草の効能はその植物の外形に表れると信じていたのである。人体のある部分に似ていれば、その部分を治療する効果があるとされたし（肺草、膀胱草、歯草など）、思わせぶりな突起物はもちろん何でも媚薬とされた。裸のこびとのような形をしたマンドラゴラの根は、大地から引き抜かれるときに大声を上げると言われていた。マンドラゴラの根は、麻痺と狂気を引き起こすことから媚薬に用いられた。

植物は薬効成分の宝庫であるから、薬草医の調合薬の中には実際に効くものもあった。キナノキから作った「イエズス会宣教師の樹皮」（キニーネ）は実際に瘧《おこり》（間欠的に高熱が起きる病気の古称。大部分はマラリア）に効いたし、キツネノテブクロの葉から製したジギタリスは強心剤として、センナの莢《さや》は下剤として現在でも使用されている。また、数世紀後には、ヤナギの樹皮から精製されたサリチル酸がアスピリンとして販売されることになった。

一七三三年に出版されたベンジャミン・フランクリンの『哀れなリチャードの暦』に、「彼は最高の名医だ。ほとんどの薬が役に立たないことを知っている」という一節がある。薬草医らはさまざまな薬効を約束したが、彼らの調合する薬のほとんどには何の効き目もなかったし、中には危険なものさえあった。キンポウゲを飲めば「この世から笑いながら去ることができる」とされていたが、「キンポウゲを飲まなかったら、そもそも死なずに済んだのではないか」という疑問に『草本誌』は答えていない（訳注：キンポウゲは有毒植物）。

インチキ医師が処方するインチキ薬

床屋を兼業する外科医の数が減り、医者がそこそこまともな稼業になってきた頃、「正式の訓練を受けた」大学出の外科医や内科医が登場した。十八世紀、医学の学位はスコットランドの一流大学のそれでさえ、一度も講義に出なくても二十ポンド出せば買うことができた。十九世紀も半ばを過ぎた頃でさえ、学生の質は高いとは言えなかった。一八六九年にハーバード大学医学部長が述べているところによれば、「大半の学生に充分な筆記能力がないため」筆記試験はおこなわれていなかったという。試験と解剖に数年間耐えれば、卒業生は、「傷に包帯を巻いたことも、注射を打ったことも、お産に立ち会ったことも、病床に付き添ったこともただの一度もないまま」医師の資格を得た。二十世紀初めまで、経験を積んだ開業医でさえも致死性の病気にはほとんどなすすべを持たなかった。

水疱瘡やジフテリア、赤痢やはしかで大勢の子どもが死んだ。髄膜炎や結核や肺炎で大勢の大人が死んだ。セックスには梅毒の危険が伴ったし、お産には、霊安室から分娩室に直行する外科医が運んでくる産褥熱の恐怖がつきまとっていた。

こうした手強い敵に直面したときには、医師たちは、「医術の本質は、自然が治癒をもたらすまで（あるいは、患者が死亡するまで）患者を楽しませることにある」というヴォルテールのアドバイスに従った。なすすべを持たない内科医にできることと言えば、ただただ「大仰な吸玉療法と派手な瀉血」を繰り返し、患者に接する態度を洗練させることだけだった。医師の出す薬はいつも同じだった。発熱には有毒なアンチモン（心臓血管障害や突然死などの副作用があった）、性病には有毒な水銀をたっぷり（歯が抜ける、出血性の下痢、循環障害や腎臓障害といったおまけつきだった）、痛み止めにはアヘン（その結果アヘン中毒になっても、中毒止めの薬はなかった）という具合だった。マーク・トウェインはそんな時代から一世紀ほどのちの人だが、「自然死とは、医者にかからず死ぬことだ」と言っている。

十八世紀の医療水準は、イギリス国王ジョージ三世の狂気の治療に当たった宮廷医のやり方から判断することができるだろう。宮廷医はヒルを王の脚に這わせ、嘔吐剤を処方し、丸刈りにした王の頭皮に火ぶくれを生じさせて「脳から有毒物質を抜こうと」した。十八世紀のある皮肉屋が、「人が死ぬと、どんな病気が原因で死んだのかと聞くことが多いが、正確に言えば、どんな医者が原因でその人は死んだのかと聞くべきだろう」と言ったのも無理もなかった。あるオックスフォード大出の医師が調合して大ヒットした粉薬は、多くの患者の死を早めた（その中には、ローレンス・スターンやオリヴァー・ゴールドスミスなどの有名人も含まれていた）ものと思われる。

正規の医師の治療は法外に高価でもあった。金持ちでさえ、医者の請求書を拒否した。ジョージ三世は侍医の一人を、「朕が心より嫌っておる」職業に就いているという理由で非難した。侍医は、イエスも病人を癒されたではありませんかと抗議した。「さよう」と王は答えた。「だが、（年に）七百ポンドも要求しなかったぞ」。のちにジョージ三世の遺族は、医者の請求書どおりに大金を支払ったために、フロッグモアの居城の家具をほとんど全部売り払う羽目になった。

一方、ちゃんとした訓練を受けていないインチキ医者は安かった。十八世紀のイギリスでは誰でも薬の特許を取ることができたし、薬の成分には何の規制もなかったから、いい加減なものを適当に混ぜ合わせて薬にすることができた。「殺しのライセンス」という言い回しは、当時、薬屋のこうした状況を言い表すために生まれたものである。風刺漫画家ウィリアム・ホガースはインチキ医者を「葬儀屋集団」と呼んだ。

ダニエル・デフォーは、「辻々にインチキ医者の広告が貼られている。無知な輩が医者と称して、インチキ薬を売り込もうとしている」と書いている。もちろん、そうした薬はどれも「効果抜群」だった。薬は一大産業となり、インチキ医者の中には財を成す者も現れた。当時、性病の治療薬の需要は非常に高かった。一七五〇年当時、医師の四分の三が性病治療をおもな収入源としていた。

インチキ医者たちは、薬の恥知らずな売り込み方で他の開業医とは一線を画していた。宣伝文句どおりだとすれば、彼らの奇跡の薬はそれこそ「万病に効く」のだった。

さあお立ち会い
どんな病気も治してみせる
痙攣に差し込み
痛風に疥癬
胆石に梅毒
腹痛にかゆみ
何でもござれ

この調子で「一粒一ペニーだよ」と言われれば、腹痛で困っている人はつい手を出したことだろう。病気に苦しむ貧しい人々は、「不思議な力を持っているように見せかける」いかさま師の格好の餌食だった。「ウィンターの命の霊薬」は、「死んだと思われた大勢の人々を生き返らせた」と宣伝された。いつの時代も変わらない。病気につけ込む商売は儲かるし、困っている人から金を搾り取るのは簡単なのである。

患者の尿を一目見ただけであらゆる病気を診断できるという、「小便予言者」なるインチキ医者もいた。マイアーバッハ博士はフラスコに入ったウシの小便を渡されると、即座に、「女色に耽りすぎ」という診断を下した。

ベン・ジョンソン（訳注：十七世紀イギリスの劇作家・詩人）は流しのインチキ医者の

ことを、もう二度と会うこともない患者の健康より自分の儲けを大事にする「クソ顔の、脳みそ腐れ野郎の、汚らわしい屁のような詐欺師」とこき下ろしている。インチキ医者の大半はセールスマンであると同時に大道芸人だった。彼らはまず人を集め、騒々しい音楽で悲鳴をかき消しながら歯を一〜二本引き抜いて見せてから、「スコットの丸薬（二日酔いの特効薬）」、「フランス病〔訳注：梅毒のこと〕治療」のための「ローズの霊薬」、咳止め薬「ホースボール」といった薬の売り込みにかかるのだった。

インチキ医者はその言葉巧みな口上で大衆を引きつけたが、正規の医師はもったいぶった専門用語で患者を煙に巻いた。フィールディングは『トム・ジョーンズ』の中で医師の口調をこんなふうに風刺している。「患者は脛骨に激しい挫傷を負い、それによって外皮に裂傷が生じた。そのためおびただしい血液の排出が起き……同時に発熱の兆候も現れた（というのも脈が速く、静脈切開が必要だったのだ）故、すぐにも壊疽を起こすものと判断いたした」

学識を誇る医師といえどもその知識の大半は経験から学んだものだったし、インチキ医者の中には、抜歯や接骨にかけては大半の正規の医師より熟練した者もいた。イギリス内科医師会会長サー・ハンス・スローンは姪の慢性的な腰痛を治療するに当たって、医師会の医師ではなく、「エプサムの骨接ぎ」クレージー・サリー・マップを選んだ。

十八世紀のイギリスでは、治療法の選択や折衷も盛んにおこなわれていた。自分で治療を管理したほうが安全だという考えから、自己流の治療法に頼る人も多かった。ホレス・ウォルポールは父親の政治家サー・ロバート・ウォルポールについて、「自己流のインチキ療法に頼って命を落とした」と述べている。

自分で自分の体を実験台にする人々のために、自己投薬ガイド本が何冊も出版されていた。詩人サウジーは、この手の本には『自己毒殺本』というタイトルを付けるべきだと考えていた。何しろ、医師たちが頼りにしている公式の薬局方にさえ、ワラジムシやカニの目玉やつぶした南京虫の白ワイン漬けが薬として掲載されていた時代である。一角獣の角が薬として推奨されていたのも遠い昔の話ではなかった。自己調合本といい薬草学の本といい、およそあり得ない薬のオンパレードである。『貧乏人の薬箱』という本は、「激烈に効くが安全な下剤」を調合するための有毒な鉛のエキスや、（おそらくはさらに安全度の低い下剤を調合するための）硝石（火薬の成分）といった必需品の常備を勧めている。下剤の中には、一度服用しただけで十五回以上も効果を発揮すると言われているものもあった。

自己治療のガイドブックはベストセラーになり、家庭療法の「流派」がいくつも生まれた。アイザイア・コフィン（訳注：コフィンには「棺桶」の意味がある）のガイドブックの流派は「コフィニズム」と呼ばれたが、「棺桶派」とは何とも縁起のいい名前である。アメリカのサミュエル・トムソンの『家庭の医学』は版を重ね、百五十年以上にわたってスタンダードな健康マニュアルと見なされた。

いちばん大事なことはライバルをけなすことだった。トムソンは『家庭の医学』のかなりの部分を割いて、「医師たちがどれほど患者の命を縮めているか」を力説した。彼の本は良識とナンセンスのごた混ぜである。彼の金言は、「一オンスの予防は一ポンドの治療に勝る」だった。彼は発熱に対する当時の治療法を激しく非難しているが、この主張は当を得ている。「瀉血、カラシ軟膏、絶食、アヘンや水銀やヒ素やアンチモンや硝石といった解熱剤は病気と相俟って、患者の体と命を損ない、死を早める」

特に彼は、当時おこなわれていた（現在もおこなわれている）、熱のある患者の体を冷やして体温を下げる治療法に反対していた。「いまだかつて、発熱が原因で死んだ人間はいない」とトムソンは言う。病気の原因は「冷たさ」なのだから、火にもっと石炭をくべなければならない。死人は冷たい、よって冷やすことは死につながる、と彼は結論づけている。トムソンは、体温と外気温のアンバランスが死を招くという考えに取り憑かれていた。このアンバランスが「発汗を妨げ」、「あらゆる疾患の原因となる」、と彼は考えていた。冷気と熱とは「絶え間ない戦闘状態にあり」、冷たい粘液は寄生虫に栄養分を与え、体の冷えは浮腫、赤痢、潰瘍、結核、肋膜炎となって現れる。トムソンによれば、陣痛さえも体の冷えが原因だった。

トムソンの本には、熊手で目を突いてしまったときや狂犬病のネズミに噛まれたときの対処法といった便利なアドバイスも掲載されている。真っ黒になって悪臭を放っていた脚の壊疽をただの挽き割りトウモロコシの湿布で治したことがある、とも彼は書いている。

こうしたガイドブックを頼りに当時の人々は自分で病気を診断し、それが自己投薬の危険をさらに助長することになった。事実上どんな薬でも簡単に手に入れることができた。地方新聞の経営は、「ダフィーの霊薬」とか「ストーリーの虫下し」といった売薬の広告収入で成り立っていた。一種類の万能薬が、ガンから赤毛までありとあらゆる症状に効くとされていた。

ヴィクトリア女王は新聞数紙に目を通し、最新の治療薬を探していた。女王の心気症は有名だった。医師たちは、本当は健康なのに病気なのではないかと気に病む人の不安を常に助長してきたし、金持ちの患者たちの根拠なき心配を払拭しようとはしなかった。自己診断によってブルジョアたちは病的なまでの健康不安に取り憑かれ、それが高じて心気症は「イギリス病」とまで呼ばれるようになった。現実を見ようとしない人々は、自分が患っていない病気は心気症だけだと自慢した。

病気にも流行り廃りがあった。「ノスタルジア」がいっとき流行ったあと「憂うつ症」がそれに取って代わり、さらに流行は「気うつの病」から「メランコリー」へと移っていった。医師の魔の手から逃れた人たちの多くが、中毒性のある売薬の罠に落ちて依存症になった。ヴィクトリア女王は「ブラウンのクロロダイン」を片時も手放せなくなった。これは何と、クロロホルムと大麻とモルヒネの混合物だった。

十九世紀末、インチキ薬業界にとって大打撃となる事態が起きた。ヨーロッパとロシアでインフルエンザが流行したとき、ある業者がフェノールをしみ込ませた粉末の吸入器を「カーボリック・スモークボール」として売り出した。彼らは大胆にも、「これを使ってもインフルエンザにかかった人がいたら、百ポンド進呈します」という広告を出した。ルイーザ・カーリルという女性はスモークボールをせっせと使ったがインフルエンザにかかり、業者を訴えた。業者にとって不運だったことに、彼女の夫は弁護士だった。業者の言い分は、あれは「ただの宣伝文句」であって、よほどのバカでない限りはあんな誇大広告を真に受ける人間はいない、というものだった。裁判官は、このような約束をする業者は「ときとして約束に縛られることがあっても驚いてはならない」という判決を下した。

現在、インターネットの普及に伴って自己診断が再び流行し、多くの人が医師の診断を受けずに自己判断で、ニセ物の可能性すらある無認可の薬を購入している。インチキ薬業界はいまだに大繁盛しているのである。イギリス人は四十五億ポンドを「代替医療」に費やしている。アメリカ人は、正規の医師の診察を受けるよりも、有効性の実証もなく何の規制も受けていない怪しげな治療法に頼ることのほうが多い。糖尿病やガンを含む万病に効くと信じて、大勢の人がいまだに尿を飲んでいる。この分だと、「小便予言者」にも復活のチャンスがあるかもしれない。

みずからモルモットになった医師たち

何世紀ものあいだ、薬の安全性の検証は事実上、一般大衆の体によっておこなわれていた。用量を超えて飲めばほとんどの薬が危険だが、安全な服用量は誰にも分からなかった。とりあえず飲んでみて、様子を見るしかなかった。患者は薬を飲み、医者は患者が死ぬかそれともよくなるかを見るのだった。

患者に代わって医療従事者がモルモットの役割を果たすようになってから、事態は変わり始めた。一八〇三年、科学者としての「知への欲求」に燃える若きドイツ人薬剤師フリードリヒ・ゼルトゥルナーは自己実験の危険な旅に出発した。経験的に非常によく効くことが分かっている薬でも、それがなぜ効くのかは誰にも分からなかった。説明といえば、非現実的な理論ばかりだった。そこでゼルトゥルナーは、薬に含まれる有効成分を発見しようとしたのである。彼は、薬の成分を体系的に分析する方法を開発した。

彼の最初の成功は、アヘンの有効成分を発見し、これを（ギリシャ神話の眠りと夢の神モルフェウスに因んで）モルヒネと名づけたことだった。彼はまず、純粋なモルヒネを餌に混ぜてハツカネズミと野犬に食べさせ、その効果をテストした。彼らは永遠の眠りについた。これに怯むことなく、彼は仲間とともにモルヒネを服用し、その安全量を見極めようとした。彼らはまず、安全だと現在考えられている量の十倍から服用実験を開始した。すぐに全員が熱っぽくなり、吐き気を催し、激しい胃けいれんを起こした。中毒を起こしたことは明らかだった。ことによると、命に関わるかもしれない。嘔吐を促すために酢を生《き》で飲んだあと、彼らは意識を失って倒れた。酢を飲んだおかげで死は免れたが、苦痛は数日間続いた。

ゼルトゥルナーはモルヒネの実験を続け、アヘンで和らげられないほどの歯痛にもモルヒネなら少量で効くことを発見した。彼は、「アヘンは最も有効な薬の一つだ。だから、医師たちはすぐにこのモルヒネに関心を持つようになるだろう」と期待を抱いた。

彼の分析方法は次第に洗練され、この方法によって、アドレナリン（強心剤）、カフェイン（強壮剤や鎮痛剤に使われる刺激剤）、コカイン（局所麻酔剤）、コデイン（鎮静剤・鎮痛剤）、エフェドリン（ぜんそくや花粉症治療に使用される）等々、モルヒネと関連のある多くの有効成分が分離された。

ゼルトゥルナーは他の薬剤についても自己実験を続け、何度も死にそうな目にあったが、そんな体験をしたのは彼だけではなかった。一八一九年には、チェコの医学生ヤン・プルキニエも自ら飲んだり嗅いだりして薬の働きをテストし始めた。彼は危険を自覚していたし、自己実験をおこなう人間は「自分自身が犠牲者になることのないように、我が身を危険にさらすことは避けるべき」だと認識していた。にもかかわらず、彼は危険を冒した。

ジギタリスは強心剤として広く用いられていたが、これには「視覚異常」という副作用もあった。そこで、視覚異常が起きるメカニズムを調べるため、プルキニエはジギタリスを過剰摂取してみた（事前の動物実験では、そのわずか一割の量で実験動物が死亡していた）。その結果ひどい不整脈が出て、視覚異常は二週間続いたものの、彼は視覚に関する基本的な観察をおこなうことができた。プルキニエは、網膜の周辺部分は色を知覚できないこと、白眼の中を灯りで照らすことによって網膜の毛細血管が観察できることを発見した。彼の発見は、眼球内部の検査に用いられる検眼鏡開発への道を開いた。

彼は何十回も自己実験をおこない、さまざまな薬の安全性をテストした。セイヨウハシリドコロから抽出されるベラドンナをテストした際には、飲むだけでなく点眼実験もおこなった。その結果、のちにベラドンナの有効成分アトロピンが精製され、これは現在、検眼の際に瞳孔を広げるために用いられている。アトロピンは胃潰瘍の治療や、神経ガスの解毒にも使用されている。

樟脳は現在では独特の臭いのする衣類の虫除けの成分として知られているが、プルキニエの時代にはアヘンと混ぜ合わされて子どもの咳止めとして用いられていた。樟脳を試してみた結果プルキニエは意識を失い、数日間、完全な失見当識状態に陥った。伝えられるところによれば、この咳止めを飲まされた子どもたちはさらにひどい状態に陥ったようである。プルキニエは、「子どもの咳は、樟脳で治療するくらいなら放っておいたほうがいい」という結論に達した。

プルキニエのおかげで、医師たちは、どんな薬にも安全量を定めることが重要だということ、そしてある薬が別の薬の副作用を増幅する危険があることに注目するようになった。自己実験の最前線で自分の体を危険にさらしていないときには、プルキニエは線の研究をしていた。指先に刻まれた線、つまり指紋の研究をしていたのである。この研究がのちに、犯罪捜査における指紋の利用につながった。

　ヴィクトリア朝時代にはヒ素などの猛毒がふつうの薬局で簡単に手に入ったし、毒殺事件がたびたび世間を騒がせていた。フランシス・ゴルトンは現在では優生学（品種改良によって人類を改善することができるとする学問）の提唱者として知られているが、彼は若い頃、薬局を経営していた。実際に役立つ商品知識を得るため、彼は薬を自分で飲んで試してみた。アルファベット順に薬を試してみようとしたものの、早くもトリカブト《aconitum》とヒ素《arsenic》で躓き、ハズ油《croton oil》（古今最強の下剤）でギブアップしてしまった。

　労働者たちもさまざまな有害物質にさらされていた。解毒剤の開発は緊急課題だった。一八一三年、バートランドという薬剤師がヒ素に木炭を混ぜて飲んでみたところ、まったく中毒症状が起きなかった。木炭が毒を吸収し不活性化したのである。この結果に興味を持ったのがピエール・フルリュース・トゥエリーだった。木炭には他の毒物を中和する働きもあるのだろうか、と彼は考えた。現在では活性炭は臭いを抑えるためにイヌに与えられるが、トゥエリーは木炭にさまざまな毒物を混ぜてイヌに与えるという実験を二十年間にわたって続けた。医学界が研究結果に懐疑的だったので、彼は科学アカデミーの大勢の聴衆の前で致死量の十倍のストリキニーネを飲んで見せた。もちろん、木炭といっしょに飲んだのである。階段教室は緊張に包まれた。今にも彼が倒れて床をのたうち回り、目の前で死んでしまうものと誰もが思った。解毒剤について聴衆は何も知らされていなかったからである。幸いトゥエリーは死なずに済んだが、実は大変な危険を冒していたのである。木炭の吸着力はものによって大きな違いがある。効き目の弱い木炭を飲んでいたら、死んでしまうところだった。有毒ガスを吸収したり、アルカロイドなどの毒物中毒の治療に我々は日常的に活性炭を使用しているが、それも彼の勇気のおかげである。

ニトログリセリンの効能発見

およそ薬になりそうもないものが、自己実験によって有効な薬だと判明した。アンリ・ジョルジュ・クルーゾー監督の名画「恐怖の報酬」を見た人ならニトログリセリンの瓶を振ってはいけないことを知っているだろうが、かつて医師たちはそのニトログリセリン（グリセリンに硝酸と硫酸を加えた、不安定できわめて爆発しやすい物質）が心臓病に効くことを発見したのである。一八五八年、イギリスの医師フィールドはニトログリセリンを舐めてみた。たちまち彼は青ざめて倒れた。頭が爆発しそうだった。鼓動もほとんど止まりかけたが、医師たちの必死の介抱のおかげで何とか息を吹き返した。

フィールドが死ぬほどの目にあったにもかかわらず、その後ウィリアム・マレルという若い医師がフィールドと同じ実験を試みた。マレルの実験方法は驚くほどカジュアルだった。彼はニトログリセリンで湿したコルクを舐め、それからいつもの診察を始めた。しかし、すぐに頭がズキズキし、心臓がバクバクし始めた。「鼓動のその激しさといったら、心臓が一つ打つ度に体全体が揺れるのではと思われるくらいだった……心臓が鼓動する度、手に持ったペンがガクンと動いた」。にもかかわらず、彼はニトログリセリンの自己投与を続け、その実験はおそらく四十回以上に及んだ。彼は、ニトログリセリンの効果のいくつかが当時血管拡張剤として使用されていた薬のそれに似ていることに目ざとく気づき、自分の患者にニトログリセリンを試してみた。現在、ニトログリセリンは狭心症の痛みを緩和するための標準的な治療薬になっている。

かつては、事実上すべての薬が経口摂取されていた。ボストンのマサチューセッツ総合病院の医師イノック・ヘール・ジュニアが受け持っていた患者の中に、ものを飲み込むこともできない重症患者がいた。だが、口から飲み込ませる以外に薬を体内に届ける方法があるだろうか。ヘールには、薬を直接血管内に注入する方法は「きわめて危険であり、どんなによく見積もっても、安全性は疑わしいと言わざるを得ない」ことは分かっていた。多くの危険な薬剤は、少なくとも幾分かは胃酸によって不活性化される。たとえばモルヒネは経口摂取したときより注射した場合のほうがはるかに強い効果を顕す。消化という この「安全弁」を取り払ってしまうことは確かに危険だったが、しかし試してみるだけの価値はあった。そこでヘールはヒマシ油（緩下剤）をウサギに注射し、目立った悪影響がないのを見て自分にも注射してみた。すぐに、彼は激しい頭痛と胃けいれんに見舞われた。顔の筋肉が部分的に麻痺し、何時間ものあいだ彼はちゃんと話すこともものを食べることもできなくなった。一ヶ月経っても、まだ完全には回復していなかった。しかし、ヘールのこの実験が注射器の中から魔神を呼び出したのだった。こうして注射は、薬剤を体内の作用点にできるだけ速やかに届けるための絶対不可欠な手段となった。

誰が人身御供になるのか？

薬物の効果を実験するときの問題点は、同じ薬剤をほぼ同量用いても人によってまったく違う影響が出る場合があることである。だから、ある自己実験者の出した結果は一つのサンプルに過ぎない。しかし、自己実験者が死なずに済み、動物実験と細胞培養の結果が良好なら、その薬剤は臨床試験をおこなう価値が充分あると言える。臨床試験の目的は、まず第一にその薬剤の安全性を裏付けること、そして第二にその有効性を確かめることである。

以前は多くの製薬会社が社内に被験者チームを抱えていたが、現在、臨床試験はそれを専門的におこなっている会社に製薬会社が外注する形でおこなわれている。臨床試験ビジネスは年に二百四十億ポンドを稼ぎ出している。イギリスだけでも年に千件以上の臨床試験がおこなわれ、臨床試験の参加者はおよそ十万人にも及ぶ。世界中で常時五千万人が臨床試験に参加していると推定されている。

臨床試験参加者にはかなりの額の謝礼金が支払われることが多い。高額の謝礼金目当てに、発展途上国の貧しい人々が臨床試験に参加している。アメリカでは「プロの人間モルモット」の数が増大している。臨床試験の謝礼金をおもな収入源とする人々がおよそ一万人いると推定されている。ある常連被験者は五年間で五百回、研究施設に宿泊したという。こんな生活は健康によくない。収入を増やすために臨床試験から臨床試験へと渡り歩いていたのでは、薬剤の影響が完全に消えてから次の臨床試験に臨むために必要な、三十日間の「薬抜き期間」も守っていないかもしれない。これを守らないと、体内で薬の危険な飲み合わせが起きる可能性がある。副作用が起きても、「ベテラン人間モルモット」たちがそれを報告するとは思えない。そんなことをすれば試験から外され、謝礼金が減ってしまうからである。

一種類の薬が認可されるまでに、一万人に対して臨床試験がおこなわれる場合もある。臨床試験の段階にまでこぎ着けられない薬がほとんどである。実験室の試験をクリアできない薬が多いし、初期段階の実験で有望と見られた薬でも臨床試験で効果なしと判定されることも多い。臨床試験を通過する数多くの抗ガン剤のうち、医療用に認可されるのはその五パーセントに過ぎない。

どの薬にも副作用が起きる可能性はある。薬の認可は、その効能と副作用の差引勘定に基づいておこなわれる。私はときどき非ステロイド系の抗炎症薬を飲むが、その薬の添付文書には六十もの副作用が列挙されている。大規模な臨床試験によって、製薬会社は特定の副作用が起きる頻度を把握している。この薬によって、十人に一人の割合で、軽いめまいや下痢、発疹といった軽い副作用が起きる場合がある。百人に一人は、足首の浮腫、胃からの出血、呼吸困難、肝炎を起こすかもしれない。十万人に一人という幸運に恵まれれば、難聴、舌の浮腫、血尿、興奮状態、悪夢、脱毛、インポテンツといった数々の苦難を味わえるかもしれない。こうした副作用はどれも、私がこの薬を飲んで治そうとした元々の症状よりも不快なものだった。しかし、添付文書にはこんな、ホッとする脚注がついていた。「この副作用のリストを見て過度に不安を感じる必要はありません」。今さら遅い。私はもうとっくにノイローゼになってしまっていた。

最悪の事態が起きるのは、薬が認可されて実際に使用されるようになったあとで深刻な副作用が明らかになった場合である。一九六〇年代、睡眠薬サリドマイドを妊婦が服用すると胎児に奇形を引き起こす危険があることが分かった。サリドマイドには、あらゆる動物の胎児ばかりか植物の胚にまで奇形を生じさせるほどの強力な催奇性があるのだが、妊娠中の動物を使った実験はおこなわれていなかったのである。ジエチルスチルベストロールという合成エストロゲンが、流産を防ぐ目的で数十年にわたって処方されてきた。一九七一年、これを投与された母親から生まれた娘に膣ガンが発生することが分かったが、アメリカではその後もしばらくこの薬は「モーニング・アフター・ピル（事後の緊急避妊薬）」として処方され続けた。最近では、ある鎮痛薬が心臓麻痺や心臓発作を引き起こし、多くの死亡者が出た。二〇〇一年、製薬会社は四十八億五千万ドルの賠償金を支払った。

初期段階の臨床試験の目的は、予期せぬ副作用を発見することである。「第一段階《フェーズ・ワン》」と呼ばれるこの臨床試験が全段階の中で最も危険なものである。通常、フェーズ・ワンの臨床試験の被験者数はごく少数で、一回当たり十人から二十人程度である。

二〇〇六年三月、ドイツのバイオ企業が、アメリカの臨床試験会社パレクセルのロンドン支社に依頼して新製品のテストをおこなった。ネット上に掲載された広告を見て応募してきた人の中から八人の被験者が選ばれた。被験者は二日間の臨床試験のあいだパレクセルの研究所内で過ごし、その後数回の検査を受けることになっていた。謝礼金は一人二千ポンドだった。

若い健康な被験者たち一人一人に、薬が注射されていった。彼らは事前に、軽い頭痛や吐き気を感じるかもしれないと警告されていた。しかし、最後の被験者に注射がおこなわれている最中に、先に注射を受けた被験者の一人が「気分が悪い」と訴え始めた。まもなく、彼は大声を上げて苦しみ出した。「体が燃える」と叫びながらシャツを脱ぐと、彼は苦痛に身をよじり、その場に倒れた。他の被験者たちも次々に同じ症状を訴え始め、床に倒れてのたうち回りながら医師に助けを求めた。わずか数分のうちに、静かな研究所は阿鼻叫喚の場と化した。二人の被験者が、次は自分が倒れる番かと恐怖におののきながら見守っていた。しかし、幸運にもプラシーボを投与されたその二人は大丈夫だった。その他の六人は大丈夫どころではなかった。九十分以内に彼らは呼吸困難に陥り、脈拍数は倍増した。これは未曾有の緊急事態だった。すでに昏睡状態の被験者たちは、病院に救急搬送された。集中治療室のスタッフもこんな状態の患者は見たことがなかった。薬を投与されてから九時間後には、彼らは自力呼吸ができない状態に陥り、多臓器不全に直面していた。

十二時間後、家族に面会が許された。彼らは自分の目を疑った。二十一歳のライアンの顔と首は、ふだんの二倍の大きさに膨れあがっていた。体は百九十キロの巨漢のサイズに膨張し、皮膚は紫色になっていた。二十八歳のニノのパートナーは、彼はまるでエレファントマンのようだったと語っている。医師は、ニノとライアンを救うには「奇跡が必要です」と打ち明けた。

最も症状が重かったライアンは、心不全、腎不全、肝不全に加えて敗血症と肺炎を併発し、三週間昏睡状態に陥っていた。彼の手足の指は乾性壊疽によって黒く変色し、石のように固くなった。数本の指が切断された。入院は三ヶ月半に及んだ。

なぜこんなことが起きたのだろうか。問題の新薬はＴＧＮ１４１２というモノクローナル抗体の一種で、開発したのはテジェネロ社（「我、汝を創造す」を意味する、気味の悪い社名である）という企業だった。モノクローナル抗体とは、病原体を撃退する抗体を人工的に再現したものである。このモノクローナル抗体を開発したイギリスなどの科学者たちはノーベル賞を受賞している。モノクローナル抗体は二十一世紀の医療の大いなる希望なのである。現在、数十種類が実際に医療現場で使われているし、さらに多くの種類が試験段階に入っている。たとえば、乳ガン治療に使用されているトラスツズマブ（商品名ハーセプチン）は、ガン細胞に取り付いてその分裂を止め、ガンの増殖を抑制する。

その一方で、モノクローナル抗体ＴＧＮ１４１２は細胞分裂を活発化させる性質も持っている。TGN1412が働きかけるのは、T細胞と呼ばれる白血球（体内の防衛機能の主役）である。TGN1412開発の狙いは、これによってT細胞を活発に分裂させて免疫システムを増強し、急速に増殖するリンパ性白血病の悪性細胞を攻撃させる、というものだった。

一般的に、新薬の臨床試験の被験者を健康な志願者から選ぶのは理にかなっている。健康な人には、万一副作用が起きてもそれに対抗するだけの体力があるからである。しかし、この場合はそれが大惨事を招いた。ガン患者のぼろぼろになった免疫システムは増強を切実に必要としているが、健康人の免疫システムはそうではない。TGN1412は被験者の体内で連鎖反応を引き起こした。TGN1412は免疫システムのメッセンジャーであるサイトカインを大量に放出させ、これが今度はT細胞にさらに大量のサイトカインを放出させる引き金となった。これが「サイトカイン・ストーム」と呼ばれる致死性の過剰反応である。こうなると免疫システムは自分の体を攻撃し始め、血管に炎症を起こし、内臓を破壊する。被害者が、「体が燃えている」と感じたのも不思議ではない。

初めて臨床試験がおこなわれる薬については、まず一人の被験者だけに投与し、次の人に投与する前に充分に様子を観察するのがふつうである。二人目への試験がおこなわれるのは、最初の被験者への試験から数時間ないし数日後である。数週間後、という場合さえある。TGN1412の場合はほんの数分おきに次々と投与されたために、六人全員が危険な状態に陥った。

テジェネロ社は、臨床試験以前の実験室での実験段階では過剰反応の可能性を示唆する結果はまったく出ていなかったと主張した。しかし、培養された細胞にある薬剤を加えたときの反応は、その薬剤が実際に人体に摂取されたときの反応と必ずしも同じではない。また、動物実験もこの場合には適切な指標とはならなかった。TGN1412抗体はおもにヒトのタンパク質で作られているため、人間に使用した場合にはラットやウサギに使用したときよりはるかに激しい反応が起きる可能性があることを想定すべきだったのである。

副作用の出現は必ずしも想定外の事態ではなかった。臨床試験の被験者全員がサインした契約書の中でパレクセル社は、この薬によってサイトカイン・リリース症候群が起きる可能性があることを指摘しているし、テジェネロ社は、サイトカイン・リリース症候群の危険性があること及び類似の薬品が重篤な副作用を引き起こした例があることを英国医薬品庁に通知した上で実験の認可を受けている。

テジェネロ社は倒産した。政府による調査がおこなわれ、再発防止策が多数提案されたが、責任の所在は明らかにされなかった。これほど悲惨な臨床試験の事故はこれまでなかったし、それ以後、現在に至るまで起きていない。

被害者たちは今なおこの事故の肉体的・精神的後遺症に苦しんでいる。被害者の一人デヴィッドには物忘れとガンの初期症状が見られる。ニノの全身にはおびただしい数の柔らかいしこりができている。当然のことながら、ニノのパートナーのミファンウィは、彼が臨床試験になんか参加しなければよかったのにと思っている。臨床試験に参加すると聞いて心配する彼女に、彼は、「二千ポンドの謝礼金のためだけに参加するわけじゃない。これは白血病の治験だ。人類のためになることなんだ」と言って彼女を安心させたという。

ニノのような、自ら進んで治験に参加する人がいなかったらどうなるだろう。ミファンウィは、「私たちみんなのために新薬開発の手助けをしようとした」彼らの勇気に我々一人一人が感謝すべきだと思っている。本当に、彼女の言うとおりである。

第4章　メインディッシュは野獣の死骸――食物

馬の蹄に似た、その皺の寄った物体を一日水に浸け、一晩ボイルした。するとそれは、巨大な黒いナメクジのようになった。

――フランク・バックランドによるナマコの描写。彼はこれをディナーの一品として客に出した。

ハリネズミのローストを食う

我々が経口摂取する最も複雑な物質は薬品ではなく、我々が愛情を込めて「食べ物」と呼んでいる有機化合物である。昔の人は現代人ほど食べるものにうるさくなかった。飛ぶもの、跳ねるもの、這い回るものはすべて食べられる、と考えていた。十九世紀まで、イギリス料理のレシピにはアザラシやリスといった食材が含まれていたし、裕福な人々はハクチョウやイルカのローストにネズミイルカのソースをかけて食べていた。ツルやヒバリ、ウタツグミもシチューにされる危険と無縁ではなかった。イギリスの鳥は肉付きのよくないものが多いから、たった一つのパイの詰め物に二十四羽ものクロウタドリが必要だった。

こうした食生活が一変したのはヴィクトリア朝時代だった。エジンバラ大学のある有名な動物学者は、文明人たるもの、人類の「特別な使用」に供されるために創造されたものだけを食すべし、として次のように説いている。文明化には食の規律が必要である。何でも手当たり次第に食べ尽くすのは野蛮人だけである。これについては決定的な証拠がある。ホッテントットが改宗して宣教師から洗礼を受けたとたん、それまでずっと喜んで食べてきたシマウマの肉を見て吐き気を催したのである。我らが隣人であるフランス人でさえ、カエルのもも肉やカタツムリや馬肉を食べたがる。古い文明を持っていても、中国人は疑いの目で見られる。イギリス人なら吐き気を催すような動物の肉を、ご馳走と見なしているからである。文明人がイモムシやミミズ、ネズミ、それにイヌやネコ（これがイギリス人にとっては最も耐え難い）を食べるだろうか。

しかし、人々はエキゾチックなものを求めていた。探検家たちは世界中を歩き回って、本国や植民地で利用できそうな有用な動植物を収集していた。アフリカからコーヒーの種がポルトガル人によってブラジルに運ばれ、アジア原産のバナナが西インド諸島で栽培されていた。バウンティ号の反乱で有名なキャプテン・ブライも、パンノキをタヒチからジャマイカに持ち込んでいる。ヨーロッパで栽培されるようになった作物もある。

小麦はアジアから伝来したし、大麦は中東から、ジャガイモやトマトはアメリカ大陸から、「フランス豆《サヤインゲン》」はカナダから移入されたものである。ほとんどの大きな植物園は、移入植物を栽培するために設立されたものである。亜熱帯原産の植物の中には、こうした「順化の園」でヨーロッパの気候になじむように改良されたものもある。

家畜の多くも外国から持ち込まれたものである。ウシやニワトリ、七面鳥などは大昔に入ってきた。キャプテン・クックのエンデバー号の航海に同行したジョゼフ・バンクスのような放浪の博物学者は、自分が発見したエキゾチックな動物の多くを味わった。彼は白人としては初めてカンガルーを食し、「私ほど動物王国の奥深くまで食い込んだ男はいない」と豪語した。しかし、その自慢も、フランク・バックランドが現れるまでのことだった。

フランク・バックランドは、オックスフォード大学の初代地質学教授でウェストミンスター寺院の首席司祭になったウィリアム・バックランドの息子として生まれた。子どもの頃から動物好きだったフランクは、モルモット、ハト、ハリネズミ、ヤマネ、カエル、カメ、マーモット、ヘビ（毒ヘビを含む）、サル、カメレオン、ジャッカル等々を飼っていた。彼らはみんな脱走の名人だった。彼の飼っていたワシは礼拝の最中にチャペルの中を飛び回り、ネコはパイプオルガンのパイプに入り込んでありがたい聖歌を台無しにしてしまった。子グマは近所の菓子屋を襲撃して「村を大混乱に陥れ」たあと、チャペルに突入して説教師を唖然とさせた。フローレンス・ナイチンゲールは、その始末に負えないクマに催眠術をかけてみてはいかがと提案した。野生動物を半ば放し飼いにしたいという願望をフランクは生涯持ち続け、ついには、「仕事場」を野生動物でいっぱいにしてしまった。酔っぱらったサルの檻の近くを、襞飾りの付いたスカートや裾の長いコート姿で通りかかった人は災難だった。大きなウルフハウンドが脱走し、近所のご婦人とその家の小型犬を尾行していった。ウルフハウンドは開いていた窓を飛び越えて家に侵入すると、あっという間に小型犬を消滅させてしまった。

父親のおかげで、フランクのエキゾチックアニマル好きはその肉を食することにまで広がっていった。バックランド首席司祭は、ルイ十四世の遺体の発掘に立ち会った際、防腐処理された心臓の一部を切り取ってそれをお茶の時間に食べた、と豪語していた。バックランド家の食卓は、ウマの舌やダチョウやカエルやカタツムリやネズミ料理で溢れていた。のちに、バックランド家を訪れたある客は、朝食に出されたワニ肉は美味くなかったと述べている。

のちにフランクが料理人に頼んでハリネズミや子犬肉料理といったゲテモノを出させたのも不思議ではない。ジョン・ラスキンは、ネズミのローストを食べ損なって残念だとフランクに書き送っている。コウモリや野ウサギに邪魔されずに食事が無事に終わることのほうが珍しかった。あるとき、ブーツの片方が床の上を飛び回っていた。ミーアキャットがブーツを巣穴と勘違いし、中に潜り込んで掘り進もうとしていたのである。また別の折には、有名な聖職者が座っていた椅子にカワイノシシが突進し、椅子ごと彼をテーブルから引きずり出した。

フランクは、「順化促進協会」の共同設立者でその幹事だった。イギリス国民がエミューのシチューやウォンバットのフライを味わう喜びを奪われないよう、移入動物の利用を促進するのがこの協会の目的だった。フランクは、「国民に対する食糧供給を増やすどんな機会も見逃すつもりはない」と宣言した。

斬新な食材を試食することは協会員の任務だった。一八六二年に協会の第一回公式ディナーが開かれ、多彩な料理が振る舞われたが、そのすべてが好評というわけにはいかなかった。ディナーは三種類の中華スープから始まった。

鳥が吐き戻した粘液状の海草（鳥はこれを、巣の材料をくっつける糊として使う）で作った、鳥の巣のスープ。評定：「ゼリー状で、非常に奇妙な味」

ナマコのスープ。評定：「子牛の頭と膠の中間のような味」

シカの腱のスープ。評定：「長時間かけて煮込むと美味。ただし、膠のよう」。フランクは、「今度中国人を接待するときには、安物の膠を出そう」と言った。

アルジェリア小麦から作ったスムール（訳注：粗挽き小麦）・スープ。評定：「ふつうの食事より、病人食に向いている。『ジャックと豆の木』に出てくる大男が食べていた粥を連想させる味」

前菜も、スープと似たり寄ったりの結果だった。カンガルー・ハムは「パサパサでしょっぱすぎ」たし、カンガルーの蒸し物は「腐っていた」。

動物園の死骸を片っ端から試してみた

その四年後、馬肉を普及させるために晩餐会が開かれ、百六十人が集まった。スープからデザートのゼリーまで、どの料理にも馬由来の材料が使われていた。評定は、「不味いの一言」「汗だくの馬の臭いのよう」といった具合に散々だった。次の日、フランクは一日中気分が悪かった。「私見ながら、我が国で馬食が普及するチャンスはまったくないと思われる」と彼は結論づけた。

ゲテモノ食いは流行になった。チャールズ・ダーウィンも、ケンブリッジ大学の学生だった頃、毎週集まっては秘密の食事会を開く「大食漢クラブ」に参加していた。ダーウィンによれば、タラの舌は美味だが肝臓は「不味く」、モリフクロウは「表現のしようがない味」とのことである。ダーウィン以外の会員のほとんどは、のちに高位の聖職者になった。

動物園のヒョウが死んだと聞いたフランク・バックランドは、ヒョウのサンプルを送ってもらいたいと頼んだ。動物園側はヒョウを墓から掘り起こし、その一部を検査のために彼の元に送った。フランクはそれを自分の舌で「検査」したが、その肉は「あまり美味くなかった」。フランクの依頼が食肉目的とはつゆ知らず、解剖目的とばかり思っていた動物園の園長は、今後動物が死んだら死因を特定していただけますかと尋ねた。フランクがそんな垂涎の機会を逃すはずはなかった。

外科医の免許を持ち、セント・ジョージ病院で勤務した経験のあるフランクには、正式に検死をおこなう資格があった。当時のセント・ジョージ病院は、ジョン・ハンターが勤めていた八十四年前からほとんど変わっていなかった。外科医らは相変わらず、血糊――過去の患者たちの血なまぐさい置き土産――がべっとりと一面に付着した上着を着て手術をおこなっていたし、病棟には壊疽の臭いが立ち込めていた。看護婦のほとんどがまともな訓練を受けていなかったし、読み書きさえできなかった。フランクが看護婦に、薬瓶のラベルを読んでくれと頼んだところ、看護婦は意を決して、「一日四回、二さじずつ服用」と答えた。実際には、「外用薬につき、服用禁止」と書いてあったのだった。フランクが扱った症例は、そのほとんどが自殺未遂と「絞首台事故」（死刑囚の重みに負けて絞首台が瓦解する事故）だった。「解剖の楽しい一日」を終えると、彼は間食にニワトリの脳みそを食べながら「腸炎に関する興味深い論文」を読んだ。解剖に対する彼の熱心さは有名で、「彼が通りかかると、老嬢たちは飼い猫を家に呼び戻す」と言われたほどだった。

動物園から送られてくる死骸は老嬢たちの飼い猫よりもはるかにバラエティ豊かだった。ある人がフランクの元を訪れると、彼はちょうど動物の解剖をおこなっている最中だった。「テーブルの上には大きな死骸が載っていた」とその来客は書いている。フランクは解剖の手をたびたび止め、死骸のかたわらの、シチューのボウルに手を伸ばしては盛んに食べていた。「あなたもいかが？」と彼は来客にも勧めた。

彼の助手たちは風変わりな荷物を開封することには慣れていたが、それでも、箱の中から生きたアナグマが三頭飛び出してきたり、宝石店のギフトボックスに入ったサソリが届いたときにはさすがに仰天した。どんな動物の死骸も、最後はオーブン行きになった。フランクが解剖するより先に調理されてしまうこともあった。彼はこう述べている。「解剖を終えたとき、食べられそうに見えれば料理して食する。異臭を放っていれば、埋める。他にどうしたらいいと言うのか」。こうして彼は、バイソンやキリンや毒ヘビやサイのパイ、ボイルした象の鼻、ダチョウの丸焼きを食べることができたのだった。

自分の食習慣が今なおバーミンガムとヘルシンキの「バックランド・ダイニング・クラブ」で受け継がれていることを聞いたら、バックランドは喜ぶことだろう。また、彼が予言したとおり、現在カモシカやオカピはイギリスの公園を闊歩している。ただし、バックランドが聞いたらがっかりするだろうが、こうした動物は食用として飼育されているわけではない。動物の輸入に熱意を燃やした彼だったが、彼の最も重要な業績は輸出だった。彼はサケ漁の政府検査官に任命され、素晴らしい仕事をした。彼は科学を学んだこともなく数字にも弱かったが、気さくで率直なその人柄に漁師や船舶検査官、密漁者までもが共感を寄せ、進んで情報を提供した。彼は乱獲や水質汚染、魚の病気について政府に報告した。水力需要という問題もあった。水車のある場所にはダムがある。セヴァーン川には七十三ヶ所も堰があり、産卵のために川を遡上するサケにとって障害となっていた。サケが堰を越えて川を遡上できるよう、彼は「魚梯」を設けるよう指導した。

フランクは、淡水魚にしろ海水魚にしろ、繁殖方法も生態も分からないことばかりだと指摘し、乱獲されている種類の魚についてもっと研究すべきだと力説した。時代に先んじていた先駆者の一人として彼は、これは個々の研究者の仕事ではなく政府がおこなうべき仕事だと提案した。水質の正しい理解と改善によって漁獲量は著しく向上することになったが、フランクは、水産資源を増やすには魚の人工飼育という方法もあることに気づいた。彼は子持ちのメスの脇腹から卵を優しく絞り出し、オスから絞り出した白子と混ぜ合わせた。こうして、彼は自宅キッチンのシンク内で三万個のサケ・マスの卵を孵化させた。アンティポディーズ諸島に輸出された千個のマスの卵は、彼が提供したものである。現在、タスマニア島とニュージーランド沖に生息しているマスは、すべてその子孫である。

彼がサケやマスのような美味しいものも食べていたとはむしろ驚きだが、研究対象を食すのは珍しいことではない。私の知り合いに、プランクトンを研究している海洋生物学者がいるが、夕飯時に彼に「プランクトン・サンドイッチ」を勧められたことがある。トーマス・ハント・モーガンは、遺伝の法則を検証し、染色体上の遺伝子の位置を特定する染色体地図を作製した研究によりノーベル賞を受賞した。その研究のためにショウジョウバエの交配実験をおこなっていた彼は、実験対象をよりよく知るためにショウジョウバエのウジを食べた。朝食用のシリアルのような味だったという。もっとすごいものを食べた科学者もいる。ラッァロ・スパランツァーニは、消化のプロセスを研究するため、食物をリンネルの袋に詰めて飲み込み、あとからそれを吐き戻して調べた。これぞ究極の高繊維質ダイエットである。

ポピュラー・サイエンスの先駆者

食に関すること以外はフランク・バックランドは実験主義者ではなかったが、彼は実際的かつ発想力豊かな人物だった。残念だったのは、優れたアイディアを一つ思いつくたびに、おかしなことを一つ思いつく点だった。魚をさらに早く太らせるため、ウマの脚かネズミの死骸を束にしたものを養魚池の上にぶら下げておくといい、と彼は提案した。そのうち自然に肉は腐って落ち、口を開けて待っている食欲旺盛な魚の腹の中に収まるだろう、と。また彼は、飼っていたポニーが死んで嘆き悲しんでいる女性に、蹄で「素敵なインクスタンドが作れる」し、耳は防腐処理すれば「つけ木の素敵な入れ物に」なります、とアドバイスした。彼は子どもが靴を履くことに反対していた。子どもが靴を履いて歩けば革の靴底が磨り減って薄くなるが、裸足で歩けば足の裏が分厚くなる、と。彼は、スコットランドの「漁師の娘たち」の足の裏は「ゾウのそれのように厚くて堅い」と感心していた。

フランク・バックランドは、当時の最も面白いポピュラー・サイエンス記事の書き手だった。何十年にもわたって彼は、『北海から上がったゾウの骨』『膨らませた犬で作ったブイ』といった、博物学《ナチュラル・ヒストリー》的な読み物（ナチュラル・ヒストリーとはいうものの、中には不自然な記述もあったのだが）を提供し続けた。彼は巨人に興味を持っていたが、それは彼自身の身長が四フィート六インチ（百三十七センチ）しかなかったからかもしれない。Chimaera monstrosa（ギンザメ）という魚について、彼はその独特の文体で次のように描写している。「クーチによれば、その生態は夜行性である。確かにきっとそうなのだろう。こんな不気味な魚は昼日中に姿を現す気にはなれないに違いない。……こんな魚が闇夜に現れたら、ふつうの魚は恐怖のあまりヒステリーの発作を起こすだろう」。実際、ギンザメは不気味な姿をした魚である。黒い細長いニンジンに耳をくっつけたような格好の魚で、子どもの言葉遊び歌にもこんなふうに歌われている。

俺はキマエラ・モンストローサ
俺の体はどんどん不気味になっていく
尻すぼみのしっぽの先から
乾物屋の顔がついた頭まで

食いしん坊の読者のためには、フランクはナマコスープなどのレシピを提供している。「灰色と黒の大きなナマコは、固いゼリー状になるまで煮込むと最高に美味いスープが取れる」。彼は、食肉としてのカピバラの可能性にも大いに期待していた。巨大ネズミのようなカピバラを食べたいと思うイギリス人がどれだけいるか、彼は考えていなかった。

フランクはまるで百科事典のような味覚の持ち主だった。「殉教者の鮮血」が出現するという奇跡を調査するため、ある教会を訪れたときのことである。教会の床には、本当に染みが点々とついていた。彼は染みの一つを舐め、一言、「コウモリの小便だ」と言った。コウモリの小便を他の何者かの（たとえば、ネズミや司祭の）それと区別できるとは、いったい何種類のサンプルの味見をしたことがあったのだろう。

昆虫食

さすがの彼も「食用不可」と裁定したものもあった。煮込んだモグラやクロバエ、ヤスデなどは、「恐ろしく苦い」として却下された。ネズミイルカの頭は残念ながら「焼いたオイルランプの芯」のような味がした。ヤスデとランプの芯しか生息していない浜辺に打ち上げられるといった極限状態に置かれたら、彼の評価ももう少し好意的になったかもしれない。そんな極限状態に置かれる可能性を（多少とも）考慮に入れたのが、フランシス・ゴルトンだった。

チャールズ・ダーウィンの従弟ゴルトンは自己実験に首を突っ込み、無意識的な生理機能の抑制まで試みた。あるときなど、実験がうまくいきすぎて危うく窒息するところだった。

ゴルトンは医学生時代、勉学を中断して「社会勉強」のために海外旅行に出かけた。学業に戻ってまもなく父親が死亡し、もっと遠隔の地まで旅行するのに充分な遺産を相続した彼は、南西アフリカの前人未踏の地域へと探検旅行に乗り出した。二年間に及んだこの探検旅行は危険と忍耐の連続だったが、彼は、「窮乏と贅沢を代わる代わる味わうというのは、たいていの人間の性分に合っている」と考えていた。敵対的な先住民に出会っても、彼はその人柄の力だけでその場を丸く収めた。人類学的調査のため、彼は離れた場所から六分儀を使ってバストとヒップを計測する方法を開発した。もっとも、男ならほとんど誰でも、計測器など使わなくてもそれくらいのことはできるものだが。この探検旅行のレポートが認められて彼は王立地理学協会から金メダルを授けられ、三十代の若さで王立協会会員に選出された。

一八七二年、ゴルトンは『旅行術』という探検ガイドブックを出版した。この本には、「未開の地で入手可能な、体によい食物」「飢え死にから救ってくれるかもしれないゲテモノ」といった項目が並んでいる。「ゲテモノ」の項には、ためになるアドバイスが満載である。たとえば、水に毒が含まれている疑いがある場合は、ネコかイヌにまず飲ませてみること、とある。探検家が現地人のポーターを連れている場合があるのは分かるが、ネコはどうだろう。「餓死に瀕した人間にとって、腐肉は有害ではない」とも書いてある。栄養状態良好な健康人が口に入れれば重病を引き起こしかねない食物も、餓死しそうな人間にとってはご馳走に違いない。こうした条件下なら、「どんな腐肉でも残飯でも胃が受け付けないことはない」。腐肉なら見つけるのも簡単である。ジャッカルに道案内をしてもらうか、旋回しているカラスの群れや木に留まっているハゲワシを探すだけでいい。ハゲワシが満腹するのを待って腐肉に近づいたほうがいいかもしれない。

鳥は皮を剝いでから食べたほうがいい。なぜなら、鳥の「臭みは皮についているから」である。しかし、「どんな動物の皮も食用になる。皮はスープの出汁になる。……あるいは、あぶってからハンマーで叩き割って食べてもいい。……大勢の飢えた男たちが、履いていたサンダルを煮て食べたものである」。

何とか動物を捕まえたら、また次の問題が発生する。今日は有り余るほどご馳走があるが、明日のディナーはどうするのか、という問題である。抜け落ちるパーツを持つ動物は掘り出し物である。マダニに付け根を齧られてウシの尾が抜け落ちてしまったとき、ゴルトンは、オックステール・スープが「周知のごとく栄養豊富」であることを思い出した、と述べている。多分、犯人のマダニはサイドディッシュにされたことだろう。肉を運べないほど体力が消耗している場合を想定して、彼は、アビシニア人の古い習慣を採用することを提案している。つまり、動物を生かしたまま連れて行き、毎日必要な分の肉だけを薄く切り取るのである。移動中どうやって哀れな動物の気力を保たせるのかについて、彼は語っていない。

「ゴルトンは、イナゴとバッタは「そう捨てたものでもない」と述べている。昆虫食の大きなメリットは、絶対に不足しないという点にある。有名な生物学者のジャック・ホールデン（彼の並外れた業績については、またあとで述べる）は、生物学者として神をどう思われますかと尋ねられ、「神は法外に虫好きだったんだなと思う」と答えた。確かに、餓死に瀕した探検家が遭遇する動物の圧倒的大多数は昆虫なのだから、これを食べない手はない。昆虫の中には七十パーセントもタンパク質が含まれているものもあり、グラム当たりのタンパク質の量は肉よりも多く、脂肪分は少ない。しかも、ビタミンやミネラルも豊富である。ただ、栄養豊富なのは認めるが、食べるとなると昆虫はどうにも見た目が悪い。これは神様の営業戦略の深刻な失敗である。とはいえ、昆虫は発展途上国では広く消費されている。イナゴは、生のまま、あるいは焼いたり炒めたりゼリー状にしたりすりつぶしたりして食べる。クリスピーな殻とクリーミーな中身の絶妙なコンビネーションが魅力である。ただし、食べる前にまず脚を取り除くことを忘れずに。そうしないと、脚が歯のすきまに挟まってしまう。もう少し腹にたまるものがよければ、ゴキブリがお勧めである。カロリーを気にする人向けとしては、アリやシロアリも世界的に人気がある。しかし、アリはそのサイズの割に噛みつかれると痛いし、刺激性のある蟻酸を出すので、初心者は注意が必要である。だから、アリは生きたままとか生で食べるより、火を通して食べたほうがいい。上等なアリの卵は、タイでは「サワー・アント」という魅力的な名前で呼ばれている。口に入れて噛むと、中からカマンベールのような味のクリームが弾け出してくる。

欧米にも少数だが昆虫食支持派はいる。ウィスコンシン大学が発行している「食用昆虫ニュースレター」なるものまである。一九九二年に開かれたニューヨーク昆虫学会の百周年記念晩餐会にフランク・バックランドが出席していたら、大喜びだったことだろう。そのとき出されたのは、次のようなメニューだった。

コオロギと各種幼虫の香味炒め

メイガの幼虫とアボカドのロール

ミミズのフリッター　プラムソース添え

コオロギとゴミムシダマシの幼虫のシュガークッキー

吐き気がした方、どうぞご安心を。ミミズはもちろん本物のミミズではない。それはミミズではなく、本当はイモムシだった。もっとも、私は実際にミミズのパティのレシピ（一キロ近い量のすりつぶしたミミズが使用されていた）を見たことがある。

信じられないことだが、我々はみんな、年におよそ一キロもの昆虫を食べている。そのおもな理由は、この鬱陶しいヤツらを食品加工のプロセスから完全に締め出すことは不可能だからである。アメリカ食品医薬品局は許容量の上限を、小麦粉一キロ当たり昆虫片四百五十個、マカロニ二百二十五グラム当たり昆虫片二百二十五個あるいはネズミの毛四・五本、チョコレート百グラム当たり昆虫片六十個あるいはネズミの毛一本、柑橘類のジュース二百五十ミリリットル当たりハエの幼虫一匹あるいは卵五個、ポップコーンのサブサンプル当たりネズミの排泄物一片、と定めている。ほとんどのピザやソーセージやポテトチップスにはシステインという添加物が含まれているが、このシステインの原料は人毛である。

旅行者にとって問題なのは、食べられる生き物と有害な生き物の見極めが難しいということである。有毒生物には近寄らないのがベストである。さもないと、食べるどころかこっちが食べられてしまう。フランク・バックランドは蛇咬症で危うく死にかけたが、蛇に咬まれたわけではなかった。蛇に咬まれて死んだ動物を解剖していて、蛇の毒にやられたのである。その動物を食べなかったのは幸いだった。一体何人の先祖が、いかにもジューシーそうなクモやツヤツヤしたベリーが食べられるかどうか試してみたがために命を落としたことだろう。このリスクは、ジョナサン・スウィフトの、「彼は、初めてカキを食した勇敢な男だった」という言葉に端的に表現されている。

キノコの中には命に関わる毒キノコもあることは周知のとおりだが、毒キノコを見分けるのは難しい。毒キノコには、「悪魔のキノコ」（和名：ウラベニイグチ）「死の天使」（和名：ドクツルタケ）「死の帽子」（和名：シロタマゴテングタケ）といったおどろおどろしい名前がつけられていることが多い。一見したところ無害そうな植物や、それを原料とする製品の中にも危険なものがある。ナツメグは有毒な麻薬である（訳注：過剰に摂取した場合）。多くの動物は、チョコレートをほんのわずか食べただけでも中毒を起こす。人間にもチョコレート中毒と言われる人はいるが、人間を殺すには九キロものチヨコレートが必要である。多くの植物に、青酸カリやストリキニーネや青酸といった猛毒が含まれている。トマトとジャガイモはベラドンナと同じ仲間に属し、ベラドンナ同様有毒植物である。我々はその中の唯一無害な部分、つまりトマトの実とジャガイモの塊茎を食べているのである。草食動物はふつう有害成分を含む植物を食べないが、草食動物の中には毒物に対する免疫を持ち、有毒植物をおもな栄養源としているものもいる。これが人間に破滅的な結果をもたらす場合がある。

おそるべき日本のグルメ

一九四四年にアメリカ軍がグアム島を日本軍から奪還したときのことである。アメリカ海軍の軍医が、島民のおもな死因が、麻痺と痴呆を引き起こしやがて死に至らしめる恐ろしい脳の病気であることを発見した。よそからやってきた人間がこの病気にかかることはなかった。だとすると、何が原因なのだろう。島民たちはソテツの実を粉にしたものを常食していた。ソテツの実には強力な神経毒が含まれている。これが犯人なのだろうか。伝統的な方法でソテツの実から粉を作ると、その過程で毒はほとんどすべて抜けてしまうはずなのだが。しかし、島民はコウモリの肉も食べていた。コウモリはソテツを餌にしているため、その体内にはソテツの神経毒が蓄積され、やがてそれは食用のソテツの粉一トンに含まれる量の四百倍にも達する。一般的に、動植物の内部に有害物質が高濃度に蓄積されていても、その外見には何ら有害な徴候は現れない。だから、一見したところ健康そうな動物でも、それを食べると命に関わる場合もあり得るのである。フランク・バックランドにせよフランシス・ゴルトンにせよ、自分が冒している危険を完全に理解していたわけではなかった。有毒な動物が存在することをフランクは承知していたが、味わってみないことには彼の研究は始まらなかった。ダツという魚は、その緑色の骨が不吉な感じに見えるために有毒魚だと考えられていた。ダツに毒がないことを確かめるため、フランクは夕食にダツを一ダース食べた。彼の他にも、猛毒があるかもしれない動物の肉を意図的に食べてみた人たちがいる。

太平洋の島々を探検航海中、キャプテン・クックは同行の博物学者が止めるのも聞かずにフグを食べ、中毒を起こした。幸い、食べた量はごくわずかだったし、彼が食べたフグは比較的毒性の低い種類だった。日本で高級珍味とされているのは、最も毒性の高い種類のフグである。

日本人にとって、フグは単なる食物ではない。フグはドラッグであり、儀式であり、食のイベントである。フグの刺身は美食の極みである。大皿に、薄切りにした百枚以上もの透明な刺身が菊の花びらのような、あるいは広げたツルの翼のような形に盛りつけられる。まさに息を呑むような美しさである。最初の一片に箸を付けることによってその美しい盛りつけを崩すことがためらわれるほどである。

フグの調理は、資格を持つシェフにしか許されない。客に安全なフグ料理を提供することを保証するためには、二〜三年間の訓練期間が必要とされる。最も有毒な部分である肝臓、卵巣、腸を完全に取り除き、残った身を徹底的に水洗いして毒を完全に除去する。

フグの毒は、神経伝達を遮断する神経毒である。これは地球上で最も毒性の強い猛毒の一つである。その毒性の強さは毒矢に使われるクラーレの二十五倍以上、青酸カリの千倍である。ピンの頭に載るほどの量で、人間一人を殺すことができる。それは楽な死に方ではない。ピリピリするしびれが焼け付くような痛みに変わり、胃けいれんに続いて筋肉の麻痺と呼吸困難が起こり、やがて呼吸が停止する。解毒剤はない。クラーレと同じで、フグ毒にやられると意識ははっきりしているのに動くことも話すこともできない。症状が出てから、八時間以内に死亡する。

毒を除去するためにあらゆる努力がおこなわれているというのに、食通たちは、ほんのちょっとだけ毒を残しておいてくれとシェフに頼むことがある。「あのピリピリする感じがたまらない」のだそうだ。その結果、ときとして、「片棒をかつぐゆふべのふぐ仲間（夕べいっしょにフグを食べた人が毒に当たって死に、私がその棺桶を担ぐことになってしまった）」と川柳に詠《うた》われた事態が起きるのである。

一九七五年、人間国宝の歌舞伎役者がフグ中毒で死亡した。これを受けて、フグの肝を調理することが禁止された。当時は年に二十人以上がフグ中毒で死亡していた。

しかし、日本の食通は単なる安全以上のものを求める。少量の毒がもたらすスリルと危険を求めるのである。毒のないフグは刀を持たない侍のようだと言われている。「河豚食う無分別、河豚食わぬ無分別」ということわざが、このジレンマを表現している。

注意：勇気をふるって日本食レストランでフグを注文する場合、フグを間違って「フゴー」と発音しないように注意しなければならない。「フゴウ（ふ号）」とは、気球に爆弾をぶら下げた兵器、つまり風船爆弾（訳注：第二次大戦中、日本軍によって開発された）のことである。これはどんなことがあっても食べてはいけない。

第5章　サナダムシを飲まされた死刑囚——寄生虫

忌まわしい寄生虫は、環境への適応の典型例であると同時に、倫理的に不快なものの典型例でもある。

——バーミンガムの司教

サナダムシを飲まされた死刑囚

美しいフグ刺しのあとは、我々の体内に潜む、とても美しいとは言えないものの話である。人体の組織全体が魔法のように消えてしまったとしても、体中に分布していた寄生虫がそのあとに残り、人形《ひとがた》を識別することができるだろうと言われている。我々は、「歩く寄生虫博物館」なのである。寄生虫は、肺から心臓、眼、脳に至るまでありとあらゆる臓器に取り付くことができる。どんな秘密の場所も安全ではない。睫毛を住処《すみか》とする極小の寄生虫さえいる。

体内の間借り人たちの大半はほとんど悪さをしない。結局のところ、借家を滅茶苦茶にするのは間借り人にとって得策ではないのである。しかし、だからといって寄生虫のことを好きになれるというものでもない。生物学者のあいだでさえ、意見の相違が見られる。アメリカの動物学者マレーネ・ズークは、お気に入りの寄生虫はと聞かれて、哀れなバッタの脳と体を乗っ取って成長し、ついにはバッタの体を食い破って出てくる寄生虫を選んだ。彼女はバッタには意見を聞かなかったのだろう。大英博物館の寄生虫部門の学芸員は、収蔵品であるホルマリン漬けのサナダムシをお気に入りに選んだ。一方、ジャック・ホールデンは、「子羊を創造した神が本当に汝を創造したのだろうか。この同じ疑問はサナダムシにも当てはまる。……こんな疑問が湧くというのも、もし神がサナダムシを創造したとするなら、創造主が社会の賞賛を得られないような価値観の持ち主だということになるからだ」と書いている。

たいていの人にとって、サナダムシはとにかくおぞましい存在である。サナダムシは人間の腸から見つかる平たくて長いひも状の寄生虫で、腸内に長期間留まることができる。ある男性は、三十五年間にわたって同一のサナダムシを体内で飼っていた。かつて人間が「排出」した最長のサナダムシは、体内で三十九メートルにまで育っていた。

サナダムシの先端には、宿主の腸壁に体を固定するための吸盤とトゲのような鉤がついている。この先端部から、一連の扁平な片節が産み出されていく。片節の数は千個にも達することがある。片節の生産は止まることがなく、毎日五〜十個の片節が「末端」

から切り離されていく。その一つ一つに十万個もの卵が詰まっている。こうして、宿主はそれとは気づかないまま未消化の食物をせっせと与えてサナダムシを育て、その卵を体外に排出することになるのである。

一八五五年、キュッヘンマイスター博士は、人体へのサナダムシの侵入経路を解明しようと試みた。サナダムシは、人間から排出された卵が不衛生な環境下で口から入ることによって体内に侵入するのだろうか。それとも、ブタが卵を飲み込み、卵がブタの筋肉内で「嚢虫」となり、その肉を人間が食べることによって体内に侵入するのだろうか。豚肉には五百グラム当たり三千もの嚢虫が含まれている場合がある。

キュッヘンマイスターは考えた。嚢虫はいったん体内に入ると肝臓や筋肉や眼や脳に留まる場合があり、眼に寄生すると失明を、脳に寄生するとてんかんや精神異常を引き起こすのだが、実験への参加者を募るためにはこれは伏せておいたほうが賢明だろう。そこへ幸運にも、知り合いのザクセン－コーブルク公から、死刑囚を実験に使うがよいとの申し出があった。キュッヘンマイスターは、嚢虫入りのブラッドソーセージとスープを死刑囚に食べさせた。実験台にされているとも知らず、死刑囚は「スープが冷めている」と文句を言った。熱いスープでは嚢虫が死んでしまい、実験が台無しになる心配があったのである。処刑後におこなわれた解剖の結果、死刑囚の腸内から小さなサナダムシが十匹発見された。驚いたことに、この結果に触発されて、嚢虫を混ぜた生ぬるい牛乳を飲んでもいいという志願者が現れた。三ヶ月後、この志願者はサナダムシの片節を排出し始め、キュッヘンマイスターを喜ばせた。さらに数人の志願者を使った実験でも同じような結果が出たが、最終的な決め手となったのはもう一人の死刑囚の解剖結果だった。キュッヘンマイスターは、この死刑囚に嚢虫入りソーセージを載せたオープンサンドを食べさせた。四ヶ月後に処刑されたとき、死刑囚の腸内からは成熟したサナダムシ数匹が発見された。これで、嚢虫に汚染された肉を充分に加熱しないで食べるとサナダムシに感染する恐れがあることが明らかになったのである。

聖なるウシや不浄なブタを口にしないことによって、昔から多くの国々でサナダムシの感染リスクは意図的に低く抑えられてきた。衛生状態や食品検査の向上とともに、先進諸国ではサナダムシは事実上絶滅している。しかし、生肉に近いステーキを好む我々の食習慣のおかげで、現在もサナダムシは細々と活動を続けている。

二十世紀に入ってからも、死刑囚を使って危険な実験をおこなうことは珍しくなかった。彼らは人間の屑だと考えられていた。そんな彼らに、寛大にも小さな社会貢献をおこなう機会を与えてやるのだ、と。当然、死刑囚の同意を得る必要もないと考えられた。意外なのは、キュッヘンマイスターの実験に進んで参加する志願者がいたことである。というのも、当時はサナダムシを駆除する確実な治療法はなかったからである。

食べたものをかすめ取っていく寄生虫が腹の中にいれば痩せるはずだ、と信じられていた。ヴィクトリア朝時代に、スタイルを気にする女性向けに「サナダムシ・タブレット」なるものが売り出された。その発想の背景には、「貧乏人は痩せている。そして彼らのほとんどは腹に寄生虫を飼っている」というロジックがあった。その昔、私が子どもだった時分には、食欲旺盛な子どもは「お腹の中に虫でもいるんじゃないの」とからかわれたものだった。寄生虫によって体重減少が引き起こされることは現在ではよく知られた事実だが、それは栄養分を寄生虫に取られるからではない。サイトカインなどの分泌物が脳に作用して食欲を抑えるのである。寄生虫に感染すると、宿主の体内でサイトカインなどの分泌が高まる。これによって食欲の低下が引き起こされ、結果として体重が減少するのである。

サナダムシは大半の寄生虫と同じように比較的無害だが、サナダムシに対する過敏症の人は神経障害を起こして最悪死亡する場合もある。人間に感染する最大のサナダムシは、生魚を食べることによって体内に侵入する。

回虫の遥かなる旅

さまざまな種類の寄生虫が人間の腸を住処としている。最も一般的なのは回虫で、感染者は十億人以上と推定されている。外見は白いミミズのようで、体長四十センチにまで成長する。あまり動かないサナダムシとは対照的に、活発な回虫は絶えず伸びたりとぐろを巻いたり身をよじったりしている。おびただしい数の回虫が腸内に寄生する場合があり、一人の人間の腸から五千匹が発見されたことがある。その場合、大量の回虫が腸内でもつれ合い、腸管や胆管や膵管を完全に詰まらせて激痛を引き起こすことがある。

回虫のメスは二十万個もの卵を産み、卵は宿主の排泄物とともに排出される。糞便の処理が不適切だったり手洗いが不充分だったりすると、排出された卵が再び口から入って感染が繰り返される場合もある。卵は腸内で孵化し、そこから小さな幼虫は、宿主の体内をめぐる驚くべき大旅行へと乗り出していく。幼虫は腸壁に穴を開けて腸から血管へと侵入し、そこから血流に乗ってさまざまな器官へと運ばれていく。心臓に侵入した幼虫がそこに留まると、あとでさまざまな障害が起きる。肺に達した幼虫はそこから気道へと侵入し、咳によって口中に吐き出され、再び飲み込まれる。こうして再び腸内に入ったあとはそこに留まり、成長し繁栄を謳歌する。この大旅行によって、回虫の幼虫に食い破られてあらゆる粘膜がダメージを受ける。ブタ回虫の感染から子ブタが肺炎を起こし、大量死につながるケースがたびたび起きている。

咳とともに口から回虫が吐き出されることがある。「人間の腹の中から生きたヘビが見つかった」という話は、おそらくはこれが元になって生まれたものだろう。ヘビが口から吐き出されたという、見てきたような話がいくつも報告されている。口から吐き出されるのが、トカゲやカエルやヒキガエル、はたまたネズミやネコやイヌという話さえある。

回虫の生態は自己実験という危険な手段に頼ることなく解明されたが、寄生虫の研究には危険が付き物である。寄生虫学者は感染を避けるため細心の注意を払っている。私の同僚に、大きな回虫を研究している女性研究者と研究室をシェアしている人がいた。

回虫を取り扱ったあと、彼女は丁寧に手を洗っていた。車椅子生活者だった彼女は、車椅子でシンクのところまで行って手を洗ってからベンチに戻ってこなければならないので大変そうだった。寄生虫研究者の多くが、寄生虫から分泌される物質に対してアレルギー反応を起こし、皮膚炎や喘息などの重い症状に苦しんだ。それでも彼らの大部分は研究をやり通したが、どんなに気をつけて寄生虫を扱っても拒否反応を起こしてしまう人もいた。

自分の体で吸虫を密輸

住血吸虫は回虫よりもずっと小さいが、回虫よりさらに危険な寄生虫である。オスには、宿主の肉に取り付くための吸盤がある。オスの体には縦に一本の溝が走っており、メスは常にその溝の中に抱え込まれるような形で暮らしている。

一九〇八年、クロード・バーロウ博士は吸虫に興味を持った。宣教師として中国の田舎に赴任し、自分が診ている患者の半数が吸虫に感染していることを知ったからである。村民全員が感染者という村もあった。この事態を憂慮した彼は一年間の休暇を取り、ロンドン大学熱帯医学学部で寄生虫について学んだ。

中国に戻ったバーロウは、村人は人糞を肥料として使用することによって吸虫に再感染しているのではないかと気づいた。彼は、吸虫の幼虫がよくヒシの実に付着しているのを見つけた。中国人はヒシの実を常食し、歯で皮を剝いて食べるのでそのとき幼虫が口に入っていたのである。成虫も感染源となるのだろうか、と考えたバーロウは、感染者から採取した成虫を飲み込んでみた。口に入れようとしているものを見なくて済むように暗いところで実行したものの、当然のことながらそれは「胸の悪くなるような体験」だった。それからバーロウは自分の排泄物を調べてみたが、寄生虫らしきものはまったく見つからなかった。バーロウは、吸虫は消化酵素によって破壊されてしまったのではないかと考え、次は、消化酵素の働きを弱めるために重炭酸ソーダを飲んでから吸虫を飲み込み、そのあとでもう少しふつうのディナーを取った。もう三回試みたのち、彼は自分の便に吸虫の卵が混じっているのを見て狂喜乱舞した。同じ実験を一年間続けたのち、彼は駆虫剤を飲んだ。

約四十年後、バーロウは再び自ら進んで寄生虫を体内に取り込んだ。当時の赴任先はカイロだった。ある病理学者は、「国民のエネルギーを吸い取る吸虫を撲滅しない限り、エジプトは絶対に強国にはなれない」と語っていた。ここで言う吸虫とは、腹ばかりが太鼓のように膨らむ住血吸虫症を引き起こす住血吸虫のことである。当時、これは世界で二番目に感染者の多い病気だった。現在でも、感染者は二億人に上る。住血吸虫は人体の中で十年あるいは三十年も生き続けられるが、それよりもずっと早く宿主のほうが死んでしまうことが多い。

多くの寄生虫と同じように、住血吸虫のライフサイクルも複雑である。住血吸虫は、淡水に棲息する巻き貝の体内で一定期間成長する。汚染された水田に入ったり小川で体を洗ったりするだけで、住血吸虫に感染する危険は充分ある。一九四四年、海外に派遣されて住血吸虫症にかかった連合軍兵士が帰国した際に住血吸虫が本国に持ち込まれることが懸念された。ある軍医は、「北米に住血吸虫症が定着する恐れは充分ある。そうなれば、深刻な事態になる」と警告した。バーロウは、アメリカの巻き貝が住血吸虫に感染するかどうか（つまり、住血吸虫の中間宿主になるかどうか）調べてみたいと考えた。そこでアメリカの巻き貝を実験用にエジプトに取り寄せようとしたのだが、そのほとんどが輸送中に死んでしまった。巻き貝を住血吸虫のところまで運んでくることができないなら、住血吸虫を巻き貝のところへ運ぶしかない。住血吸虫を入れる容器はバーロウ自身だった。郵送するよりコストはかかるが、この方法なら輸入承認は不要だった。

アメリカ海軍予防医学課は、その計画は危険すぎると考えた。住血吸虫は激しい赤痢症状や貧血、衰弱を引き起こす。住血吸虫はおびただしい数の卵を産むので、数万、数百万という数の卵が排出されないで体内に留まり、広範囲にわたって炎症を引き起こす。こうなると、膀胱や肝臓、肺や心臓といった生命維持に不可欠な臓器への血流が阻害されてしまう。住血吸虫症は生命に関わる病気である。

バーロウは怯まなかった。三週間かけて彼は四回感染を試み、ビリーという名のヒヒ（初めて住血吸虫症の症状を記述したドイツのビルハルツに因んで、そう名づけられた）にも住血吸虫を感染させた。三週間後、バーロウとビリーはアメリカ行きの飛行機に乗った。機内でビリーが脱走し、乗客を震え上がらせた。

バーロウはすでにびっしょり汗をかき、めまいを感じていた。食欲もなかった。症状はさらに悪化していった。三週間後には、陰嚢からリンパ液が滲み出てきた。これを顕微鏡で覗くと、住血吸虫の卵が見えた。感染者の尿や便中に寄生虫の卵が排出されることは知られていたが、皮膚からの排出が認められたのはこれが初めてだった。卵が見つかったということはそこにはその卵を産んだ成虫もいるだろうということで、バーロウは荷物の貼り札ほどの大きさの皮膚を皮下脂肪ごと切り取る手術を受けた。住血吸虫に害を与えてはいけないからという理由で、彼は局所麻酔をストイックに断った。生検の結果、皮膚の中から住血吸虫の成虫が発見された。手術が済むと彼はタクシーを断り、歩いて駅へ向かった。

バーロウはびっしょりと寝汗をかくようになり、下血も始まった。耐えがたいほどの痛みと激しい膀胱炎が彼を苦しめた。二十分おきに排尿しなければならなかったので、ほとんど眠ることもできなかった。病状は次第に悪化していった。寝込んでから三週間後、四十度の高熱が出た。本当に生きるか死ぬかの瀬戸際だった。彼は、自分がまだ生きていることにほっとした。

親しい仲間のようになっていたヒヒのビリーが住血吸虫症で死んだときにはさすがに気落ちしたが、それでもバーロウは過酷な実験を続けた。彼の体からは日に一万二千個もの卵が排出され、血尿も一向に止まらなかった。

ついに、バーロウは薬による治療を開始することに同意した。カイロの赴任先に戻ったものの病状が好転しなかったため、寄生虫感染を専門とするエジプトの病院で治療を受けることにしたのである。彼はアンチモンを注射された。アンチモンは毒性が非常に高いため、血管から漏れれば腕を切断しなければならなくなる危険性がある。漏れなかった場合でも、血管虚脱や危険な不整脈を引き起こす恐れがある。アンチモン療法によってバーロウの心臓はダメージを受けた。しかも、この治療は「汚らしかった」。アンチモンの注射とともに嘔吐が始まり、一日中胸がむかむかした。しかし、この治療法は効果的だった。意図的に住血吸虫に感染してから一年半後、卵の排出が止まった。

住血吸虫症によってバーロウはすっかり衰弱してしまい、巻き貝への感染実験をおこなうことはできなかった。あの苦しみに耐えたのも、そのためだったというのに。彼の代わりに、同僚がアメリカ産の巻き貝に住血吸虫を感染させようと試みた。しかし、この試みは失敗に終わった。

鉤虫を飲み込む

十九世紀末、鉱夫や建設労働者が「鉱夫の貧血」と呼ばれる症状で死亡する病気がヨーロッパ中に蔓延していた。一八八一年、アルプスのザンクト・ゴットハルト峠を貫く全長九マイルのトンネルの建設を終えて、労働者の大群が各地へ散っていった。彼らによって、北はコーンウォールの錫鉱山から南はシチリア島の硫黄鉱山にまでその病気が広がったのである。犠牲者全員が鉤虫《こうちゅう》に感染していたことが分かった。

腸に寄生するその小さな鉤虫には、鉤のついた危険な「歯」がある。この歯で腸壁に食らいつき、宿主から血液を吸い取るのである。一〜二匹ならほとんど問題はないが、鉱夫の中には何千、何万という鉤虫に寄生された者もいた。これほど大量の吸血寄生虫に取り付かれたのだから、貧血を起こして死亡したのも不思議ではなかった。感染者の排泄物には大量の卵が混じっていたので、知らないうちにその卵が口から入ることで感染が広がっていくのだと考えられた。しかし、衛生状態を改善しても感染の拡大を食い止めることはできなかった。

その頃、カイロではアルトゥール・ロースという寄生虫学者がこれとはまったく別の腸内寄生虫を自ら飲み込んで自己実験をおこなっていた。自分の排泄物を熱心に調べていた彼は、そこに鉤虫の卵を見つけて驚いた。鉱夫と接触したこともないのに、彼らの鉤虫がどうして入り込んできたのだろう。数週間前、彼は鉤虫の卵入りの水をモルモットに与えていた。そのとき、その水が一滴、手にかかった。その手を口に近づけるようなことはしなかったし、徹底的に手洗いもおこなったのだが、それでも感染してしまったのである。どのように感染したのかを調べるため、彼は鉤虫の入っている水を意図的に手の甲に垂らしてみた。一〜二分のうちに、手の甲に載せた水は澄み渡った。何百匹もの鉤虫が彼の皮膚の中へと消えていったのである。

ロースは鉤虫をチモールで駆除しようと何度か試みたがうまくいかなかった。チモールは強力な殺菌剤だが、腎臓に負担がかかる。入手可能な駆虫剤の中には、寄生虫のほうがまだましだと思えるようなものもあった。チモールの次にロースが試したのは四塩化炭素（現在は禁止されたが、ドライクリーニングの溶剤として使われていたことがある）だった。これはほんのわずかな量で、意識障害や吐き気、嘔吐を引き起こす。肝臓が壊死し、その結果痙攣や呼吸障害を起こして死亡する場合さえある。ロースにとって不運だったことに、鉤虫を安全かつ効果的に駆除する治療薬が開発されたのはそれから二十七年後のことだった。

偶然から鉤虫に感染したロースに、再び偶然が手を差し伸べた。カイロの病院で患者が脚の切断手術を受けることになった。これは患者にとっては不幸なことだったが、ロースにとっては幸運だった。手術直前にロースは患者の脚に鉤虫入りの水を振りかけ、切断後にそれを詳しく調べた。解剖の結果、鉤虫は毛嚢から皮下に入り込んでいたことが分かった。脚が切断されていなければ、そこから腸内へと移動していたはずである。

地下で作業する鉱夫らは裸足で坑内に入ることが多く、それが鉤虫の感染を招いていたのである。彼らの足元のぬかるみには、無数の鉤虫が繁殖していた。靴を履くだけで、あるいは足の裏にタールを塗るだけでも、感染率は大幅に減少した。

鉤虫に感染するのは鉱夫だけではない。発展途上国では、人口の大部分が裸足で生活している。現在でも九億人が鉤虫に感染し、体力を奪われている。

合衆国の南部諸州でさえ、大規模な根絶計画が何度も実施されたにもかかわらず、地方の貧困層は長年鉤虫に苦しめられてきた。現在でも、地域によっては子どもの十五パーセントが感染し、心身の発達に悪影響を受けていると言われている。

マラリアという未解決問題

熱帯地方には、さらにバラエティ豊かな寄生虫のメニューがある。十九世紀に熱帯の西アフリカに向かった探検家や兵士や役人の大部分は二度と戻ってこなかった。八十五パーセントが死亡するか、あるいは「心身ともに廃人同然」になってしまったのである。インドもアフリカに劣らず危険だった。一年のうち二ヶ月間は、全人口の四分の一が病気で働けない状態になっていた。原因はマラリアだった。

寄生虫は小さければ小さいほど悪性であることが多い。マラリアは、マラリア原虫と呼ばれる微生物によって引き起こされる。マラリア原虫の基本的なライフサイクルは一八九八年までに解明され、この病気がある種の蚊によって媒介されることが知られていた。卵が宿主の体外に排出されなければ繁殖できない多くの寄生虫とは異なり、マラリア原虫は血液の中で増殖するためその数は体内で爆発的に増えていく。血液はマラリア原虫の培養液と化す。マラリア原虫は赤血球に侵入し、これを破壊する。破壊される赤血球の数が補充されるそれを上回った場合、悲惨な結果となる。患者の免疫系が感染を抑え込んだ場合でも、マラリア原虫の一部は体内に潜伏し、周期的に現れて再発を繰り返す。

マラリア対策に必要なものはワクチンだったが、ワクチン生産の有望なアイディアがようやく生まれたのは一九七一年のことだった。メリーランド大学の研究者デヴィッド・クライドは、数年間熱帯地方で暮らした経験があった。彼は、「マラリアを媒介する蚊にX線を照射してマラリア原虫を弱らせることができれば、それがワクチン開発の第一歩となるかもしれない」と思いついた。こうして無害になったマラリア原虫を人体に注射すれば、マラリアに対する抗体ができるだろう、と考えたのである。

この実験では、蚊が注射器の役割を、囚人から募集した志願者がモルモットの役割を果たした。クライド自身も被験者になった。患者がどんな状態になるのかを身をもって正確に知ることが絶対に必要だ、それに、何か副作用があった場合、自分なら平均的な受刑者よりもはるかに正確にそれを説明することができる、と考えたからである。

さまざまなタイプのマラリアについて予防効果をテストするため、彼は何度も自己実験をおこなった。自己実験の回数は、囚人を使った実験よりもはるかに多かった。彼は発熱し、体の震えが止まらなくなり、嘔吐し、「すさまじく悲惨な」数時間を味わった。彼は薬で治療するまで、高熱の発作は十二時間ごとに襲ってきた。彼は、ワクチン作りに最適なマラリア原虫の種類を調べるための実験もおこなった。彼は、複数のかごを自分の腕にくくりつけた。一つ一つのかごに、X線照射によって弱らせたマラリア原虫を持った蚊が数百匹ずつ入っていた。三千回も蚊に刺されるのは恐ろしく不快な体験だった。次のステップは、病原性のあるマラリア原虫を持った蚊に刺されることによって、予防接種の有効性を調べる実験だった。確かな効果が認められた。彼はマラリアを発症しなかったのである。

ワクチン開発の努力が認められ、デヴィッド・クライドは一九八六年にＷＨＯから表彰された。しかし、残念なことに、照射された蚊から製造されるワクチンは大量生産することができず、集団予防接種には向かなかった。その後もワクチン開発の試みはおこなわれたが、現在に至るまで成功していない。マラリア原虫は手強い敵である。その高い変異能力のために新薬もすぐに効果を失ってしまうし、体内に潜伏したマラリア原虫を攻撃するのは困難だからである。

十九世紀後半まで、瘧（間欠的に高熱が起きる病気の古称。その大部分はマラリアだった）の発生はイギリスではごくありふれたことだったし、瘧はイングランド南東部に位置する東アングリアの湿地帯の風土病だった。イギリスには（その蚊がマラリア原虫に感染した場合）マラリアを媒介し得る種類の蚊が今でも生息しているし、最近は熱帯地方の蚊がヨーロッパで発見されることもある。地球温暖化とともにイギリスの気候は外来昆虫にとって住みやすくなっていくものと思われるが、イギリスにはマラリアに感染している人や動物がほとんどいないし、感染者が速やかに治療されているために安全が保たれているのである。

一九五〇年代、マラリアは地球上から一掃できると考えられていた。大規模な蚊の根絶計画が実行された結果、マラリアによる死亡者は九十五パーセント減少し、かつてマラリアが発生していた地域で生活している人口の三分の一がマラリアから解放された。

しかし、ＤＤＴの屋内散布の禁止とともに、マラリアは再び姿を現した。他の殺虫剤に対して蚊が耐性を持ってしまったため、二〇〇六年、環境への影響という点で懸念があるにもかかわらずＷＨＯはＤＤＴの使用を再び推奨した。ビル＆メリンダ・ゲイツ財団は、十億ドルの助成金を出してワクチン開発を促進してきた。ワクチン開発は現在進行中である。予備的試験は有望な結果を出している。しかしその間にも、年に百万人がマラリアで死亡している。犠牲者の半数が子どもである。

花粉症、アトピーは寄生虫で治る？

寄生虫がすべて悪役というわけではない。中には、有用なものさえある。一九三〇年代から一九四〇年代にかけて、梅毒性の認知症患者に意図的にマラリアを感染させることがおこなわれていた。梅毒に対する効果を確認したのち、マラリア治療のためにキニーネが投与された。六百の症例のうち半数近くに認知症の改善が見られた。

何万年にもわたって、寄生虫は人類とともに生きてきた。生物学的に見れば、人間と寄生虫とは相互理解に達し、共存共栄してきた。子どもの頃の寄生虫感染は免疫システムの強化に役立つことが多い。先進諸国では、ペットのいない清潔な家で育てられた子どものほうが、それほど神経質でない環境で育った子どもよりもアレルギー疾患や喘息に罹患する割合が高い。一～二匹であれば、寄生虫は好ましいとさえ言えるかもしれない。多発性硬化症の患者二十四名について、五年間の追跡調査がおこなわれた。二十四人のうち、半数の十二人は寄生虫に感染していた。寄生虫感染のあるグループは、ないグループに比べて病気の進行が遅く、再発例もはるかに少なかった。アフリカ人を対象とした、これよりはるかに大規模な調査の結果は、住血吸虫の感染者が糖尿病や慢性関節リウマチや多発性硬化症を滅多に発症しないことを示している。これらの病気、中でも糖尿病の患者は先進国に多く、その数は今なお増え続けている。これらはすべて、免疫システムが自分自身の組織や臓器を攻撃してしまう自己免疫疾患である。

体内に侵入した寄生虫は、免疫チームの「オフィス・マネージャー」である制御性T細胞によって異物として認識される。制御性T細胞の任務は、宿主の免疫反応を動員して侵入者を撃退することである。人類は常に寄生虫に寄生されてきたから、制御性T細胞はこれまで忙しく働いてきた。おそらく、「慣れ親しんできた同居人」を追い出してしまったために、失業した免疫細胞が暴走し始め、自己免疫疾患を引き起こしているのだろう。

一方、寄生虫を利用して病気を治療することもできるようになるかもしれない。糖尿病になりやすくしたマウスに住血吸虫の抽出物を与えたところ、糖尿病を発症しなかったという。この実験結果は、人間用の糖尿病薬開発の可能性を示唆している。炎症性腸疾患の患者に対しておこなわれた実験では、鞭虫を定期的に投与すると症状が消えるという結果が出た。

炎症やアレルギーは通常、過剰な免疫反応によって引き起こされる。鞭虫や住血吸虫や鉤虫といった寄生虫は、自分を攻撃してくる宿主の免疫反応を弱めることによって宿主の体内で生き延びる。イギリスのある医学研究所で働いているジョン・タートンは、意図的に鉤虫を体内に取り込んでみたところ、二夏のあいだ花粉症の症状を軽減することができた。鉤虫を駆除すると、アレルギー症状は復活した。

これで、夏休みの準備に必要なものが一変するかもしれない。サンタン・ローションに虫除け、それから内服用鉤虫をお忘れなく。

第6章　伝染病患者の黒ゲロを飲んでみたら——病原菌

高名な医師たちがただちに呼ばれた。だが彼らはやってきて謝礼を受け取ると、こう答えた。「この病にほどこす手だてはございません」

——ヒレア・ベロック

瘴気《しょうき》漂う霧の都

十九世紀の初め、街の風下にいることは得策ではなかった。街は「有害な悪臭」に満ちあふれていたからである。ロンドンの最もファッショナブルな二大繁華街では、毎日、二十三トンもの馬の落とし物が片づけられていた。それ以外のところでは、馬糞は放置されていた。生ゴミはたまって腐るがままだった。汚物回収のシステムは存在しなかった。たとえば、リーズの街の半分には下水管が通っていなかった。リーズのある地区には、四百人の住人に対して屋外トイレは二つしかなかった。市当局が汚物を回収していたのは三十戸だけだった。その三十戸分だけで、荷車七十台分の汚物が回収された。

　不潔きわまる貧民街は病気の温床だった。一八四二年に発表された、労働者階級の「衛生状態」に関する不朽のレポートの中でエドウィン・チャドウィックは、マンチェスターの労働者及び職工の平均寿命が周辺地域の農民のそれより二十年短いことを明らかにしている。マンチェスターの貧困層の子どもたちは、その五十七パーセントが満五歳になる前に死亡した。紳士階級はもう少しましだった。彼らは四十代まで生きられる見込みがあったが、労働者は二十歳まで生きられればいいほうだった。あるトーリー党の政治家が述べているように、貧乏人の宿命とは「いつの世も、食べて飲んで働いて死ぬこと」である。しかし、労働者が病気になって早死にすれば、路頭に迷った家族は国のお荷物になる。しかもさらに悪いことには、金持ちにまで貧乏人向けの恐ろしい病気が移らないとも限らない。

　人から人へ病気がどのようにして移るのかについて、医師たちに分かっていることはほとんどなかった。おそらくは、病人との直接的な接触によって、あるいは、病人の寝具や食器などを介して移るのだろう、と彼らは考えた。金持ちの工場主が貧乏人とのスプーンの共有を避けることは簡単だったが、感染にはもっと悪質な仕組みが働いていた。

　腐敗は悪臭の元になるだけでなく、空気伝染する毒をも産み出す、と医師たちは確信していた。悪性の「瘴気」が風に乗って運ばれることによって、病気を引き起こすのだ、と。たとえば、マラリアという語は「悪い空気」を意味する。「悪臭はすべて病気の元だ」と考えられていたため、囚人の危険な悪臭を消すために法廷は花でいっぱいにされた。

イギリスの国会議事堂は悪臭を放つテムズ川のほとりにあったため、一八五八年の「大悪臭事件」の際、「鼻の拷問」を受けた議員たちの命を救うために議会は閉会となった。おそらくは「瘴気にやられる」という恐怖からだったのだろうが、下院は、ロンドンの汚水をテムズ川の下流地域まで運ぶ下水道網の建設を始めるべく、巨額の予算を組むことに賛成票を投じた。

これがロンドンの将来の健康に対する最大の貢献だったことは間違いないが、恐れるべきは川の悪臭ではなかった。ロンドン橋から落ちたとしたら、さっさと溺れ死んだほうが、助け上げられてから恐ろしい病気にかかってじわじわと死ぬよりもはるかにましだった。しかし、ロンドン市民の大多数はそのテムズ川の水を飲んでいたのである。

一八一七年にインドから始まったコレラの世界的大流行は二十年近くにわたって続き、各地でおびただしい数の犠牲者を出した。インドだけで四千万人が死亡した。ロシアでは国民の二十人に一人が犠牲となった。その後も流行は続き、ハンガリー、日本、アメリカで大勢の犠牲者が出た。たった一晩のうちにメッカへの巡礼者三千人が死亡した。イギリスでは、コレラ禍を免れた都市は一つもなかった。コレラへの迅速な対応は、自分の街にコレラが入ってきたことをひた隠しにしようとする商店主その他の「利害関係者」によって妨害されることが多かった。医師たちは、「墓が死体であふれかえり、悲惨な事実をもはや隠しおおせなくなるまで、尋常ならざる病の存在を否認し続ける、無知蒙昧あるいは欲得ずくの輩」を非難した。医師の中にさえ、「自説に反する事実を歪曲し隠蔽した」として非難される者もいた。おそらく、「荒廃と死の色が濃くなると、理性は沈黙する」のだろう。あるいは、非理性的な人々が他人の意見を聞かなくなる、のかもしれない。

コレラはハンマーの一撃のように襲ってくる。健康そうに見えていた人が突然倒れ、激しい嘔吐と大量の下痢に見舞われる。ある女性は、激烈な症状に突然襲われたため炎の中に倒れてしまった。パリではあるとき舞踏会のさなかに患者が続出し、ワルツを踊っていたカップルが一組、また一組と倒れるという事態が起きた。中には夜会服のままあわただしく埋葬された犠牲者もいたという。

運のいい患者は発病から数時間以内に死亡した。もう少し長くコレラと闘った患者の多くは青黒く変色し、極度の脱水症状によって死亡した。排泄する液体がなくなると、腸壁の一部がはがれ落ちて出てきた。その痛みは「剣を腰に柄《つか》まで突き通されるよう」だった。それは恐ろしい死に方だった。

一八三二年、ラッタという医師が、「血管内に大量の食塩水を注入すること」によってコレラ患者の命を救えることを実証した。しかし、悲しいかな、他の医師たちはその正反対の治療を続けた。上からも下からも大量の水を排出している患者に対して、下剤や吐剤を与えたのである。おそらく、その治療は「患者の死を早めただけ」だった。

どの国も、コレラの感染拡大を食い止めることができなかった。感染が疑われる人間が入ってくるのを阻止するため、国境に軍隊が配置された。感染地域からの船に対しては港で検疫がおこなわれた。ビーグル号で航海に乗り出した直後、ダーウィンはテネリフェ島（訳注：カナリア諸島）への上陸を「我々がコレラを持ち込むのではという不安から」拒否された。

さまざまな治療や予防法が試みられた。医師たちは、患者の皮膚に劇薬を塗布してコレラの「気を逸らす」という治療法に大いに信頼を寄せていた。患者の寝具に熱風を吹きかけるという治療法もあった。この治療法には、ベッドに火がつくという効果があった。患者に「フランネルの腰帯」を着けさせたり、ミイラのように包帯でぐるぐる巻きにして、有害な水銀の蒸気を吸入させるという治療法もあった。患者たちはアンモニアや硝酸やストリキニーネ入りの「強壮剤」を飲まされたり、塩素で煮た牛肉や豆を食べさせられたりもした。

悪疫を去らせたまえと神に祈るため、断食とへりくだりの日が「公式に」定められていた。しかし、コレラが本当に人間の罪に対する罰だとしたら、刑務所がコレラ流行時に国中でいちばん安全な場所だというのは不思議な話だった。囚人以外で恩恵を受けたのは、健康な浮浪者だった。お屋敷のドアを叩いて、「俺はコレラだ、立ち去ってほしければカネを寄越せ」と言えばカネをせしめられたからである。

最大の受益者は、一八七七年のコレラ流行時に生命保険を売り出したロンドンの牧師だった。彼は、「コレラに罹る人は多くはないし、罹った人の死亡率も高くはない」と予測し、その可能性に賭けたのである。保険料は週にたったの一ペニーだったが、彼のおかげでプルデンシャルは大企業に成長し、彼は大金持ちになった。

「空気を清める」ため、さまざまな試みがおこなわれた。街にはタールを燃やす煙が立ち込め、臼砲が一時間おきに空に向かって火を噴き、耳を聾する轟音を響かせた。寝室で火薬を爆発させるとよい、などという説まであった。こうした方法は、カラスが庭に侵入するのを防ぐために門を固く閉ざすのと同じくらい効果的だった。

保険当局は「瘴気説」を支持していたが、コレラには、「空気感染」というシナリオに合致しない不可解な特徴があった。ごく近くで生活し、同じ空気を吸っている人たちの中に、発病する人としない人がいるのはなぜだろう。さらに、真っ先に腸が冒されるのだから、病気の元はもしかしたら吸入されるのではなく、口から摂取されるのではないだろうか。

これこそ、ソーホーのハンター医学学校（15ページ参照）で学んだ医師ジョン・スノーが抱いた確信だった。医師として成功を収めていた彼は、動物実験と自己実験によって、調整された量の麻酔薬を患者に投与することのできる吸入器を開発していた。麻酔から多くの不確実要素を取り除いたことにより、彼はその分野のエキスパートになった。陣痛を和らげるためヴィクトリア女王にクロロホルムを投与したのも彼である。

イギリスで初めてコレラが大流行したときは彼はサンダーランドにいたが、一八五四年にロンドン限定で流行したときにはコレラ禍のまっただ中に巻き込まれた。十日と経たないうちに、ソーホーの狭い地域内だけで六百人近くが死亡した。ロンドンの病院の若い看護師だったフローレンス・ナイチンゲールは、死んでいく患者たちを見ているしかなかった。当時ロンドンに亡命中だったカール・マルクスは、ソーホーを「コレラの一等地」と呼んだ。

感染経路は「水」

スノーは、犠牲者が住んでいた場所をすべて地図上に記入してみた（これが世界初の疫学調査である）。すると、コレラ患者全員がブロード街の揚水ポンプの水を飲んでいたことが分かった。ブロード街の醸造所の労働者七十名は一人も罹患していなかった。醸造所には自前の井戸があったからである。労働者たちにはただでビールも提供されていた（ビールにはコレラ菌を殺菌する作用があることが分かっている）。ソーホーの刑務所にも自前の井戸があったため、コレラで死亡した受刑者は五百三十五名のうち五名だけだった。揚水ポンプからハンドルを外し、そこからの水汲みを禁止すると、コレラの流行は急速に下火になった。その後、揚水ポンプに給水している上水道が、ほんの数ヤード離れたところにある地下の汚水槽からの漏水によって汚染されていたことが分かった。

その後の調査で、スノーは、サザーク・アンド・ヴォクソール社が給水している地区のコレラ発生率がランベス社が給水している地区のそれよりも十四倍高いことを発見した。両社ともテムズ川から取水していたが、サザーク・アンド・ヴォクソール社が下水の排水口の下流で取水していたのに対して、ランベス社は排水口より上流で取水していた。作品の登場人物に、「水を見てみろ。臭いを嗅いでみろ。あれを俺たちは飲んでるんだ。どう思う?」というセリフを吐かせたディケンズは正しかったのである。

病原体を特定することはできなかったが、スノーは、コレラは汚染された飲料水によって引き起こされる、つまり水中伝染する病気だと確信した。この説を誰もが信じたわけではなかった。実際には、ほとんど誰も信じなかった。ブロード街の揚水ポンプからハンドルを外してくれと彼が嘆願したとき、「スノーの言っていることは正しいと信じた医師は一人もいなかった。地区の人間は誰一人として彼の言うことを信じなかった」のである。公衆衛生に対する世間の意識も低かった。タイムズ紙はこう宣言した。「イギリス人は、健康を強制されるよりはコレラを成り行きに任せることを選ぶ。……意に反してきれいにされることほど嫌なものはない。お気に入りの糞の山を片づけられることほど嫌なものはない。……体を保護している汚れを洗い落としたことによって死んだ者が大勢いるというのは明確な事実である」。ある牧師は、「この災難を神が下した罰と認めず、神が与えたもうた災難を下水などという世俗の問題で説明するとは」と非難した。一八五八年にスノーは若くして世を去った。彼の大発見が世に認められたのは、それから三十年のちのことだった。

頑固な「瘴気説」派は絶対に意見を変えようとしなかった。医学雑誌「ランセット」ですら、「スノーの結論は誤り」とする記事を何度も掲載した。スノーを最も手厳しく批判したのは、マックス・ペッテンコーファーというドイツ人化学者だった。彼のそれまでの業績は、プラチナを金から分離する方法を開発したこと、ドイツのセメントの品質を改良したこと、及び赤色バイエルン・ガラスを製造したことだった。ミュンヘン大学の医化学教授に任命されてから、彼は公衆衛生の向上を研究対象とするようになり、病気と環境との関連性を調査し始めた。彼は、「貧困層は非衛生的な環境に置かれていることによって、瘴気の影響をより受けやすくなっている」と考えた。

一八五四年にミュンヘンでコレラが流行すると、ペッテンコーファーは、ジョン・スノーがロンドンでおこなったのとちょうど同じように、犠牲者の分布を地図上に表した。彼は、死亡者の大部分は湿気の多い低地帯の住人だったと主張し、そこから次のような壮大な説を展開した。新鮮な空気がこうした湿地に浸透すると、詳細不明の化学反応が起き、有毒な瘴気が生まれるのだ、と。彼は、この有毒な気体を分離したり特定したりしようとはしなかった。

コレラ菌の発見

同じ頃、これとはまったく異なる説を唱える人々が現れた。パリのルイ・パストゥールとベルリンのロベルト・コッホは、それぞれ別個に「細菌説」を展開していた。パストゥールは、腐敗が単なる化学反応ではないことを証明した。彼は、腐敗は微生物によって引き起こされる、殺菌（加熱と冷却を繰り返すこと）によって腐敗の進行を止めることができる、と説明した。彼は狂犬病ワクチンも開発した。

パストゥールと激しく競り合っていたコッホは、微生物の特徴まで識別することのできる顕微鏡を開発した。彼は優秀な細菌ハンターだった。彼と彼のチームは、炭疽病、淋病、ハンセン病、肺炎、腸チフス、梅毒の原因菌を突き止めた。彼は、病原菌を特定するために必要な手順をも確立した。

1．感染した動物から細菌を分離する。

2．それを実験室で培養する。この作業のためにコッホの助手ユリウス・ペトリが発明したのがペトリ皿である。

3．健康な動物にその微生物を注射するとその病気の兆候が現れることを実証する。

4．最後に、感染させた動物から微生物を再分離する。

コレラの場合、問題だったのは、コレラは動物に感染しない（人間にしか感染しない）ため実験が難しいことだった。パストゥールもコッホも、コレラが流行しているさなかのエジプトに研究チームを送った。パストゥールのチームの共同責任者はコレラに感染して死亡した。

エジプトでの流行が下火になると、コッホは今度は、常時コレラが発生しているインドに研究チームを派遣した。彼はコレラ患者とコレラの犠牲者からコンマ形の微生物を分離し、これを「コレラ菌」と名づけた。彼はコレラの病原菌を発見したのである。

マックス・ペッテンコーファーは動じなかった。彼は、「試験管やプレパラートのコンマ形バクテリアの動きだけに研究を限定している人々」を嘲笑した。細菌は何らかの役割を果たしている「かもしれない」が、と彼は譲歩して言った。だが、「適切なタイプの」土壌など特定の環境要因がととのわなければコレラは発生しない、と。何人かの研究者が現にコレラが流行している複数の場所の土壌を調べたところ、いずれも「適切なタイプの」土壌ではないと判明していたのだが、そんなことにはペッテンコーファーはお構いなしだった。コッホは、コレラ患者が飲んでいた上水道の水にもコレラ菌が存在することを実証した。さらに、とコッホは説明した。道路の両側で上水道の水源が異なる場所がハンブルクにあるが、コレラ菌で汚染された水が供給されている側だけにコレラ患者が出ている。スノーが主張したとおり、コレラは水によって運ばれる病気なのだ。

コッホに「土壌主義博士」などと揶揄されて、ペッテンコーファーは我慢ならなくなった。一八九二年、彼はコレラ菌のサンプルを要求し、コッホの実験室はこれに応じた。ペッテンコーファーには、コレラ菌を研究するつもりはなかった。それよりずっと劇的な実験を心に描いていたのである。自分の説は正しい、コッホに身の程を思い知らせてやる、という確信に彼は駆り立てられていた。

コッホに挑戦したペッテンコーファー

若い頃、ペッテンコーファーは俳優を志していた。当時彼は、ゲーテの『エグモント』で、毒を飲むと見せかけて賢明にも思いとどまる片思いの青年を演じたことがあった。自説に恋する七十四歳の老教授ペッテンコーファーは、今回はコレラ菌の入ったフラスコをかかげ、集まった同僚に向かってこう語った。「もしも私の考えが間違っていて、この実験が私の命を危険にさらすことがあっても、私は冷静に死と向き合うでしょう。なぜなら、それは無思慮ないし怯懦な自殺ではないからです。私は科学のために死ぬのです」。彼はフラスコの内容物を飲み干し、同僚たちを震え上がらせた。

彼は激しい胃けいれんと下痢を起こし、その症状は一週間続いた。これらはコレラの症状だったが、ただし比較的軽度だった。なぜ彼は死なずに済んだのだろうか。心配した同僚が培養液を加熱し、コレラ菌の毒性を弱めておいたのだろうか。送られてきたのがもともと毒性の弱い菌株だったのだろうか。単に運がよかったのだろうか。伝染病に感染しても、死ぬとは限らない。

ペッテンコーファーは、「ペッテンコーファー博士は内容物を全量飲み、……通常どおりの健康体を保っているとコッホ博士に断言できることに満足している」旨を自慢げにコッホに書き送った。

飲料水によってコレラ感染が広がるという説が間違いだということをこれですっぱり

と証明できた、と彼は確信していた。土壌から立ち上る「コレラ瘴気」が存在しない場所では細菌は無害なのだ、として、彼は「コンマをめぐる狂騒」を斬って捨てた。しかし、彼の努力は潮の流れに逆らって泳ぐのと同じだった。かつての弟子以外には、彼の説を信じる人は次第に少なくなっていった。ドイツの学者仲間のあいだでさえ、彼の説は、「ナンセンス」とか「事実によって完全に否定されたまったくの仮説の上に構築された、豊かな想像力の所産」などとして却下されるようになった。

ペッテンコーファーの例は、外的要因と特定の病気との相関性を見出そうとする医学研究が陥りがちな危険を浮き彫りにしている。自分が調査をおこなった範囲では湿地帯のほうがコレラの被害が大きかったので、彼は、「湿った土壌がコレラ発症に関わっている」という飛躍した結論に達し、そこから発症のメカニズムを説明するための理論を構築したのである。問題は、まったく無関係の要因のあいだにもしばしば相関性が見られるということである。たとえば、アメリカにおけるブタの飼育数は銑鉄《ピッグ・アイアン》の生産量と同じ傾向を辿った。だからといって、ブタが銑鉄の原料を供給したわけではない。イギリスで、テレビの受信契約件数と精神疾患の発生件数のあいだに相関性が見られると指摘されたことがあった。これは、テレビが脳に悪影響を与えることの証明なのだろうか。あるいは、精神障害のある人だけがテレビの受信契約をすることの証明なのだろうか。それとも、この相関性はただの偶然で、この二つは無関係なのだろうか。マスコミ報道には、「イタリア人はイギリス人よりオリーブオイルと赤ワインの消費量が多く、心臓疾患の発症率が低い」といった情報が溢れている。心臓発作を防ぐために、イギリス人は油っこい食事を摂って赤ワインで酔っぱらうべきなのだろうか。イギリス人よりイタリア人のほうが心臓発作を起こすリスクが低い理由は数え切れないほどあるかもしれない。たとえば、イギリス人とは違って、イタリア人は年間二百万トンもフライドポテトを食べないし、「深呼吸すれば運動したことになる」などと考えることもない。心臓が動き続けた場合に待ち受けているかもしれない数々の恐ろしい病気と比べれば、心臓発作はそんなに悪い死に方ではないとも言えるかもしれない。

公衆衛生の分野における疑う余地のないその功績に対して、ペッテンコーファーは英国公衆衛生学会から金メダルを授与された。ドイツでは、彼は貴族の身分を与えられてマックス・フォン・ペッテンコーファー閣下となった。しかし、こうした名誉も彼の失意を和らげてはくれなかった。コレラの原因に関する自説が「瘴気」と同様に空想の産物だったと判明してしまったからである。

コレラ菌を飲んで命を危険にさらしてから九年後、彼はピストルをこめかみに当て、引き金を引いた。これが彼の最後の実験となった。

患者の黒い嘔吐物を飲む

ペッテンコーファーは自己実験を生き延びたが、自己実験が元で命を落とした人もいる。「好奇心がネコを殺した（好奇心で身を誤るな）」などと言うが、好奇心が殺すのはネコだけではないのである。

一八八五年、ベルーガと呼ばれる皮膚病を研究していたペルーの医学生ダニエル・カリオンは、患者の「いぼ」から採取した血液を自分に注射した。まもなく彼は重症に陥り、オロヤ熱という致死的な血液の病気にかかっていることが明らかになった。少し前に同じ病気で友人が死亡していたため、ダニエルは自分の運命を悟った。しかし同時に、自分が何を発見したかも理解していた。「これは明白な証拠だ」と彼は言った。「オロヤ熱とベルーガの原因は同じものなんだ」。数週間後、二十八歳のダニエルは死亡した。最初は自己実験をやめさせようとしたものの、結局は彼の実験を手伝った医師は殺人罪で起訴されたが無罪となった。ダニエルはペルーで高く評価され、リマには彼の像が建っている。

黄熱病の感染経路の研究も、犠牲者なくしては進まなかった。多くの疫病と同じように、黄熱病も歴史に影響を与えた。カリブ海に展開していたナポレオンの軍隊が黄熱病によって大打撃を受けたことで、フランスはルイジアナなど広大な土地を売却することになった。黄熱病がなかったら、北米はフランス領になっていたかもしれない。

黄熱病は肝臓にダメージを与え、黄疸を引き起こす。血液が凝固しなくなり、胃の中に漏れ出た血液はどす黒い嘔吐物となって口から吐き出される。発病すると、数日のうちに死亡することが多い。どう考えても関わり合いになりたくない病気だが、研究者たちはひるまなかった。看護者が病人から直接感染する証拠はなかったが、感染を恐れた家族が病人を遺棄することがしばしば起きていた。一八〇四年、アメリカ人の医学生スタビンス・ファースは、黄熱病が伝染するかどうか確かめようと決意した。彼は、「黒い嘔吐物」を吐いている患者に添い寝し、「患者の息が確実に自分の顔にかかるように」した。しかしこれは、彼の壮絶な自己実験の始まりに過ぎなかった。

黒い嘔吐物は万人受けするものではないが、ファースは嘔吐物をとろ火で煮てその蒸気を吸入した。吐き気のためについに我慢できなくなるまで、数時間にわたって吸入し続けたのである。患者の嘔吐物を犬に注射してみたところ、その犬はわずか数分で死んでしまった。にもかかわらず、彼は自分の血管に嘔吐物を注射し、両腕を深く切開してその傷口にも注入した。体に患者の血液、汗、尿を塗りつけ、患者の唾液、血液、嘔吐物を飲んだ。ブラックプディング（訳注：牛の血を固めて作ったソーセージ）でさえお代わりはお断りしている私としては、黒い嘔吐物に対するファースの食欲には頭が下がるばかりである。

こうまでしても黄熱病に感染しなかったので、彼は論文にこう書いている。「黄熱病が接触感染によって人から人に移るかどうかがはっきりしないために、黄熱病に多大の恐怖を抱いている人もいるが、これらの実験によってその恐怖は和らげられるものと思う」

これだけの苦難を耐え忍んだにもかかわらず、彼の実験結果はほとんど注目されなかった。黄熱病の原因が明らかになったわけではなかったからである。それから百年近く経っても黄熱病の原因は解明されていなかった。米西戦争の際、アメリカ軍は黄熱病によって多くの兵士を失った。そこで、ウォルター・リードを隊長とするアメリカ陸軍医療チームがキューバに派遣され、黄熱病の感染経路の解明に当たることになった。マラリアやフィラリア症（象皮病）が蚊によって媒介されるところから、彼らは蚊が黄熱病の感染源ではないかと疑っていた。黄熱病は動物には感染しないため（訳注：のちにある種のサルには感染することが確認された）、人体実験しか方法がなかった。黄熱病はキューバの風土病だったから、現地では黄熱病に感染していない被験者を何人も見つけることはほぼ不可能だった。それに、被験者を探している時間もなかった。そのとき、リヴァプール熱帯医科大学の研究者らが同様の任務を帯びてキューバにやってきた。彼らも、「（被験者の同意が完全に得られている場合でも）誠実な観察者であれば常に抱いていることを求められる、厳粛な責任感」の持ち主だった。そこで、両チームは、全員が実験台になることに同意する旨の協定を結んだ。この同意が得られるとすぐ、アメリカ隊の隊長リードはワシントンに向かった。

実験の手順は、黄熱病患者の腕に蚊を止まらせ、その蚊を使って被験者を感染させる、という単純なものだった。ジェシー・ラジアという細菌学者が最初の実験台になったが、彼は黄熱病を発症しなかった。次は、イギリス人ジェームズ・キャロルの番だった。アメリカで医学を学んだ彼には妻と四人の子どもがいた。以前、彼は実験段階の腸チフス・ワクチンのモルモットになったことがあった。ワクチンに誤って生菌が含まれていため、実験に参加した十二人中七人が腸チフスにかかってしまった。そのときは感染を免れたキャロルだったが、今回は運がなかった。彼は黄熱病に感染し、数日のうちに重症に陥った。彼の姿に同僚研究者らは衝撃を受けた。彼の白目は黄色に変色し、充血した。彼は高熱を出し、衰弱のあまり立つこともできなくなった。

キャロルが生死の境をさまよっていたにもかかわらず、実験結果を確認するためラジアは再び、黄熱病に感染させた蚊に進んで刺された。しかも、今回は徹底的に刺された（のちに彼は、「我を忘れて没頭する」傾向があったと評された）。まもなく彼は黒い嘔吐物を吐き始めた。その目は恐怖の色を浮かべていたが、やがて意識が混濁した。十二日後、彼は死亡した。三十四歳だった。妊娠中の妻に届いた電報には、「ラジア博士、今夜八時に死亡」としか書かれていなかった。夫が病気だったことさえ、彼女は知らされていなかった。

ウイルス発見までの長い道のり

ラジアの死からわずか二ヶ月後、調査結果は記録的な早さで発表された。リードはこう書いている。「黄熱病の寄生虫にとって、蚊は中間宿主の役割を果たしている。黄熱病は蚊に刺されることによってのみ感染するものと思われる」。専門家たちはこの説明に納得せず、新聞は鼻で笑った。ワシントンポスト紙はこう論評している。「これまでに発表された、黄熱病に関する数々のバカバカしくナンセンスな無駄話の中でも、文句なしに最もバカバカしいのが、このモスキート仮説から生まれた論拠や理論である」

そこで実験は継続された。今回の被験者は地元住民だった。謝礼金は百ドル、黄熱病を発症したらもう百ドル割増料金を支払う、という条件だった。実験への参加を断られた人は落胆のあまりむせび泣いたという。被験者たちは、黄熱病患者の嘔吐物がついたパジャマとシーツにくるまり、患者の血液がべっとりついたタオルで包んだ枕に頭を載せて、三週間寝なければならなかった。被験者からは一人の感染者も出なかった。九十六年前の、同じような苦行に挑んだファースの実験結果が繰り返されただけだった。

病原体を特定するため、患者の血液が被験者に注射された。血液はあらかじめ濾過し、すべての細菌を取り除いてあった。にもかかわらず、被験者は黄熱病を発症してしまった。それは病原体がウイルスだったからである（当時は誰もこのことを知らなかった）。ウイルスは細菌よりもはるかに小さく、濾過しても除去することはできない。

別の被験者たちには、症状の軽い患者から採取した血液が注射された。免疫力を与えるワクチンの働きをするのではないか、と期待しての実験だった。この実験によって、若い看護婦が一名死亡した。兵士二名も死亡し、もう一人の兵士は働けなくなり、義捐金に頼るしかない体になってしまった。被験者たちは全員、巧妙に作成された同意書にサインさせられていた。同意書には、実験に参加することによって「生命を一定程度脅かす」熱病を発症するかもしれないが、「この島に滞在していれば感染を避けることは絶対に不可能なので、この機会に意図的に感染することに同意する」旨が書かれていた。

イギリス・チームのウォルター・マイヤーズも黄熱病で死亡し、キャロルは生き延びたものの、完全に健康を回復することはついにできなかった。悲しいことに、キャロルとラジアは彼らが冒したリスクに対してほとんど評価を受けていない。一方、悲劇的な実験がおこなわれているあいだ現場から数千マイル彼方にいた隊長のリードは、勇敢な先駆者として賞賛され、彼の名はワシントンの「ウォルター・リード陸軍病院」として永久に残ることとなった。この話の教訓はおそらく、実験に参加するより報告書を書くほうがずっといい、ということだろう。

黄熱病は一九〇五年までアメリカから撲滅されなかったし、熱帯地方では今でも深刻な脅威である。病原ウイルスはすでに特定されているが、黄熱病はいったん発症すると治療法がない。集団予防接種が有効だが、二〇〇八年にはワクチン不足から黄熱病撲滅キャンペーンは世界中で危機にさらされた。

ワクチンが開発されても、それが歓迎されるとは限らない。アルムロス・ライトというイギリスの軍医が腸チフスのワクチンを開発した。当時すでにあったワクチンは、軽症の腸チフスに感染させて免疫を獲得させる、というものだった。ところが不幸にも、この「軽症の」腸チフスで患者が死んでしまうことがままあった。ライトのアイディアは、死んだチフス菌を注射するというものだった。そうすることで、免疫システムが「チフス菌に攻撃されている」と勘違いするだろうと考えたのである。これなら、予防接種によって腸チフスに感染する危険を冒さずに免疫を得ることができる、と。唯一の問題は、このワクチンが有効かどうかテストするためには危険を冒さなければならないということだった。有効かどうかを確かめるためには、ワクチン接種後、生きた病原菌にさらされてみる必要があったからである。一八九七年、ライトと実験助手十名はワクチンを接種し、その後、本物のチフス菌を注射した。ワクチンは有効だった。

この新しいワクチンは、ボーア戦争のときイギリス軍に支給された。予防接種に対して疑いを持っていた兵士たちは、ワクチンの箱を海に投げ込んだ。その結果、ワクチンの恩恵を受けた兵士の数はわずかに留まり、九千人が腸チフスで死亡した。現在でさえ、毎年六十万人が予防接種を受けなかったために死亡している。

偏見は今もなお

従来信じられていたことを覆す新発見に対する偏見は、遠い過去の遺物ではない。私が子どもだった頃、自分の父親だけでなく友達の父親もみんな、十二指腸潰瘍に悩まされているように思えるほど、十二指腸潰瘍の患者は多かった。どの医者も、その原因はストレス、喫煙、間違った食習慣、飲酒だと言っていた。治療法は、制酸剤を飲むか手術を受けるか、だった。

一九八〇年代前半、オーストラリアの微生物学者バリー・マーシャルは病理学者のロビン・ウォレンと共同で、人間の胃の中に生息している細菌を研究していた。彼らは、ヘリコバクター・ピロリという種類の細菌が十二指腸潰瘍患者からは百パーセント、胃潰瘍の患者からも七十五パーセントの割合で見つかることを発見した。この細菌が十二指腸潰瘍や胃潰瘍の発症に関与しているのだろうか。

これを検証するため、マーシャルはチューブを自分の喉から胃に差し込み、胃壁の組織を採取した。これを検査し、彼の胃には潰瘍もピロリ菌も存在しないことを確認した。胃壁が回復するのを待って、彼はピロリ菌の培養液を飲み込んだ。もちろん、事前に予防策はとってあった。つまり、実験許可が下りないとまずいので病院の倫理委員会には伝えなかったし、妻にも事後報告しかしなかったのである。いずれにせよ、数日のうちに彼がぐったりして嘔吐し始めたとき、妻に気づかれた。彼にとって踏んだり蹴ったりだったのは、息が「ひどく臭い」ことを妻に指摘されたことだった。胃の組織を検査してみると、潰瘍の前段階である強度の炎症（胃炎）が見つかった。幸い、抗生物質を服用すると症状は消失した。マーシャルとウォレンはその後も研究を続け、ピロリ菌を除去すると胃潰瘍の症状が数日で消失すること、何十年来の胃潰瘍でさえ治癒に向かうことを証明した。しかし、この治療法が先進諸国の病院で広くおこなわれるようになるまでには、マーシャルの実験から十三年の年月が必要だった。その間、何十万人もの患者が間違った薬を処方されたり不必要な手術を受けさせられたりしたのである。

当初、批判者たちは胃潰瘍が感染症だとする説を一笑に付した。胃潰瘍の原因は化学的なアンバランスだと誰もが信じていたからである。胃の中に細菌がいるという説については、強酸性の胃の中で細菌が生きられるはずはないとされた。おそらく決定的だったのは、当時マーシャルが研修医で、彼もウォレンも胃腸科専門医ではなかったことだった。専門家でもないのに何が分かる、というわけだった。

専門家が一笑に付したその発見に対して、二〇〇五年、ノーベル生理学・医学賞が授与された。

第７章　炭疽菌をばら撒いた研究者——未知の病気

伝染病は、世界に残された数少ない純粋な冒険の一つだ。
——ハンス・ジンサー（チフス菌の発見者）

エボラ出血熱の発見

命に関わる病気の危険が迫ってきたら、誰でも本能的に逃げる。その危険の中に突入していくのは、間違いなく愚行である。しかし、世界のどこで伝染病が流行しても駆けつけられるように、医師、科学者、獣医から成る専門チームを待機させている国が数ヶ国存在する。アメリカ疾病予防管理センター（ＣＤＣ）のエピデミック・インテリジェンス・サービスも、こうした突撃隊の一例である。彼らが最も興味を引かれる伝染病は、最も危険な伝染病でもある。

一九六七年、ドイツのマールブルク大学病院に入院していた三人の患者に恐ろしい症状が現れた。発熱と嘔吐と下痢と激痛だけでは足りないとばかりに、体中に皮下出血が起き始め、そのうち体の穴という穴から（眼窩からさえ）血があふれ出してきたのである。患者は出血多量で死亡した。それがどんな病気なのか、まったく誰にも分からなかった。

まもなく、同じ症状を示す患者がさらに十七人、大学病院に運び込まれた。全員が重症あるいは危篤状態だった。その病気は感染力が強く、医師一名及び看護師一名が感染した。

微生物学者が不眠不休で病原体の特定に努めた結果、それはウイルスだと判明した。未知の病気だったため、それはマールブルク出血熱と命名された。

マールブルク出血熱やその他の出血熱を発症すると、小さな血の塊が体中にでき、そこから先の血流が遮断されて組織が酸素不足で死んでしまう。この危険に対処すべく、反凝固物質が体内に大量に放出される。この緊急反応が、結果として大量の内出血を引き起こす。他のいくつかの病気と同様、侵入者に対する免疫システムの過剰反応が危機的状況を引き起こすのである。

最初に死亡した三名は、地元の製薬会社に勤務していた。彼らは全員、生きたサルに接触していた（ポリオワクチンの製造に、サルの肝臓の細胞が使用されていた）。ウガンダから輸入されたそのサルたちがマールブルク・ウイルスを運び、ウイルスがサルから人間へと飛び移ったのである。

その後、さらに恐ろしい病気が出現した。一九七六年、出血熱の流行がスーダン国内及びザイールのある病院で起きた。病原ウイルスはマールブルク・ウイルスに類似していたが、同一ではなかった。三百十八名の犠牲者を出したザイールでの致死率は九十パーセントに上った。マールブルク出血熱の致死率の三倍以上である。この病気は、コンゴ川の支流の名に因んでエボラ出血熱と名づけられた。一人でも患者が国外に出ていたら、致命的なパンデミックが引き起こされたかもしれない。エボラ出血熱には治療法はない。まったく手の施しようがないのである。

専門家チームが流行地に派遣された。現地住民にとって、欧米の科学者たちの侵入はエボラ出血熱自体と同じくらいショッキングだったかもしれない。宇宙服のようなものを着て、(汚染されているかもしれない空気から身を守るために)軍用の防毒マスクを着けた人たちが突然やってきて、その人たちに綿棒で喉の奥をこすられ、採血されたのである。そんな目にあったらどんな気がするか、想像してみてほしい。

祈禱師や悪霊払いといった現地の伝統医療を欧米人は「非科学的」と片づける傾向があるが、現地では、「これはふつうの病気ではない」と気づいた長老たちが適切な緊急措置を実施していた。感染者は自宅に隔離され、看護者は一人だけと決められた。患者が死亡するとその家は燃やされ、遺体は村の境界線から充分離れた場所に埋葬され、葬式はおこなわれなかった。回復した人は、その後もう一ヶ月間隔離された。誰も村を離れることは許されなかった。このような賢明な措置を取れば、感染力の極めて高い病気でも感染拡大を防げる場合が多い。

出血熱は地球上で最も致死率の高い病気である。出血熱の病原体の取り扱いは、いわゆる「ホットゾーン」、つまりバイオセーフティー・レベル4の実験室内でおこなわれる。バイオセーフティー・レベル4の実験室は陰圧になっていて、実験室内の大気が外部に流出しない仕組みになっている。汚染されている恐れのある体液の取り扱いは、特殊なキャビネット内で、全身を覆う防護服と手袋で身を固めた研究者によっておこなわれる。研究者が呼吸する空気も外部から給気される。

遠いジャングルの村に研究者が赴く場合の条件は、研究室のそれとはまったく異なる。調査対象がどんな病気なのかはっきりしない場合も多く、それがどのように感染するのか分からなければ感染を防ぐ対策を取ることも難しい。

何百、何千という血液サンプルを取り扱う場合、事故の発生は避けられない。スーダンでエボラ出血熱が流行した際、アメリカ疾病予防管理センターのジョー・マコーミックは大勢の患者から血液サンプルを採取していた。彼は、エボラ出血熱の症状を示している と思われる人の血液が入っている注射針を誤って自分の手に刺してしまった。この事態にショックを受け、心配にはなったものの、もしも感染したとすればもうどうしようもないと考え、ジョーは勇敢にもサンプルの採取を続けた。幸い、発熱の見られたその患者はエボラ出血熱ではなかったため、ジョーに異状は起きなかった。研究対象の病気に研究者自らが感染する例は昔から少なくない。二十世紀初頭の病原菌ハンターの草分け的存在ジョゼフ・ゴールドバーガーはデング熱と黄熱病に感染し、チフスにかかった際にはもう少しで死ぬところだった。彼はシャンバーグ病（慢性色素性紫斑）という皮膚病にも感染したが、これは数には含めない。これは彼が自己実験によって故意に感染した病気だからである。彼の業績については、また後ほど述べることにする（213ページ参照）。

ゴールドバーガーは幸運にも死なずに済んだが、彼ほど幸運でなかった人もいる。一九二七年だけでも、熱帯病の権威三名が現地調査中に黄熱病で死亡している。最新の「医学の殉教者リスト」を掲載していた科学雑誌があったほど、死亡者は多数に上った。現在でさえ、危険な病気の調査に専門家チームが派遣されるたびに、必ずと言っていいほど犠牲者が出ている。しかし、ベテラン病原菌ハンター、C・J・ピーターズが不満に感じているのは感染のリスクではなく、骨のように固いビスケットとしっくいみたいな味のするチーズと、肉に見せかけているが実は固まった脂肪でできている腐ったペーストである。彼は、現地の、まるで紙やすりのようなトイレットペーパーのことも心配している。原則的に、トイレットペーパーは持参することにしているという。我が身を危険にさらしているのだから、ケツぐらいは甘やかしてやらないと、とのことである。

エボラ出血熱とマールブルク出血熱は、散発的に流行しては「地下に潜る」ことを繰り返している。ウイルスの保菌動物を特定できれば、流行を防ぐ方策を講じる助けになるかもしれない。何世代にもわたって病原菌にさらされてきた結果、何らかの免疫を獲得し、ウイルスが体内にいても発症しない野生動物がいるかもしれない。こうした野生動物から血液サンプルを採取する作業は危険である。引っかかれたり咬まれたりするだけで感染するかもしれない。

マールブルク出血熱の保菌動物は、ウガンダの洞窟に入った複数の観光客がこの病気で死亡するまで不明だった。多大の危険を冒して、科学者たちは洞窟内で見つかったあらゆる種類の動物を捕獲し、ついに、洞窟に生息するコウモリからマールブルク・ウイルスを発見した。その後、エボラ・ウイルスの保菌動物は森に生息するコウモリであることが別の研究者グループによって解明された。

病原菌ハンターの勇気には頭が下がるが、瀕死の病人の世話をする看護人たちは無名の殉教者である。二〇〇二年にSARS（重症急性呼吸器症候群）が流行した際の死亡者七百七十四名のうち、百六十二名が、勇敢にも持ち場に踏みとどまった病院スタッフだった。ウガンダで初めてエボラ出血熱が流行したとき、流行地の看護師たちはストライキを打つ構えを見せた。そのとき、マシュー・ルクウィヤ医師はこう言った。「出て行きたい人は、出て行っても構わない。私は自分の職業を裏切りたくない。病棟に一人きりになっても、私は仕事を続ける」。危険を承知で病院に残った彼は、六週間後、二百二十四名の犠牲者の一人となった。二〇〇七年にウガンダで再びエボラ出血熱が流行したとき、そのすさまじさは、大統領が国民に握手の習慣をやめるよう勧告したほどだった。市場の売り子は手袋をするようになり、司祭は聖餅を信者に配るのをやめてしまった。このときも、流行の中心地に飛び込んでいった現地の医師がいた。上司から、そこへ向かえば命を落とすことになるかもしれないと警告されたジョナ・クーレ医師は、病気の人々を助けるために死ぬ覚悟はできていますと答えた。数週間後、彼は、彼を看護した女性とともにエボラ出血熱の犠牲となった。

生物兵器の誕生

十九世紀末、ロシアのアレクサンドル・オルデンブルクスキー公爵によって、危険な病原体の研究をおこなうための世界初の隔離施設がフィンランド湾に浮かぶ島の無人の砦に設けられた。その任務は伝染病の研究とワクチンの開発だった。そこは訪問することもほとんど許されなかったし、誰もそこに宿泊してはならないことになっていた。そこでの仕事がどれほど危険なものであるかを承知していた研究者らは、ゴムの裏地が付いたマントなどの防護服で身を固めていた。そこが隔離された空間であることは嫌でも意識せざるを得なかった。密閉されたドアの向こうで感染すれば、まず戻ってくることはできなかった。誤って感染した科学者二名が死亡した。彼らの遺体は焼却され、その熱は研究所内の暖房に利用された。

研究所員の中に、伝染病を研究しているイポリット・デミンスキーという医師がいた。「病気はすべて、外国人によってロシアに持ち込まれたものだ」というロシア人の排他的な先入観を正そうと考えた彼は、ロシアの野生生物にも病原体が潜んでいることを証明しようと草原を探し回った。彼はジリスの死体から病原菌を分離したが、その過程で自分自身が感染してしまった。同僚研究者に宛てて彼は電報を打った。「私が分離した菌株をよろしくお願いします。実験記録はすべてきちんと整っています。……私の遺体は、ジリスから人間が感染した実験的症例として解剖してください。さようなら」

このような隔離研究施設は、一九八一年までに百ヶ所以上にまで増加した。こうした施設は、表向きはもっぱらワクチンの開発・製造に携わっていることになっていた。しかし、そこにはもう一つ、秘密の邪悪な目的が存在していた。

恐ろしい伝染病を兵器として利用するというアイディアは、非常に古くから存在した。一三四六年、黒海沿岸の都市カッファを包囲したモンゴル軍は、伝染病の犠牲者の死体を城壁内に投げ込んだ。戦争を生き延びて西に逃れたカッファ市民とともに、伝染病も移動した。これが、人類史上最悪のパンデミック、黒死病流行の始まりだったと言われている。いったん使用されると、生物兵器はコントロールが困難なのである。

炭疽菌は長年にわたって、生物兵器製造者のとっておきの武器だった。炭疽病は家畜の病気だが感染力が強く、人間にも感染する。ウェルギリウスは炭疽病の恐怖をこう描いている。「それは家畜の群れに死をもたらす。家畜小屋には死骸が積み重なり、臭気を放って腐敗していく。……人間が穴を掘って埋めてやるまで」。彼は、病気のヒツジから採った腐敗した羊毛を身に着けると、「手足に焼け付くような熱を持った水ぶくれができる」とも述べている。のちの時代にそれは「羊毛選別人の病気」と呼ばれるようになった。絨毯工場のフェルト職人から百名もの犠牲者が出たこともある。

第二次大戦前、各国は生物兵器製造にしのぎを削っていた。日本軍は炭疽菌の芽胞を仕込んだ陶器製爆弾を製造した。これは少量の爆薬で粉々になるため、炭疽菌を生きたままばらまくことができた。日本軍は外国人捕虜を使ってその効果を試した。生物兵器開発は人体実験に絶好の機会を提供し、炭疽菌は最初の大量破壊兵器の一つとなった。日本軍は対中戦争で炭疽菌爆弾を使用し、都市や村全体を感染させた。あるとき運悪く風向きが変わり、一万人以上の日本兵が発病し、二千人近くが死亡した。日本軍は病原菌に汚染されたチョコレートを捕虜に与え、そのあと帰宅を許して病気を持ち帰らせたりもした。

ドイツ軍が生物兵器を使用したら、イギリス軍はそのお返しに炭疽菌入りの固形飼料五百万個を投下する手はずになっていた。石けんの廃工場で製造されたその固形飼料には、ソールズベリーの主婦たちの手で炭疽菌の芽胞が混ぜ込まれていた。ランカスター爆撃機十二機がこれをドイツに投下することになっていた。チャーチルは、家畜を殺し軍隊を壊滅させる炭疽菌の使用に積極的だった。

固形飼料に仕込まれた炭疽菌よりもさらに危険な形態の炭疽菌が存在する。炭疽病にかかった動物やその毛皮を取り扱うことによって感染し、皮膚に醜い病変が生じる「皮膚炭疽」の致死率は二十パーセントに過ぎない。炭疽病にかかった動物の肉を食べて感染する「腸炭疽」の致死率はこれより高く、五十パーセントである。しかし、炭疽菌の芽胞を吸入した場合に引き起こされる悪性の全身感染症「肺炭疽」の致死率は、実に九十パーセントである。そのため、戦争中はもっぱら炭疽菌の空中散布が研究された。

一九四二年、イギリス・ポートン・ダウン研究所の初代所長で細菌学者のポール・フィルズは戦略攻撃に必要な炭疽菌の量を計算した。研究所が住宅区域に隣接していて炭疽菌攻撃に理解が得られなかったため、空中散布テストはスコットランド西岸のグリュナード島でおこなわれた。島の住民は百五十五頭のヒツジだけだったが、それもじきにいなくなった。炭疽病によってすべて死んでしまったのである。フィルズは、「重量比で言えば、炭疽菌は現在入手可能などんな化学兵器より、一千倍も威力がある」と計算した。

一九四三年、アメリカは七千個の炭疽菌爆弾を製造した。終戦時までに、アメリカは一度に三百六十三キロの炭疽菌濃縮懸濁液を製造できる炭疽菌工場を準備していた。これが稼働することはなかった。

第二次大戦後も細菌戦争の恐怖はなかなか消え去らなかったので、アメリカの研究者たちは炭疽菌の拡散パターンを調べる実験をおこなった。炭疽菌の芽胞に見立てた無害な粉をワシントンDC空港とニューヨークの地下鉄構内、さらにサンフランシスコ湾岸上空から散布したのである。一九六三年にも、同様の散布実験が他の三都市でおこなわれた。

かねてから、「テロリストの武器として炭疽菌が使用されることがあるかもしれない」と懸念されてきた。専門家によれば、この貧者の「汚い爆弾」は簡単に製造できるという。一九九三年のある報告書は、「ワシントンDCの風上で炭疽菌の芽胞百キログラムが散布されれば、最大五百万人が死亡する」と推定している。その後の除染には多大の労力が必要になるだろう。グリュナード島は五十年間にわたって封鎖され、上陸はいっさい認められなかった。発芽可能な炭疽菌の芽胞が五十年経ってもまだ残っていたため、汚染の激しい土壌を大量に除去し、その他の地区には二百八十トンのホルムアルデヒドと二千トンの海水を散布することによって除染がおこなわれた。ちっぽけなグリュナード島の除染だけで四年以上かかった。

二〇〇一年、白い粉が入った封筒をフロリダ州のある新聞社の写真編集者が開けたとき、アメリカの不安は現実のものとなった。四日後、編集者は肺炭疽で死亡した。全米で過去百年以上のあいだに肺炭疽の症例はたった十八例しかなかったのに、それから数日と経たないうちに炭疽菌入りの手紙が放送局や政治家のもとに次々と届けられた。ワシントンでは、郵便の仕分けをおこなっていた郵便局員が炭疽病を発症した。郵便仕分け室と連邦下院が閉鎖された。

アメリカ疾病予防管理センター（CDC）の調査官八十名がただちに調査に乗り出した。NBCのすべてのオフィスが封鎖され、汚染源が徹底的に捜索された。空調システムによって芽胞がまき散らされていた上院議員のオフィスは二階にわたって丸ごと封鎖され、チェックされた。感染の恐れのある人は四百人以上に上った。その全員から鼻粘膜が採取され、炭疽菌の検査に回された。

疾病予防管理センターのあるチームリーダーは、二週間発熱が続いているというある女性から、「これが炭疽病なら、もうとっくに死んでいますね」と答えて安心させた。あなたが炭疽菌の保菌者だったらどうするのという理由で妻に夜の営みを拒否されたと訴える男性もいた。「奥さんはそれ以外の、新しい言い訳を考え出す必要がありますね」とチームリーダーは答えた。

二十二人が炭疽病を発症した。封筒に触れたことによる皮膚炭疽（肺炭疽よりも危険度はずっと低い）だけで済んだ人もいた。五人が死亡した。犯人は見つからなかった。

FBIが容疑者を絞り込むまでに七年近くかかった。犠牲者から採取されたDNAによって、炭疽菌の株がメリーランド州フォートデトリックの陸軍感染症医学研究所のものと同一であると判明したのである。この株を作り、保管してきた研究者は、炭疽菌ワクチン開発チームのリーダー、ブルース・アイヴィンス博士だった。炭疽菌テロ事件の捜査への協力を求められた際、彼は「不完全な」サンプルをFBIに送ったとされている。炭疽菌テロの数日前、彼は「アルカイダが炭疽菌を入手する恐れがある」という警告のメールを送っていた。炭疽菌テロの容疑で訴追されることを知ったアイヴィンスは、致死量の鎮痛剤を飲んで自殺した。彼の早すぎる死によって捜査は終わり、お決まりの陰謀説が始まった。あるFBI捜査官は、「ケネディ大統領暗殺事件と同じで、疑問点はいつまでも残るだろう」と述べている。

ずさんな管理体制

フォートデトリックの研究所は、アメリカにおける生物兵器研究の中心地である。最高レベルのセキュリティ態勢が敷かれている。規定では、そこで危険な微生物を扱う科学者たちは、安定した精神と健全な肉体を持つ、信頼に足る人物でなければならないとされている。ＦＢＩによるアイヴィンスの人物描写は、この規定とは似ても似つかないものである。アイヴィンスは友人に、恐ろしい妄想症に苦しんでいると告白したことがあったとされている。彼が受診していた精神科の医師は彼のことを「殺人をも犯しかねない反社会的人間」のカテゴリーに分類したし、彼の兄弟は、彼は自分を神だと考えていたと語った。私自身、高レベルのセキュリティ態勢を誇る研究室のドアに、「注意。変人が入っている場合があります」と書いてあるのを見たことがある。

フォートデトリックの採用選考のいい加減さは、スティーブン・ハットフィルの奇妙な事件からも明らかである。彼は高レベルのセキュリティ・クリアランス（訳注：アメリカの公務員などに求められる、セキュリティ証明書のようなもの）を取得しており、フォートデトリックで炭疽菌やエボラ・ウイルスといった危険な病原体にアクセスする資格を持っていた。炭疽菌テロ事件の「重要参考人」と名指しされた彼は、不当に犯人扱いされたとして司法省を相手取って訴訟を起こした。その結果彼は、二百八十二万五千ドルの一時払い金と二十年間にわたる年額十五万ドルの年金を勝ち取った。

ニューヨークの「シードマガジン」誌とイギリスの「オブザーバー」紙の合同調査によって、ハットフィルの履歴書がウソで固めたものであることが明らかになった。出身大学もウソならイギリス王立医学協会の会員だというのもウソ、SAS（イギリス陸軍特殊部隊）やNASAに所属していたという経歴もウソだった。彼が持参した、著名な学者たちからの数々の推薦状はニセ物だった。発明の才能と架空の資格を持った就職希望者には、素晴らしいキャリアが待っているということである。地球上で最も危険な細菌に興味があれば、さらに就職に有利である。

アメリカ一国でも、およそ四百ヶ所の研究所で一万五千人以上もの人間が危険な病原体を取り扱っている。フォートデトリックの研究所では四名の職員が感染事故によって死亡している。二名は炭疽菌による事故だった。フォートデトリックには、そのうちの三名の名前が付けられた通りがある。

そんなに危険な研究なのだから当然注意深く監視されてしかるべきなのだが、二〇〇七年と二〇〇八年に限ってみても、数ヶ所の研究所で適切な安全措置が取られていなかったことが明らかになった。資格のない職員が炭疽菌やエボラ・ウイルスを扱っていた事例さえあった。研究所内の感染事故の報告を怠った事例もあった。研究所には、所内の安全を評価するための独自の内部委員会がある。しかし、ある内部委員会はスペイン風邪ウイルスの再現実験を許可した際、会合さえ開かなかった。スペイン風邪といえば、かつて世界人口の二パーセントが犠牲になった恐ろしい感染症である。ある研究所は、カリフォルニアのある小児病院の研究者から、死んだ炭疽菌を送ってくれと頼まれたのに、生きた炭疽菌をうっかり送ってしまった。二〇〇五年には、別の研究所が発送したインフルエンザ判定キット四千セットに危険なアジア風邪（かつて数百万人が犠牲になった）のウイルスが含まれていたという事故が起きた。

イギリスに八百ヶ所ある大学や研究機関や民間の研究所のセキュリティはアメリカよりもマシだと考えたいところだが、とてもそうとは言えない。イギリス政府省庁のセキュリティを担っている会社が、充分な人物調査もおこなわないで従業員を雇用していたことが二〇〇八年に発覚している。ＭＩ５とＭＩ６によれば、捜査の結果、大学院生を装って生物兵器や化学兵器の取り扱い技術を習得しようとしていた容疑者がおよそ百名確認されたという。サダム・フセインの生物兵器計画の生みの母にして「ドクター病原菌」の異名を持つリハブ・タハ女史も、イギリスの大学で博士号を取得している。

細心の注意が払われている研究所でさえ、事故と無縁ではない。アンナ・パブストは、注射しようとしていた実験動物が暴れたために手元が狂って自分の目に血清を吹きかけてしまい、それが原因で髄膜炎を起こして死亡した。ジェフ・プラットは、エボラ・ウイルスをモルモットに注射していた際に誤って自分の親指に針を刺してしまった。彼は即座に手袋を取って親指から血を搾り、傷口を漂白剤で洗浄した。彼はエボラ出血熱を発症したが、迅速な処置のおかげで命は助かった。二〇〇九年には、ドイツの女性研究者がエボラ・ウイルスに汚染された注射針による針刺し事故を起こした。彼女は実験段階のワクチンを投与され、一命を取り留めた。

軍事基地発のアウトブレイク

研究者個人の事故と研究所自体の事故とでは、危険のレベルがまるで違う。一九四〇年代、アメリカ・カナダ合弁の生物兵器研究所はさまざまな問題に悩まされていた。おそらくは人里離れたそのロケーションのせいだったのだろうが、研究者の士気は低く、パラノイアが蔓延していた。研究者らは、食堂の食べ物がハエによって炭疽菌に汚染されているに違いないと思い込んでいた。ずさんな安全管理と度重なる汚染事故は現実の問題だった。幸い、大事故が起きる前に研究所は閉鎖されたが、それでも数件の事故が実際に起きた。

一九七九年、ウラル地方の都市スヴェルドロフスクで炭疽病が流行した。スヴェルドロフスク(現在は、元々のイェカテリンブルクという名称に戻っている)は、ニコライ二世とその家族が一九一八年に処刑された場所として知られていた。一九四三年のドイツ軍撃退に貢献したT34型戦車を製造したのは、スヴェルドロフスクの工場だった。そのスヴェルドロフスクに今度は、外国の伝染病学者の関心が集まった。ソ連政府は、スヴェルドロフスクの炭疽病流行は住民が汚染された肉を食べたことによるものであると発表し、生物兵器とは何の関係もない、と強調した。生物・化学兵器を禁止した国際条約をソ連は遵守している、と。その主張はいささか饒舌すぎた。外国のオブザーバーらは納得はしなかったが、当時は検証のしようがなかった。情報公開《グラスノスチ》のおかげでアメリカの調査団がスヴェルドロフスクを訪問することができたのは、一九七九年の炭疽病流行から十三年後のことだった。

調査団を迎え入れたロシア政府要人は、「押入に隠してある骸骨」はそっとしておいたほうがいいとアドバイスした。それを聞いて調査団は、見つけられたくない骸骨が本当にあるんだなと確信した。大惨事が起きた際の政府の反射的な反応とは、「ウソを吐く」ことである。ロシアの別の街で、処刑された反体制派の遺骨が洪水によって土の中から出てきたときには、ソ連政府は「動物の骨だ」として片づけようとした。そんな説明では誰も納得しないと見ると、今度は、「脱走兵の遺骨だ」ということになった。イギリス政府も似たり寄ったりである。グリュナード島で炭疽病にかかって死んだヒツジの死骸がスコットランド本土に流れ着いたためにヒツジの群れが炭疽菌に感染し、殺処分しなければならなくなった。そのときイギリス政府は、「漂着した炭疽病のヒツジは、ギリシャ船籍の船から海に投げ込まれたものだ」というあり得ない話をでっちあげたのである。

ソ連閣僚評議会の命令でKGBが患者の記録をすべて破棄してしまったため、スヴェルドロフスクの調査は妨害された。しかし、真実は隠しようがなかった。幸い、病理学者のチームが勇敢にも（彼らの身を守るものといえば、薄っぺらいガーゼのマスク一枚きりだった）、犠牲者四十二名の解剖をおこなっていた。彼らが犠牲者一人一人の組織サンプルと解剖写真を保存していたのである。組織サンプルからも解剖写真からも、犠牲者が肺炭疽の典型的な徴候を示していたことは明らかだった。しかし、犠牲者らが吸い込んだ炭疽菌の芽胞はいったいどこからやってきたのだろう。

アメリカ人調査団は、炭疽病患者が出始める直前の数日間に犠牲者らがどこにいたかを調べ、その位置を地図上に示してみた。すると、ほとんどすべての点が北西から南東へと延びる細長い地域に集中していることが分かった。その細長い地域の北端に、第十九軍事基地があった。問題の日、その細長い地域は軍事基地のまさに風下に当たっていた。この事実は、炭疽菌の芽胞が軍事基地内のどこかから風に乗って運ばれたことを示していた。家畜に炭疽病が発生した六つの村も、その同一線上に分布していた。当時、家や職場が危険地域から充分離れた場所にあったにもかかわらず犠牲になった五名は、問題の日に不運にも、軍事基地でおこなわれた予備軍の訓練に参加していた。

第十九軍事基地の派手な金属ゲートの向こうに、炭疽病を含む致死性の病気のワクチンを開発している（と表向き称している）研究所があった。こうしたワクチンの有効性をテストするためには、実験動物にワクチンを接種し、そのあとでその動物を病原性のある生きた菌に曝露する実験が必要だった。この種の実験は気密性のある実験室でおこなわれ、実験後、汚染された空気を排出する際には、高性能フィルターによって微生物を取り除く必要があった。フィルターには入念なメンテナンスが求められた。

軍事基地内にいた九名とスヴェルドロフスク市内の六十名が炭疽病で死亡した。ほとんどが、最初の症状が出てから三日以内に死亡した。死亡者数が驚くほど少なかったことから考えて、放出された炭疽菌の量が非常に少なかったとも言えるかもしれないが、おそらくは当局の迅速な行動によって犠牲者の数が大幅に減少したものと思われる。地域住民の八十パーセントに炭疽病ワクチンが接種され、併せて数種類の抗生物質が投与された。建物には消毒薬が散布され、野良犬数百頭が殺処分され、感染した家畜は殺処分及び焼却処分された。健康な家畜にはワクチン接種がおこなわれた。犠牲者の遺体は塩化石灰を詰めた柩に入れられ、葬式もなしに大急ぎで埋葬された。

奇妙なことに、軍はこういった一連の措置にいっさい関与しなかった。兵士らは兵舎にこもったきり出てこなかった。この病気は第十九軍事基地の壁の向こう側でおこなわれていることと関係がある、と遺族の多くは信じて疑わなかったが、軍からは説明も謝罪もいっさいなかった。実際、匿名の研究所職員の手紙が「イズベスチヤ」紙上に掲載されたが、その中で彼は自分たちは愛国的な研究をおこなっていると述べ、アウトブレイクについては「事故は起きるものだ」との一言で片づけている。

一九九二年、エリツィン大統領は（珍しく素面のとき）、炭疽菌事故を起こしたとして軍を非難し、第十九軍事基地における生物兵器研究を全面的に廃止するようKGB長官に命じた。その結果は、研究所が別の場所に移されただけのことだった。エリツィンは、炭疽菌事故の犠牲者の遺族全員に特別年金を支給すべきだとも命令した。しかし、誰も一ルーブルたりとも受け取っていないとのことである。

第8章　人生は短く、放射能は長い――電磁波とX線

見なきゃ傷つくこともない。
――母がよく言っていた、（事実に反する）慣用句の一つ
（訳注：「知らぬが仏」に当たることわざ）

磁気は病気を治せるか？

科学者とは、神秘的なるものを解明するための手がかりを探し、疑わしい情報に疑問を投げかけ、未知なるものを探ろうとする探偵である。未知なるものは往々にして目に見えないものであり、人類は古来、見えざる力に魅了されてきた。

ルネサンス期の医師パラケルススは、磁気に取り付かれた最初の医療者の一人である。彼は、磁気を帯びさせたクリスタルを使って、病気を患者の体内から発芽中の種へと移動させた。その後、何世代にもわたって「磁気治療師」たちが幅を利かせることになっ

た。

磁気を帯びた刀身が刀傷に卓効があることはよく知られていた。磁気を帯びた刀身を、怪我人の血液と人間の脂二オンス、それに縛り首になった泥棒の頭に生えた苔を混ぜ合わせたものに浸してから治療に用いるとよく効くとされていた。三番目の成分は、縛り首になった泥棒の頭に苔が生えていなかった場合には省略してもよいことになっていた。ある医師は、脱腸の治療には患者に磁石の粉を飲ませ、鉄屑の湿布を貼ればよい、と説いた。体内の磁石が皮膚表面の鉄に最も接近したとき脱腸は元の位置に戻る、と。

一七七〇年代には、マックス・ヘル（「最大限の地獄《マックス・ヘル》」とはまた、ひどい名前だ）という天文学者が磁気を帯びた金属プレートを使って万病を治すとして有名になった。大勢のインチキ医者がこれに倣った。もっとも、あるインチキ医者はこの治療法について疑念を漏らしている。彼は同業者に、「詮索好きな人の前では絶対に磁気治療をおこなわないように」と警告しているのである。

十八世紀の最も有名な磁気治療師は、「磁気を帯びた〈流体〉の乱れが神経系を混乱させる。それを治療できるものは磁気しかない」と説いたフランツ・アントン・メスメルである。彼は、手を動かすだけで磁気治療を施すことができると主張した。現代人なら「催眠術」と呼ぶ現象を、彼は「動物磁気」と命名した。磁石のように人を引きつける彼の個性と演出の妙が評判を呼び、パリの彼のサロンには上流の婦人たちが集まった。患者たちは大きな桶の周りに座り、磁気を帯びた水を飲み、磁気を帯びた鉄棒で自分の体を撫でた。それから患者たちはロープで互いにつながれて手を握り合い、「流体」がうまく循環するように膝と膝を押しつけ合った。

その間、ライラック色のローブ姿のメスメルは、魔法使いのように杖を振りながら患者たちのあいだを歩き回っていた。ハンサムな若者たちが、女性たちの体の、磁気に最も敏感な部分を優しくマッサージした。やがて、「彼女らの頬は紅潮し始め」、「想像力に火がつい」た。「磁気のエクスタシー」の中で失神する女性も少なくなかった。

メスメルは磁気治療が科学的に認められることを切望していたが、ラヴォアジエやベンジャミン・フランクリンら科学者から成る委員会は、磁気マジックの正体を集団ヒステリーに過ぎないと暴露した。メスメルはあわてて逃亡した。

メスメルの模倣者の一人は「磁気夢遊病」（訳注：現代の用語で言えば、催眠術のこと）を利用して、患者たちをクリスマスのオーナメントのように、磁気を帯びさせた木に吊した。アメリカでは、エリシャ・パーキンス医師が「マグネティック・トラクター」（「引き出す磁石」の意）の特許を取った。これを患者の肌に滑らせると、痛みが取れ、奇形さえも治ってしまった。その「治療」が大成功しすぎたおかげで、彼は医師登録を抹消されてしまった。自分の力を証明すべく、パーキンスは黄熱病が流行中のニューヨークに急行したが、たちまち黄熱病にかかって死亡してしまった。

彼の息子ベンはロンドンに渡り、マグネティック・トラクターを一個五ギニーで販売した。「これを近づけるとリウマチが逃げていく」と彼は客に請け合った。懐疑的なある医師が、金属のような色に塗った木の棒でも「トラクター」とまったく同じ効果が見られることを実証した。その暴露本には、『病気の原因及び治療としての想像力。偽トラクターによる実証』というタイトルが付いていた。しかし、磁気に金欠病を治療する力があることは疑いようがなかった。ベン・パーキンスは一万ポンドを手にしてペンシルバニアに帰った。また、メスメルは三十四万フランを懐に入れてパリをあとにした。

現在、体内の詳細な画像を撮影したり、ガン細胞と健康な細胞を見分けたりするために電磁石が役立てられていることを知ったら——この技術は、磁気共鳴画像法（ＭＲＩ）と呼ばれている——、磁気治療師たちはきっと驚くことだろう。これこそまさにカネのなる木じゃないか、どうしてこれを思いつかなかったんだろう、と。ただし、これには地磁気の十万倍の磁場を産み出す磁石が必要である。それほど強力な磁力に人体が耐えられるかどうか、ＭＲＩスキャナーの発明者レイ・ダマディアンには分からなかった。そこで、勇敢な同僚が実験台を買って出て、史上初の全身スキャンがおこなわれた。

極上のエクスタシー

ＭＲＩスキャナーは大量の電力も必要とするが、「磁気治療」の流行が下火になる契機となったのが、他ならぬこの電気の発見だった。一七三〇年代にはすでに、地面から絶縁されていれば人体に電気を流せることが知られていた。当時のフランスのエッチングに、その様子を描いたものがある。少年がロープで吊り下げられている。少年の両足は、電気発生装置（おそらく、回転する硫黄の球をこすって電気を起こす摩擦起電機）に触れている。彼の指先からは、実験者が手にしている棒に向かって火花がほとばしり出ている。少年の顔には苦痛の表情が浮かんでいる。

ルイ十五世はこれに興味を惹かれ、修道士たちに手をつながせて回路を作らせ、巨大な蓄電池を使って修道士たちに電流を流してみたと言われている。その効果は「絶大」だった。その狼狽ぶりによって修道士たちは、人体が電気の伝導体であることを証明するとともに、隠遁生活にもかかわらずまだダンスのステップを忘れていないところを示した。

電気のいわゆる治療効果は古代から知られていた。ローマ皇帝クラウディウスの侍医は、頭痛の治療にはシビレエイを頭に載せるとよいと説いた。そんなことをしたらとんでもなく間抜けな帽子と間違えられるかもしれないし、シビレエイから二百二十ボルトの電流をお見舞いされて二度と帽子をかぶる必要がなくなってしまうかもしれないので、この方法は得策ではなかった。

十八世紀のイギリスは電気に夢中になった。科学好きのある下院議員は、二十七人のボランティアをシビレエイにつなぐ実験をおこなった。その衝撃は、彼らにとって忘れられない体験になった。結果は「完全に電撃的」で、「鮮明な火花が何度も」散った。

電気治療はインチキ医者の天国だった。あるスコットランドの医者は、自分が考案した「電気風呂」（電気と風呂というのは、ふつうは致命的な組み合わせである）の効能を宣伝した。メソジスト教会の創始者ジョン・ウェスレーまでもが「電気機械」を所有していた。

ヘイマーケット劇場の軽喜劇のセリフによれば、「インチキ医者の帝王」は、一七八〇年にロンドンで「健康の殿堂」を開いたジェームズ・グレアムだった。そこでは、磁気治療と泥風呂に加えて、（詩人サウジーの言葉を借りれば）「紹介するまでもないほど悪名高き電気の使い方」によって生み出される異常な興奮が提供されていた。そこには、誘惑的な衣装に身を包んだ「青春と健康の女神」がいた。その美しさには、近くに寄って見るだけの価値があった。果たして彼女はウィリアム・ハミルトンに見そめられ、彼の奥方になった。彼女こそ、のちにネルソン提督の愛人になったあのハミルトン夫人である（27ページ参照）。

「健康の殿堂」のもう一つの目玉は「天上のベッド」だった。それは「天上の悦び」と「極上のエクスタシー」、そして「百発百中の妊娠」を約束するベッドだった。そのベッドには、しびれるような興奮を行為に与えるための配線と、「興奮の火」を持続させるための絶縁が施されていた。マットレス上の動きに合わせて、パイプオルガンのシンフォニーが鳴り出す仕掛けになっていた。行為の終盤に向かって、シンフォニーのテンポも次第に速さを増していった。

このベッドだけでも一万ポンドという法外な費用がかかったという評判だった。ベッドの使用料は一回五十ポンドだったから、元を取るだけでも、マットレスが何枚もすり切れるほど繁盛しなければならない計算だった。ロンドンのきわどいスポットとして有名にはなったものの、「健康の殿堂」は倒産してしまった。その後グレアムは首まで地面に埋まって、「土壌浴」療法の自己実験を始めた。次第に彼は宗教にのめり込んで理性を失い、寿命を延ばすために断食を始めた。「健康の殿堂」のパトロンたちに百歳まで生きられますよと約束した彼だったが、自分は五十歳にもならないうちに死んでしまった。

電気ショックで顔面を変える

電気を使ったインチキ療法は二十世紀に入っても健在だった。一九二〇年代、ゲイロード・ウィルシャーという裕福なアメリカ人が、電灯のソケットから充電する「アイオンアコー」という「磁気治療器」を製造した。その二十年後、これもアメリカ人のウィリアム・ライヒが「オルゴン・エネルギー」なる電磁気パワー（美しい青い光となって現れるとされた）の販売を始めた。オルゴン・エネルギーは人体の生命力を高め、性欲を増進すると考えられた。オルゴン・エネルギーを発生させる「エネルギー・アキュムレーター」が病人用に販売されたが、その形状は驚くほど毛布によく似ていた。

この頃すでに、ある電気治療が主流となっていた。それは、ビリビリする程度の軽い刺激ではなく、電撃性の激しいショックを利用する治療法だった。元々の名称は「電気ショック療法」だったが、これでは恐ろしすぎるというので「電気痙攣療法」と改められた。これでもまだかなり怖い感じがする。「電気痙攣療法」という正式名称の代わりに必ず略称のＥＣＴが使われるのはおそらくそのせいだろう。

ＥＣＴとは、患者の頭部に電極を当てて数秒間通電することである。患者は痙攣を起こし、意識を失う。通常、何らかの記憶障害が起きる。ＥＣＴは一般的に、他の治療法で効果が出ない鬱病患者に対して用いられる。

ＥＣＴが最初におこなわれてから四十年も経った一九八〇年になってようやく、ＥＣＴの適用実態と効果に関する包括的な調査がおこなわれた。調査結果に対して医学雑誌「ランセット」は、「イギリスの精神科医は全員、この調査結果を読んで恥じ入るべきだ」と論評している。ろくに整備されていない機械が使用されていたり、ほとんどあるいはまったく訓練を受けていない施術者が独断で通電時間を決めていたり、と数え切れないほどの不備が調査によって明らかになった。通電時間がいい加減なやり方で決められていることは、脳に流される電気の量によって記憶障害の程度が左右されるだけに深刻な事態だった。通電に用いる電極の数を二つにしたときよりも一つにしたときのほうが患者の混乱や記憶喪失の程度が軽いことは過去の調査から明らかであるにもかかわらず、八十パーセントの病院が常に二つの電極を使用していた。同性愛の治療にＥＣＴが用いられた例さえあった。質問を受けた精神科医の十六パーセントが、「患者本人や家族が反対した場合にもＥＣＴをおこなう」と認めた。二十年後に患者七百名を対象とする調査がおこなわれた際にも、五十九パーセントの患者が「同意なしにＥＣＴを受けさせられた」と回答した。

一九七九年（最初の調査がおこなわれた年）にECTはイギリスで二十万回実施されていた（患者一人当たり、四回から八回）。ほとんどの精神科医が、ECTは有益だと認めていた。しかし、それがなぜ効くのかは分かっていなかった。

一九七九年の調査報告書は、ECTを「惨めで恐ろしい体験」と表現している。そんな体験を他人にさせようとするからには、精神科医は研修中に少なくとも一回はECTを自ら受けておくべきだろう。しかし、無思慮に人体実験をおこなった医師がいた一方で、意識的に人体実験をおこなうことによって名声を獲得した医師もいた。

一八六〇年代、フランスのギヨーム・デュシェンヌは、顔の筋肉を収縮させて人工的にさまざまな表情を作り出すことによって人間の表情の生理学を研究した。彼は無学な老人を丸め込んで実験台にし、無表情でいるようにと指示した上で電極を老人の顔に当てた。

顔の左右の筋肉に同時に電気ショックを与えることによって、彼は「恐怖におののく表情」を再現した。「恐怖と不安が混じり合った、真に迫ったその表情は、避けがたい拷問を前にした人のそれのようだった」。さらに、目のすぐ上の「苦痛の筋肉」を刺激してみると、老人の顔に苦悶の表情が加わった。デュシェンヌは老人の顔を写真に撮った。その写真は、「地獄に落ちた人々の顔」を再現したというデュシェンヌの主張が誇張ではなかったことを裏付けている。

老人の「粗野な顔」の「平凡な表面」をねじ曲げる実験をおこなったデュシェンヌは、それを虐待とは言わずに「生体解剖」と呼んだ。デュシェンヌは自分の顔を使って実験してもよかったはずなのだが、おそらく彼の顔は老人の「ありふれた顔」とは違って上品すぎたのだろう。「それはまるで、まだ感覚のある死体を使って実験しているようだった」とデュシェンヌは述べている。彼は以前、死体に電気ショックを与えて表情をよみがえらせようとしたことがあったのだが、そのとき、死体相手の実験は不快だと感じたのだった。ひたむきな自己実験者なら、実験台に対して彼のような軽蔑的な見方はしないだろう。

その九十年後、カナダ・マギル大学のイーウェン・キャメロン博士は、ＥＣＴの、記憶喪失を引き起こす特性に興味を持った。彼の目的は、精神を白紙の状態にしてからプログラムし直すことだった。ＣＩＡも洗脳の可能性に興味を示し、気前よく研究資金を提供した。キャメロンは、統合失調症の患者五十三名を本人の同意を得ないで実験台にし、彼らの「行動様式を消し去る」実験をおこなった。実験のプロセスは、幻覚剤ＬＳＤを週四回、電気ショックを一日二回与えるというものだった。その結果、患者一人当たり三十回から百五十回もの電気ショック治療が実施された。これは、患者が通常受ける治療としては考えられないような回数だった。

ＥＣＴによって八十六日間意識不明にさせられ、その間、無限に繰り返されるメッセージを聞かされ続けた長期鬱病患者もいた。キャメロンはこれを「サイキック・ドライビング」と呼んだ。患者が聞かされるメッセージは、患者自身の言葉を録音したものだった。そのほとんどが、次のようなネガティブな言葉だった。

「何もかも嫌いだ。何を見ても腹が立つ。何かバカなことをしてしまうかもしれない」三十回繰り返し。

「嫌いだ。嫌いだ」三十五回繰り返し。

「独りぼっちだ」四十五回繰り返し。

同じメッセージを二十五万回聞かされた人もいた。この聴覚攻撃を受けているあいだに患者たちは次第に混乱し、施術が終わってからしばらくのあいだ震えていた。

治療が終了する頃には、患者たちの記憶は完全に消し去られ、中には精神に異常を来した人もいた。人格は消滅し、話すことも、介助なしに食事をすることもできなくなっていた。彼らは、過去も確かな未来も奪われた犠牲者だった。

キャメロン自身には、確かな未来が保証されていた。のちに彼は、あれは誤った道に踏み込んだ十年間だったと認めた。患者たちの記録は破棄されてしまった。一九六七年、研究者としての名声に埋もれて、キャメロンはこの世を去った。

レントゲン技師の事故死

目に見えない力が人体に危害を及ぼすことがある。数え切れないほど多くの人が、(大半は不注意から)感電死してきた。最近も、自分の電気抵抗の高さをテレビ番組内で実演しようとした男性が、電源を切らずに発電機を修理してみせようとしてコンセントに指を突っ込み、感電死した。

ダンスミュージックイベントやディスコなどの大音響が若者の聴覚に悪影響を及ぼすことはよく知られているが、音波はこれよりずっと大きな害を及ぼす場合がある。仕事中に頻繁に吐き気を感じていたガヴロー教授は、その原因は近くのエアコンから発生する低周波振動ではないかと考えた。この現象を調査するため、彼は、圧縮空気を駆動力とする大型の「超低周波」発生装置を製作した。

装置に初めてスイッチを入れたのは彼の助手だった。そのときガヴローは幸運にも装置から充分離れた場所にいた。助手はその場に倒れ、死亡した。「助手の内臓はゼリー状になっていた」という話もあるが、おそらくは激しい振動が自発呼吸を停止させてしまったのだろう。人間は元来好奇心が強いが、中でも科学者ほど好奇心の強い人間はいない。

一八九五年、陰極線を研究していたヴィルヘルム・レントゲンは、かたわらのベンチの上で蛍光紙が緑色の光を発しているのに気づいた。この光が陰極線に由来するものでないことは明らかだった。陰極線は空気中ではわずかな距離しか進めないし、いずれにせよ、陰極線管は分厚い黒いボール紙で覆われて陰極線が外に漏れないようになっていた。だから、この光は陰極線とは別の、目に見えない光線に由来するものに違いない。いくつかの簡単な実験の結果、この光線が分厚い本や二束分の葉書、さらには薄い金属板まで透過することが判明した。レントゲンは、この強力な未知の力を「X線」と名づけた。

偶然、彼の手が陰極線管と蛍光紙のあいだを通り、影が紙に映し出された。そこに映し出されたものは手ではなく、不気味な幽霊のような手の骨だった。この超自然的な光景に驚いてレントゲンは研究を中断し、周囲に人がいなくなるクリスマス休暇まで研究室に戻らなかった。何かに取り憑かれたように一心不乱に研究する彼の姿を見て、妻は夫の心の健康を心配した。封印された木箱に入れた鉛の重りが写っているX線写真を夫から見せられたとき、妻は夫の興奮を理解した。X線はそれまでに発見されていたどんなものよりはるかに強力な透過光線だったが、妻は自ら進んでX線写真の被写体第一号となり、指輪を嵌めた彼女の手の骨が撮影された。骨や金属といった高密度の物体はX線の一部を遮るのでX線写真に写る。しかし、完全にX線を通さないものは鉛だけである。

クリスマス休暇が明けると、彼は「新種の光線」と題する論文を発表した。物体を透過するこの光線は大ニュースになった。あまりの大騒ぎに、「ポール・モール・ガゼット」紙などは「レントゲン線にはもううんざり」という記事を掲載したほどだった。世間の人々は、衣服を透かして裸を見るためにX線が使われるのではないかと心配した。商売熱心なある会社は、X線を通さないという触れ込みの下着をこんな文句で宣伝した。

近頃大流行のレントゲン線って何なの？
私、もうびっくりするやら呆れるやら
だって、コートもガウンもコルセットまで素通しにして
中身が見えてしまうんですって
レントゲン線って何て何て嫌らしいんでしょう

Ｘ線の発表から数ヶ月と経たないうちに、胆石や骨折の検査をおこなうためのレントゲン撮影機が設計・製造された。やがて、ビスマスやバリウムを飲むことによって、消化管内部のＸ線撮影が可能になった。イギリスのホーリックス社（訳注：麦芽飲料ホーリックスで有名）が造影剤を製造した。

まもなく、Ｘ線に火傷を引き起こす危険性があることが分かったが、実はＸ線の本当の危険性はそんな生やさしいものではなかった。Ｘ線は、人体に根本的なダメージを引き起こす危険のあるイオン化放射線である。細胞を死滅させたり、細胞に回復不能の変化を起こさせたりする。その結果、不妊やガン、子孫に深刻な影響を及ぼすＤＮＡの損傷が引き起こされる。損傷の度合いは被曝量によって決まる。被曝量が大きいほど、リスクも増す。一八九七年五月にはすでに放射線による傷害事故が六十九件報告されていた。被害者はすべて、レントゲン撮影技師だった。それを知っていたかどうかはともかく、彼らは命がけの自己実験をおこなっていたのである。

トーマス・エジソンもX線機器を使って実験をおこなっていたが、「視力を失いかけたので」中止した。彼の助手の一人だったクラレンス・ダリーの場合はさらに悲惨だった。両腕にできた潰瘍の治療のため、信じられないことに、さらに大量のX線を照射されたのである。彼は両腕の切断を余儀なくされ、一年後に三十九歳で死亡した。

それは楽な死に方ではなかった。ボーア戦争中に軍医のレントゲン撮影機のメンテナンスに当たっていたコックス氏の運命もそれを物語っている。コックスを見舞った友人は、「これ以上悲惨な症状は見たことがない」と述べている。「彼は六年間、激しい苦痛に耐えてきた。彼の恐ろしい病状は筆舌に尽くしがたい。……可哀想なコックス、彼のむしばまれた体が回復する望みは万に一つもない。右腕は切断され、痩せこけた左手は指が欠け、彼は完全に廃人と化していた」。また、体には「悪性の潰瘍が生じ、顔にもきわめて深刻な悪性腫瘍が顎先から頰にかけて広がっていた」。妻は「変わり果てた夫の顔」を毎日整えてやっていたが、その作業には二時間かかった。

医学雑誌は、「科学の犠牲になった」放射線学者とレントゲン技師の名簿作りを始めた。犠牲者名簿には、放射線を通さない化学物質や貝ボタンを使って初めて喉や胃の内部の仕組みを調べたウォルター・キャノンの名も含まれていた。ヴィルヘルム・レントゲンは選から漏れた。おそらく、X線管を金属製の箱にしまっていたために放射線の害を免れたのだろう。

レントゲン技師は被曝の最前線にいた。彼らは防護服も着ていなかったし、初期のX

線管にはほとんどあるいはまったくシールドが取り付けられていなかった。患者も、放射線を過度に照射される危険にさらされていた。一九一二年当時、Ｘ線管は「きわめて気まぐれな装置で、放射線量を予測することははなはだ困難」と言われていた。鮮明な写真の撮影を確実にするため、照射時間は信じられないくらい長かった。一八九六年に初めてＸ線を使って体内の異物（弾丸）が見つけ出されたが、その際の照射時間は実に二時間以上だった。ある五歳の少女は多毛症の治療のため、毎日二時間、十六日間にわたってＸ線を照射された。確かに少女の背中の毛は抜け落ちたが、そのあとには大きな壊死性潰瘍ができ、やがてガン化した。こうした治療によって、何万人もの女性が醜い傷跡に苦しみ、ガンを発症することになった。最後のＸ線脱毛機が引退したのはようやく一九四九年のことだった。

数え切れないほど多くの人々に、不必要な照射がおこなわれた。昔は写真館で「ボーン・ポートレート」なるものを撮影することができた。私が子どもだった時分でさえ、靴店には「ペドスコープ」（訳注：「ペド」は足の意）」という、靴の中に足がうまく収まっているかどうかを見られるＸ線装置が置いてあった。子どもたちは喜々としてガラスの表示板に目を押し当て、自分のつま先の骨に見入ったものだった。

一九〇六年、ある男がフィアンセに、結婚式の前にＸ線検査を受けてくれと要求した。体の中が健康かどうか確かめたい、というのだった。おそらく、婚約中に彼女の体内へのアクセスを許可されなかったからだろう。彼女が検査を拒否したため、彼は婚約を破棄した。彼女は婚約不履行で彼を訴え、高額の慰謝料を勝ち取った。

普及すると同時に、X線は、怪我をした喜劇女優の損害賠償請求を有利に運んだり、医師の過失や夫による妻殺しを立証したり、怪しい荷物からテロリストの爆弾を探知したりするために利用されるようになった。

ある探偵は、X線を使って不貞行為を証明できるとして、離婚訴訟にもこれを採用すべきだとまで提案している。これについて、ある雑誌記事はこう述べている。「思うに、X線を使って、どこの家庭の押入にも隠してあると言われている骸骨を発見するのだろう」

ある判事は、法的証拠としてX線写真を採用することを拒否した。その理由は、「このようなことが可能だという証拠はない。まるで幽霊の写真を提出されるようなものだ」というものだった。一八九六年十二月、デンバーの検事は「X線写真を法廷で採用すべきではない」として三時間熱弁を振るった。相手方の弁護士は法廷にレントゲン撮影機を持ち込んで陪審員の手のX線写真を撮影し、X線技術が本物であることを証明した。予審判事は、「現代科学によって、人体組織の奥を見ることが可能になった。……本件において、明確な科学として認定された方法を証拠として初めて採用することが我々の義務であると考える」という判断を下した。

キュリー夫妻の悲劇

法は法でも、マリーとピエールのキュリー夫妻が興味を持っていた法は法律ではなく、物理と化学の法則だった。レントゲンがＸ線を発見したその同じ年、ピエール・キュリーは磁力の研究で博士号を取得し、パリの屋根裏部屋で飢えと闘いながら研究に励んできたポーランド人学生のマリー・スクロドフスカ（パリの屋根裏部屋といえば、ふつうは芸術家専用なのだが）と結婚した。彼らは科学史上最も偉大なカップルとなった。

折しも、ウラニウムから放射される新しい形態の放射線がアンリ・ベクレルによって発見されたばかりだった。マリーとピエールは、この新しい放射線を研究することに決めた。当時は無給の研究者だったマリーがやっと見つけた実験室は、以前そこを借りていた医師が死体の解剖室としてもあまりにも不潔だとして放棄した部屋だった。そこを訪れたある人物は、その部屋を「馬小屋とジャガイモ倉庫を足して二で割ったような」と表現している。

マリーは、ウラニウムのさまざまな化合物がすべて放射線を発することを発見した。したがって、放射線がそれらの物質の化学的性質と無関係であることは明らかだった。それは原子そのものの性質だった。マリーはそれを「放射能」と名づけた。

ウラニウムは、ピッチブレンドと呼ばれる鉱石から抽出される。ピッチブレンドは、数世紀ものあいだ、鉱山労働者の命を秘かに奪い続けてきた鉱石である。ピッチブレンドが初めて研究室に届いたとき、マリーは喜びのあまりその茶色の鉱石に両手を突っ込み、すくい上げた。指のあいだから、ピッチブレンドがこぼれ落ちた。

マリーは、放射線量を測定する方法を考案していた。ピッチブレンドの放射能がそれに含まれていると思われるウラニウムの量から想定されるよりもはるかに高いことを知ってマリーは驚いた。そこで、彼女はウラニウムとは別の、高い放射能を持つ物質をピッチブレンドの中から探し出そうとした。それは思ったよりも大変な作業だった。その物質の濃度がわずか五ppb（一ppbは十億分の一）しかなかったからである。にもかかわらず、彼女は分離に成功し、その物質を祖国ポーランドに因んで「ポロニウム」と名づけた。しかし、ポロニウムの分を計算に入れても、まだピッチブレンドの放射能の高さを説明することはできなかった。まだほかに放射線源があるに違いないと確信していた彼女は、発見する前からその物質を「ラジウム」と名づけた。

ラジウムの分離は、巨大な桶に入れたピッチブレンドの溶液を繰り返し煮沸・冷却し、次第に純粋な結晶を得るという方法でおこなわれた。マリーは、「自分の背丈ほどもある鉄の棒で、沸騰する桶を精も根も尽き果てるまで一日中かき回す」毎日を送った。八トンのピッチブレンドから分離できたのは、わずか〇・一グラムのラジウムだった。

二種類の新元素を発見した彼女は、フランスで博士号を取得した最初の女性となった。ヴィルヘルム・レントゲン同様、彼女も自分の発見に対して特許を取らなかった。そのような行為は「科学の精神に反している」と考えたのである。

夜、ラジウムの入ったチューブが放つ光は、「妖精の淡い光のよう」だった。ピエールは、その青い光は、「チューブをページの近くに持っていけば文字が読めるほど明るかった。しかも、そのラジウムの量はもちろん非常にわずかだった」と述べている。ラジウムは魅惑的であると同時に致死的でもあった。ラジウムは光だけでなく熱も放出し、その放射能の強さはウラニウムの百万倍だった。

マリーはラジウムの瓶をポケットに入れて持ち運び、皮膚に火傷を負った。ピエールは絆創膏で少量のラジウムを自分の腕に貼り付けるという実験をおこない、火傷の原因がラジウムであることを証明した。ラジウムを貼り付けた部分には難治性の潰瘍ができた。ピエールは、マウスやモルモットを使って、ラジウムから放出されるラドンガスの影響を調べる実験もおこなった。ラドンガスに被曝した実験動物はすべて死亡した。二人とも、ラジウムの実験を続ければ（それどころか、実験室内の空気を呼吸するだけでも）危険だと気づいたに違いない。しかし、発見の興奮が彼らを駆り立てた。「人生には恐れなければならないものは何もありません。理解しなければならないものがあるだけです」とマリーは語っている。

一九〇三年、夫妻はノーベル物理学賞を共同受賞したが、マリーが貧血を患っていたためストックホルムの授賞式には出席できなかった。その貧血は、ラジウムによる被曝の最初の徴候だったかもしれない。彼女は流産したばかりでもあった。

ラジウムの入ったチューブをピエールが高温になるまで熱していた際、試験管が爆発し、危険な中身が四方に飛び散った。その後、彼は視力に異状を感じ、研究に支障を来すほどの両足の激痛に悩まされるようになった。一九〇六年、彼は馬車に轢かれ、車輪が彼の頭蓋骨を砕いた。即死だった。

マリーは悲しみに打ちひしがれたが、ついには研究に慰めを見出した。「実験室がなかったら、生きてはいけませんでした」と彼女は語っている。ピエールの跡を継いで放射線物理学教授に就任するよう、ソルボンヌ大学は彼女を招聘した。女性の大学教授就任はそれまで先例がなかったので、彼女は最初の数年間は非常勤講師として大学に勤め、その後教授に昇格した。一九一一年、彼女は再びノーベル賞を受賞し（今回は化学賞）、二部門でノーベル賞を受賞した最初の人物となった。それでも、彼女はフランス科学アカデミーの会員には選ばれなかった。それは結局のところ、彼女が女性だったからである。

第一次大戦中、マリーは軍隊にレントゲン車を配備することに尽力した。それだけでなく、自らレントゲン車を運転し、レントゲン技師の指導をおこなったりもした。一九一八年までにレントゲン車は各野戦病院に配備され、百万人の負傷兵の治療に役立てられたと推定されている。

一九二〇年代に入った頃から、マリーの健康状態は悪化していった。両手に放射線によるひどい熱傷ができ、失明の危険があったために何度も手術を受けた。最後は極度の貧血で死亡したが、それも、血液細胞を造り出す骨髄が放射線によって損傷を受けたことが原因だった。彼女の業績を記念するものは、放射能の古い単位「キュリー」である。ラジウムを使った放射線治療が主要なガン治療法の一つになったことを、彼女は喜んでいることだろう。しかし、ポロニウムはのちに原子爆弾の起爆剤として使われたし、二〇〇六年にロンドンでロシアの反体制派が暗殺されたときにもポロニウムが使われた。彼女がそれを知ったら、がっかりしたに違いない。

一九九五年、キュリー夫妻の柩を掘り起こしてパリのパンテオン内に改葬することが決定された。式典には、フランスのミッテラン大統領もポーランドのワレサ大統領も出席した。ある意欲的な科学者がこの機会を捉え、夫妻の遺体をガイガーカウンターで調べた。二体とも放射能を帯びていたが、特にピエールのほうは驚くほど値が高かった。悲劇的な交通事故で死亡していなかったら、彼は放射線障害によって長期間苦しんだ末に悲惨な死を遂げていたことだろう。

マリーの娘イレーヌは母親の跡を継いで科学者になった。そして、彼女も夫とともにノーベル賞を受賞し、研究中に放射線を浴びたことが原因と思われる白血病で死亡した。

あやしげなラジウム商法

アメリカの放射線学者ジョージ・ストーヴァーは、自分の体を使って六年間にわたってラジウムの人体への影響を調べた。その結果、のちに彼は数度の切断手術と百回以上の皮膚移植手術を余儀なくされた。その早すぎる死の直前、彼は、「有用な事実が一つ明らかになるなら、それと引き替えに数人の科学者が死んだり手足を失ったりすることなど大したことではない」と語った。

「ガンの治療にラジウムが使用されている」というニュースに比べて、こうした恐ろしい話は一般大衆の心にはほとんど残らなかった。放射線は「生命の光線」として知られるようになり、放射性物質が魔法の成分としてさまざまな製品に配合されるようになった。ラジウム入りのチョコレートに歯磨き、「塗ると肌がゾクゾクする」ラジウム入り軟膏、体を寒さから守る放射能入り衣類、ほとんど誰も知らない元素「ヒアリウム」を使った補聴器、ラジウム入りのバスソルトに育毛剤（放射線は実は脱毛を引き起こすのだが）などなど。放射能入りのローションや洗浄水、座薬もあった。体のどの部分も安全ではなかった。「精力増強」をうたった「生殖腺エキス配合の」放射能入り強壮剤もあれば、強壮剤が効いた際に必要となる放射能入り避妊ジェルもあった。

こうした製品のほとんどはおそらく無害だっただろう。ラジウムは金よりもずっと高価だったから、こうした製品におそらくラジウムはまったく含まれていなかったものと思われる。しかし、ラジウムは放射能を帯びたラドンガスを一千年間放出し続けるし、しかもほんの少量のラジウムからでもかなりの量のラドンガスが放出される。ロンドンのスパークレッツ社は、ラドン入り炭酸水が作れる家庭用ソーダサイフォンを発売した。さまざまな「放射性」ポットやジャーが製造され、飛ぶように売れた。これに水を入れて一晩置くと、ラドン入りの水ができるのだった。「放射能を帯びた健康にいい水が二ガロン作れますから、ご家族の一日のご利用には充分な量です。……これこそナチュラルな健康法です」

「高額インチキ商品」を次々と売り歩いていた詐欺師ウィリアム・ベイリーは、一九二〇年代にラジウム含有水「ラジソール」で大儲けした。年に十万本を売り上げる大ヒットだった。それは、「内部放射線治療における最も完璧な達成」だった。確かに、そのうたい文句に偽りはなかった。

ベイリーの上得意の一人に、エベン・バイヤーズという金持ちがいた。社交界の名士でスポーツ愛好家だった彼は、五十歳を目前にして若返りを必要としていた。彼の願いを叶えたのがラジソールだった。ラジソールの効き目にすっかり満足した彼は友人たちにも勧め、ラジソールを何ケースも送った。ところがそのうち、バイヤーズは慢性の頭痛に悩まされるようになった。やがて歯が抜け落ち、骨はボロボロになっていった。

放射線というと、我々は、弾丸のように人体を貫通して内部器官にダメージを与えるガンマ線（これから身を守るためには鉛の壁で遮蔽するしかない）をイメージする。しかし、放射線には、ほんの数センチしか人体を透過しないベータ線や、比較的速度が遅い（一秒間にわずか千五百万メートル）アルファ線もある。アルファ線は紙一枚、あるいは皮膚一枚で遮ることができるが、これを体内に取り込んでしまった場合は致命的である。ラジウムには骨に蓄積しやすい特性があり、骨はアルファ線に攻撃されて蜂の巣のようになってしまう。アルファ線の弾丸が尽きることはない。その前に、犠牲者の骨のほうが尽きてしまう。

ベイリーを訴追しようとしていたある弁護士が、話を聞きにバイヤーズを訪ねた。弁護士は、自分が目撃したバイヤーズの惨状をこう述べている。「これよりも恐ろしい体験は想像さえできない。バイヤーズの状態は言葉にできないほどだ。……彼はほとんどしゃべることもできなかった。……上顎は全部、下顎もほとんどが切除されていた。残された骨組織はすべて崩壊しつつあり、実際、すでに頭蓋骨にいくつか穴が開いていた」。バイヤーズは苦しみ抜いた末に死亡した。

ベイリーは訴追されはしたが、起訴内容は「詐欺的な主張をおこなった」というものに過ぎなかった。彼はすぐに商売に復帰し、「命の光線を豊富に含む」ヘルス・スプリングスと「目に見えないガンマ線を太陽よりもはるかに大量に放出する」バイオレイ・ペーパーウェイトを販売し始めた。当時、ベイリーの商売を取り締まる法律は存在しなかった。ベイリーは、「永久の日光」(彼は売り物の放射能のことをこう呼んだ)を過剰に浴びたことが原因で膀胱ガンになり、死亡した。

ラジウムの最も商品化しやすい特性は、それが放つ青白い光だった。玄関の呼び鈴や銃の照準機や釣りの餌、さらには「ご婦人のフェルトのスリッパ」まで光らせることのできる夜光塗料キット「アンダーク」が売り出された。製造元の創立者は「未来の家では、照明代わりにラジウムが天井に塗られるようになる」と予見したが、用途として需要が高かったのは、人形の目とか口紅やカクテルといった、暗いところで光を放つ必要のあるものだった。

第一次大戦が始まると、薄暗いところで文字盤を読まなければならない機会が激増した。アメリカのラジウム生産の九十五パーセントが（医療用を犠牲にして）夜光塗料製造に回されたと推定されている。医療用として割り当てられたラジウムを売り払った医師さえいた。一九一七年までに、アメリカ軍人の時計はすべて夜光文字盤付きのものになった。

この夜光塗料は、ラジウムにクリスタルの微粒子と甘い味のするアラビアゴムを混ぜたものだった。文字盤の数字や針に夜光塗料を塗るのは細かい作業だった。塗料を塗る筆は、毛が三本か四本しか植えられていない極細筆だった。作業に当たった女工たちは、筆先を唇で拭って、筆先を尖らせたり余分な塗料を落としたりした。一日に二百五十個の文字盤に塗料を塗る作業をこなしていた女工たちは、大量の放射性物質を摂取する結果になった。ある工場は、八百名の文字盤塗装女工を七年にわたって雇っていた。一九二〇年代に入る頃には、アメリカにはすでにこうした工場が百二十ほど稼働していた。

女工たちの顎に異変が起きていることに最初に気づいたのは歯科医だった。一九二五年に工場住み込みの医師が死亡し、遺体を解剖したところ、肺と肝臓にひどい壊死が起きていたことが分かった。彼の骨は強い放射能を帯びており、暗い場所で感光板の上に置いておくと骨の写真が撮れてしまうほどだった。その後まもなく、女工の一人が入院した。彼女の呼気にさえ放射性物質が含まれていた。彼女は、骨髄が破壊されたことによる極度の貧血で死亡した。工場で一年以上働いていた女工の中で、正常な血球数を示す者は一人もいなかった。中には、暗いところで自分の体が発光していることに気づいておびえる女工もいた。

「いわゆるラジウム中毒」の疑いを、工場の経営陣は、「そのような兆候を示すものは何も発見されていない」として否定した。しかし、彼らは重大な健康診断書を隠蔽していた。しかも、死亡した女工たちは鉛で内張りされた柩に納められて埋葬されていた。社長は地元の保健担当責任者に殊勝らしい手紙を書き送り、「死亡者が多発しているのは、他社なら不適格者として雇用しないような労働者を雇うことを社是としているからなのです」と弁解した。「親切心からしたことがかえって私どもの仇となったのです」。

病気の女工たちは会社を相手取って訴訟を起こし、賠償金を勝ち取ったが、彼女らの顎はすでに壊死し、骨は蜂の巣のように穴だらけだった。その後の数年のうちに、彼女らは次々と死んでいった。

彼女らが文字盤に夜光塗料を塗った腕時計や置き時計はその後も使われ続けた。それらが手首の上やベッドサイドで使われていたあいだに放出した放射線の量は、アメリカ中のラジウム加工現場や核施設から放出されたよりも多かったものと推定されている。

人生は短く、放射能は長い

放射能ブームはこのように多くの悲惨な犠牲者を出したが、幸い、ブームそのものはやがて自然死を遂げた。それでも、旧ソ連では一九八〇年代に入っても毎日二千五百人の患者にラドン浴が処方されていたと言われているし、カルルスバート近郊にある、三百室の客室を有するラジウム・パレス・ホテルは現在でも天然ラジウム温泉への湯治客を迎え続けている。幸い、イギリスのバクストン温泉では現在、放射能水の輸入はおこなわれていない。この温泉はかつて、外国の最も放射能の高い温泉と比べても五十倍も放射能が高いことを売りにしていたのである。

放射能はなかなか消えない。マリー・キュリーが使っていたノートは、いまだに放射能を帯びている。二〇〇八年、マンチェスター大学のスタッフが相次いでガンで死亡したため、大学はその原因について疑いを抱いた。彼らが死の直前まで働いていた場所が、百年近く前にアーネスト・ラザフォードが初めてアルファ線の分離に成功した建物だったからである。大学は、放射能に汚染されていると思われる部屋を封鎖し、過去二十年間にそこで働いた経験を持つスタッフ全員に健康診断を受けるよう勧告した。

健康診断といえば、核化学者エリック・ヴォイスは継続的に健康チェックを受けていた。一九九〇年代半ば、彼は十一人の研究者仲間とともに、半減期の短いプルトニウムの放射性同位体の注射を受けた。それは、プルトニウムが人体のどこにどれくらいの期間残留するかを調べるための実験だった。事故で大量に被曝した場合の危険を算定することが実験の目的だった。二〇〇〇年、ヴォイスはすでに引退していたにもかかわらず、今度はプルトニウムの吸入実験をおこなった。肺から吸収されるプルトニウムの量と、それが体内を移動する速度を調べるためだった。彼は、自分は今や世界一高い放射能を持つ男だと豪語した。彼の体に被曝の悪影響はまったく出ていなかったのだが、彼の家から出るゴミを回収するために定期的に装甲車が差し向けられた。

すでに七十代だったヴォイス博士は、自分の運命について、「残りの人生に何が起きるか、そんなに心配する必要はないと考えている」と冷静に語った。たいていの人間はできるだけ長生きしたいと思うものだが、彼はそれを願わない珍しい人間の一人だった。

二〇〇四年に彼は八十歳で運動ニューロン疾患のために死亡し、鉛で内張りされた柩に納められて埋葬された。

第9章　偏食は命取り——ビタミン

地獄がどこにあるかについてこれまで長い間議論されてきたが、我々はそれを発見した。地獄はここにある。

——ルイ・アントワーヌ・ド・ブーガンヴィル

（壊血病が蔓延する船上で）

船乗りの職業病

ウイルスやドラッグや放射線が危険だということはすぐに理解できる。しかし、何かが足りないために恐ろしい病気になることもあるのである。

何世紀にもわたって、船乗りの生活は楽しいものではなかった。彼らのほとんどは自分の意志に反して船乗りにさせられ、溺死というオプション付きで遠洋航海船という牢獄に閉じ込められた人々だった。しかし、壊血病で死んだ船乗りの数は、嵐や難破、戦闘や疫病の死者を合わせたよりも多かった。たとえば七年戦争の死者の内訳は、戦死者一人に対して病死者は八十九人、そのほとんどが壊血病による死者だった。帆船の時代、二百万人以上の船乗りがこの恐ろしい病によって命を落としたと言われている。帰路、船を操るのに充分な数だけ健康な乗組員が残っていれば、それは幸運な船だった。

一七四〇年、ジョージ・アンソン提督は、太平洋のスペイン艦隊を「悩ませ、苦しめよ」との命令を受けた。この遠征は出だしでつまずいた。乗組員が足りなかったため、イギリス海軍はチェルシー王立病院に隠居していた退役軍人で不足分を埋め合わせた。アンソンのもとに集まったのは、「軍隊よりも養老院が相応しい、ボロボロでよぼよぼの老人」の一団だった。この呪われたミッションを生き延びるのは、頑健な体の持ち主でも難しかった。戦死者はわずか三名だったが、出航時二千名近くいた乗組員のうち、帰還したのは二百名に満たなかった。ほとんどが壊血病で死亡していた。

イギリス海軍は遺体を水葬にした。カトリックのスペインやフランスの乗組員にとって、船内の状況はさらに悲惨だった。カトリックでは死者は聖別された土地に埋葬しなければならないことになっていたから、死体は積み荷と一緒に船底に詰め込まれ、腐った水たまりの中でごろごろとあちこち移動した。船底から上がってくる臭気に息が詰まってしまう乗組員もいた。

壊血病は恐ろしい病気だった。毛細血管が破れて皮下出血が起こり、膨れたスポンジのようになった歯茎からは腐った血がにじみ出し、歯が次々と抜けた。とうの昔に治っていた骨折箇所が再びポキンと折れた。アンソンによれば、「ある者は感覚を失い……ある者は朽ち果てていった」という。

アンソンの艦隊の悲劇にショックを受け、政府は壊血病の治療法の調査に乗り出した。しかし、解決法は実は一世紀以上前から知られていた。東インド会社は、「レモン・ウォーター・ジュース」を効果的な予防薬として航海中に使用していた。それどころか、おもな航路の寄港地に柑橘類の木を植林することまでしていた。しかし、三十年も経たないうちに、船長たちは果物の代金を出し渋るようになった。壊血病の症例がほんの時たましか見られなくなっていたので、そんなことのために大金を払いたくないと思ったのである。異国の地の果物は壊血病などの病気の原因になる、と主張する専門家もいた。予防薬は忘れ去られ、インチキ薬に取って代わられた。こうして、恐ろしい病は舞い戻ってきたのである。

一七五三年、若きスコットランド人海軍軍医ジェームズ・リンドは、「各々の著者の思いつきやそのときどきに流行している理念に従って発案された」壊血病の治療法に異議を唱えた。理論をこねくり回す代わりに、彼はイギリス海軍軍艦ソールズベリーの艦上で実験をおこなった。これは、管理された条件下でおこなわれた最初の臨床実験である。まず、彼は同じような壊血病の症状を示している乗組員二十四名を選び出した。そして、半数の十二名を二人ずつの六グループに分け、その各グループにそれぞれ異なる治療法（アルコールと硫酸を混ぜた硫酸薬《エリキシル・ヴィトリオル》を服用する、酢漬けの食品を食べてから酢を生《き》のまま飲用する、一日に海水を一パイント飲用する、などぞっとするようなものも含まれていた）を処方した。もう半数の十二名には何の治療もせず、治療を受けた十二名と比較するための「対照群」とした。二十四名全員に同じ食事をさせ、管理が行き届くよう、他の乗組員から隔離して生活させた。わずか二名というサンプル数ではあったが、リンドは、実験した治療法のうち「オレンジとレモンがこの病気には最も効果的である」と結論づけた。現在、リンドは「航海医学の父」と呼ばれている。しかし、リンドが実験結果について詳細な報告書を作成したにもかかわらず、当時は誰一人として気にもとめなかった。

　一七六八年、ジェームズ・クックは南太平洋への初の航海に乗り出した。彼の任務の一つは、壊血病のさまざまな治療法を試してみることだった。乗組員たちは「新奇な」食材を毛嫌いしていたが、クックは栄養補助食品の利用を強行した。ゾウムシに穴だらけにされた乾パンやウジのわいた塩漬け肉にも文句を言わなかった乗組員たちは、マデイラ諸島で積み込まれた「新鮮な」肉を食べることには抵抗した。命令を拒否した罰として、数人が鞭打ちを喰らった。乗組員たちがザワークラウトを拒否すると、クックは高級船員の食卓に毎日ザワークラウトを載せるという手を使った。「上官らが好んで食べているところを見せれば、それは最も高級な食べ物になる」と知ってのことだった。レモンジュースの苦味も乗組員たちには不評だったが、それには飲むだけの価値があった。クックが食事内容を厳しく管理し、上陸のたびに新鮮な野菜（その中には、

「壊血病草《スカーヴィ・グラス》」と呼ばれるようになったトモシリソウも含まれていた）を積み込んだおかげで、三年間の航海中、壊血病の犠牲者は一人も出なかった。

イギリス海軍はクックの探検には満足したが、壊血病予防に関する彼の結論には納得しなかった。クックは航海中、ニンジンジャムや麦芽汁など、壊血病に効果があるとされていたさまざまなものを試していたため、その中のどれが壊血病の発生を抑えたかははっきりしなかった。海軍本部は、航海のたびに壊血病に直面している船長らの提言を採用する代わりに、王立協会の学者たち（彼らはおそらく壊血病患者を一度も見たことがなかったものと思われる）に意見を聞いた。学者たちは、壊血病の原因に関する彼らの誤った考察に基づいて特効薬を処方した。

海軍本部は、「地球一周航海中の船舶の乗組員を対象とする実験を数回おこなった結果、各船舶の軍医は全員、『レモンやオレンジのシロップには、この病気を予防あるいは治療する効果はない』と述べた」と説明した。問題は、リンドらが「シロップ」の使用を勧めたことだった。シロップとは、レモンやオレンジの果汁を加熱して水分を飛ばした濃縮液のことだった。加熱によって果汁の効能は半減し、時間の経過とともにそれはさらに急激に低下した。効果を顕すのは新鮮な果物だけだった。有効成分が加熱や乾燥によって変成してしまうからである。

唯一の効果的な治療法を却下してしまったために、壊血病はイギリス海軍に対して疫病並みの猛威を振るうことになった。他国の海軍も同様に苦しめられた。一七七〇年、スペイン・フランス連合軍がイギリスへの侵攻を企てた。予定よりも七週間遅れてスペイン艦隊が到着したところ、たったそれだけのあいだにフランス海軍兵士の三分の二が壊血病で戦闘不能に陥っていた。イギリスまで辿り着いた侵略軍兵士は、船から投げ捨てられてイングランド南岸に打ち上げられたおびただしい数の死体だけだった。

それから十年後、イギリスのあるフリゲート艦の乗組員全員が壊血病で苦しんでいた。フ通りかかったアメリカ船の船長から新鮮な肉と野菜を与えられ、彼らは命拾いした。フリゲート艦の艦長は二十二歳のホレーショウ・ネルソンだった。もし彼がそのとき死んでいたら、最も偉大な司令官を失ったイギリスはどうなったことだろう。

同じ年、サー・ジョージ・ロドニー提督の主治医ギルバート・ブレーンは、イギリス海軍兵士の健康状態について危惧の念を抱いた。彼は、「海軍兵士の健康と生命を守るためにできることは、一般に考えられているよりも多い」と考えた。リンドとクックの報告書の内容を知っていた彼は、ロドニー提督の艦隊の乗組員全員にオレンジ果汁を配給するよう提言した。その結果、壊血病で死亡する乗組員の割合は年に二十五パーセントから五パーセントに激減した。のちに「イギリス海軍傷病兵担当委員」に任命されると、ブレーンは医療の改善に尽力し、柑橘類の果汁を海軍兵士全員に支給させた。まもなく、イギリスは世界で最も健康な海軍兵士を擁する国となり、やがてナポレオンもそれを思い知ることになった。

七年戦争やアメリカ独立戦争の時代、ハスラーの王立海軍病院では一日に三百五十人から千人の壊血病患者が治療を受けていた。一七八〇年には、ポーツマスに着いた船から一日に二千四百人もの患者が運び込まれた。それが一八一五年にはすでに、王立海軍病院で治療を受けた壊血病患者は四年間でわずか二人になっていた。リンドが実験をおこなってから四十年のあいだに、何十万人もの海軍兵士があたら失わなくていい命を落としたのである。

壊血病で死んだのは船乗りだけではなかった。ウィリアム・スタークという若い医師が、当時ロンドンに住んでいたベンジャミン・フランクリンと知り合いになった。フランクリンから、「以前、パンと水だけで二週間過ごしたことがあるが、健康に何ら異状は来さなかった」と聞かされたスタークは、何かだけを食べるとしたら何が最も有益で、何が有益でないかを実験してみようと決意した。「若気の至り」で彼は九ヶ月間にわたる制限食を開始した。十週間パンと水だけで過ごしたあと、小麦粉とパンと油を断ち、それから赤身の肉だけ、脂身だけを食べてそれぞれの効果を比較した。その後、果物と緑の野菜に移る予定だったのだが、不幸にも彼は予定を変更し、チーズと蜂蜜を選んでしまった。

スタークは急速に壊血病の魔手の中に落ちていった。壊血病に詳しいある著名な医師は、「塩分の摂取を減らすように」と彼にアドバイスしただけだった。その後まもなくスタークは二十九歳の若さで死亡した。

柑橘類に含まれている「何か」が壊血病に効くということは一般に認められてはいた

が、「その何かが不足すること」が壊血病の原因だとは壊血病治療の先駆者たちにも思い至らなかった。船乗り（や貧しい人々）が壊血病になったのは、その食生活が原因だった。タンパク質と脂肪と炭水化物と水だけの食事では、仮にその量が充分であっても人間は絶対に生きていけない。健康のためには、現代の我々がビタミンと呼んでいるその他の成分が必須なのである。

アスコルビン酸、つまりビタミンCは、壊血病を防ぐために必要な成分である。ビタミンCは柑橘類だけでなく、ローズヒップやブラックカラント、パパイヤ、キウイ、ブロッコリー、芽キャベツやパセリやクレソンにも豊富に含まれているが、野菜や果物なら何でもビタミンCが豊富というわけではない。また、レバーや腎臓を除けば、肉類にはほとんどあるいはまったく含まれていない。アスコルビン酸はコラーゲン（タンパク質の一種。体内のタンパク質の中で最も量が多い）の形成に不可欠である。コラーゲンは繊維状の物質で、細胞を結合させる「セメント」の主成分である。これがないと、体は文字どおりバラバラになってしまう。

母乳にも、母体から「奪ってきた」ビタミンCが豊富に含まれている。ヴィクトリア朝時代に中産階級の母親の多くが母乳から人工栄養に切り換えたところ、赤ん坊に壊血病の初期症状が現れた。当時使用されていたミルクにはビタミンCが含まれていなかったのである。

壊血病に罹る危険があるのはほとんど人類だけである。大半のサルを含めてほとんどの動物がビタミンCを体内で合成することができるため、外部からビタミンCを取り込む必要がないのである。一九〇七年、研究者たちは、モルモットに（ビタミンCが含まれていない）穀類だけを与えて飼育すると壊血病のような症状が現れ、その後、ビタミンCを与えるとその症状が消えることを実証した。研究者たちは幸運だった。モルモットは人間と同じように飲食物からビタミンCを摂取する必要があるのだが、そのような動物はほんの数種類しか存在しないのである。

孤児院が実験室

ビタミンの働きは、その多くが動物実験や人間のボランティア（もっとも、自分が実験台にされていることを全員が知っていたわけではないが）を対象とする実験によって明らかにされた。壊血病は、食事内容が不充分な、刑務所や孤児院といった施設でよく見られる病気だった。優良な孤児院では子どもたちにオレンジ果汁を与えていた。一九一三年、アルフレッド・ヘスとミルドレッド・フィッシュという二人の小児科医が、孤児院の赤ん坊からオレンジ果汁を取り上げるという実験をおこなった。壊血病の典型的症状である局部的出血が現れるのを待って、腹部の穿刺という侵襲的な（訳注：痛みや出血などを伴う方法のこと）診断テストを試してみるのがその目的だった。それから彼らはこの実験を再度おこない、同じ症状が現れるかどうか調べた。ビタミンD欠乏症であるくる病を研究する際にも、彼らはこれと同様の実験手順を用いている。

彼らはこうした実験に何ら良心の呵責を感じていなかった。「孤児たちは、育ててもらっている恩義に報い、社会に大いに貢献した」と彼らは述べている。当時は、「彼らは社会から受けた恩義を返しているのだ」と一般に考えられていた。幼児(特に孤児や「知能障害者」)を実験に使うことは、二十世紀の前半までふつうのことだった。孤児院長の許可さえあれば「使う」ことのできる「幼児ボランティア」(と彼らは呼ばれていた)は便利な存在だった。ほとんどの病気に対してまだ免疫を獲得していない彼らは、新しいワクチンをテストするには理想的な存在だった。実験の手順は、実験用ワクチンを注射してから赤ん坊をその病気の病原体に曝露し、免疫ができているかどうかを調べる、というものだった。彼ら「幼児モルモット」は、百日咳やはしか、肝炎、天然痘、ヘルペスなどの「生きた」病原体を「接種」された。ジョン・コルマー博士は、自分自身と二人の息子の体でポリオ生ワクチンをテストして安全性を確かめたのち、三百人の子どもに接種をおこなった。九人の死亡者を出したのちにこのワクチンは回収された。一九三〇年、ドイツで結核用ワクチンの実験中に七十六人の幼児が死亡した。

ボストン市立病院の外科研修医ジョン・クランドンは、子どもを実験台にするような男ではなかった。一九三九年に彼は、なぜ栄養状態の悪い人はそうでない人よりも怪我の治癒に時間がかかるのかという問題に興味を持った。壊血病に罹ると古傷が開くが、このことが手がかりになるのではと考えた彼は、「被験者にビタミンCが不足した食事を摂らせた上で、実験的に傷を作り、その傷が治癒するまでの時間を測定する」という実験を計画した。クランドンは、「自分自身の体で試してみるまでは、他人を実験台にするなんて考えられない」と言って譲らなかった。彼以外に二人の志願者が実験に参加したものの、禁断のオレンジジュースをこっそり飲んでいるところを見つかり、チームから外された。

実験開始から三ヶ月後、クランドンは背中の片側を切開して長さ六センチの深い傷をつけ、その後、もう片側にももう一つ傷をつけた。彼は相変わらず、ほとんどチーズとクラッカーとコーヒーだけの食事を続けていた。体重は十四キロ減り、疲労困憊していた。研究所長は、このままでは死んでしまうと心配した。実際、彼はもう少しで死ぬところだった。

体調を保つためにジムで運動していたところ、彼は突然激しい動悸を感じ、これでは死んでしまうと思った瞬間に気を失った。壊血病患者が心膜内出血を起こして突然死する例があることが知られていた。彼は八歳の時に虫垂の切除手術を受けていたが、そのときの手術痕が再び開いてしまうほど壊血病は悪化していた。ビタミンCの注射を一日一回一週間にわたって受けるまで、実験のために人為的につけた傷はまったく治癒の兆しを見せなかった。彼は、「貧しい人々は治癒能力が低く、そのために感染症に罹る危険が高いが、ビタミンCをより多く摂取することによって治癒能力を改善することができる」と実証したのである。

クランドンの母親マージェリーは、フーディーニ（訳注：有名なアメリカのマジシャン。

霊媒師のトリックを暴くことでも有名だった）にインチキを見破られた有名な霊媒師だった。しかし、息子のほうは本物だった。彼は勇敢な自己実験者だった。

恐怖の葉酸フリー・ダイエット

ビタミン欠乏症の自己実験に挑んだ研究者はクランドンだけではなかった。クランドンの実験から二十二年後、同じ病院で若き血液疾患研究者がやはり意図的に自らビタミン欠乏症になり、死にかけた。ヴィクター・ハーバートは、父親の従兄弟で有名なオペレッタ作曲家のヴィクター・ハーバートからその名をもらった。研究者のほうのハーバートは、血液中の葉酸（ビタミンB群の一つ）濃度の判定テストを初めて開発した人物である。葉酸はさまざまな食品に含まれており、特に緑の葉野菜に豊富に含まれているが、ビタミンCと同じで加熱によって破壊されてしまう。腸内細菌が葉酸を合成していると考えられるため、消化機能に深刻な障害を抱えている人及びアルコール中毒患者（アルコールが葉酸を分解するため）以外は葉酸欠乏症になることはあり得ない、とされていた。

ハーバートの患者に、壊血病と巨赤芽球性貧血（赤血球の異常によって引き起こされる悪性貧血）の両方を患っている人がいた。この患者は大変な偏食家だった。少なくとも五年のあいだ、彼の食事は十五セントのハンバーガーとドーナツ、コーヒーだけだったのである。野菜は頑として食べなかった。彼が食べていたハンバーガーはすべて、屋台で売っているものだった。その手のハンバーガーはスチームで調理され、屋台に運ばれてから売れるまで、スチームで保温され続けていた。それは最も効率的な、ハンバーガーによる緩慢な殺人だった。

葉酸は赤血球の製造に関係しているため、ハーバートは、「ハンバーガーに含まれていたわずかな葉酸がスチームによって完全に破壊されてしまい、その結果、悪性貧血が引き起こされたのだろう」と推測した。推測が正しいかどうか確かめるためには、葉酸の欠乏が巨赤芽球性貧血を引き起こすことを実験によって再現する必要があった。伝統的な方法に従って、彼は、後輩の一人に実験に参加してみないかと声をかけた。後輩は光栄には思ったものの、賢明にもその誘いを断った。ハーバートは、自己実験を次のように正当化している。「もしも他の誰かに何かよくないことが起きるとしたら、私はそのことで良心の責めを負いたくない」

最初の課題は、葉酸ゼロの食事を用意することだった。それは、ほんのわずかな葉酸も残らないように、風味も歯ごたえもすべて消滅するまであらゆる食材を長時間ボイルすることを意味していた。三度ボイルされた細切れの鶏肉は、ウスターソースとグルタミン酸ナトリウムをたっぷり振りかけても何の味もしなかった。

ハーバートは頑張ってこの食事を七ヶ月間続けた。これに追加されたものといえば、葉酸以外のビタミンを補うため（ボイルによってすべてのビタミンが破壊されてしまうので）の錠剤だけだった。この完全な単調さに食欲は減退し、体重が十二キロ減った。彼の妻によれば、彼は「痩せこけ、ものすごく怒りっぽくなった」という。彼は物忘れもするようになり、自分が車を停めた場所を忘れて駐車場をうろうろと探し回った。

彼の血球は何度もチェックされ、骨髄（血球はここで製造される）サンプルを採取するため、胸骨に太い針が何度も刺された。この検査には苦痛が伴ったし、最初に針を刺されたときハーバートは、助手が力を入れすぎて針が心臓まで突き刺さってしまうのではないかと恐怖を覚えた。こうしたミスによって、すでに何人もが合併症を起こして死亡していた。彼はあと八回、骨髄採取のために胸骨に針を刺されなければならなかった。

それまでのところ、貧血の兆候は出ていなかったが、それよりもさらに気がかりな、予期せぬ症状が現れた。クリスマスの朝、目覚めたハーバートは、ベッドから起きあがれないことに気づいた。葉酸の欠乏のせいで足が永久に麻痺してしまったのだろうか。たまたまその少し前、彼は、カリウム不足によって麻痺が引き起こされるという論文を読んでいた。カリウムの効能はたくさんあるが、カリウムは神経機能の調節にも関係しているため、これが不足すると麻痺が起きるのである。食材を長時間ボイルしたことで、カリウムも失われてしまったのだろうか。彼の推理は当たっていた。彼のカリウムレベルは、いつ死んでもおかしくないほど低下していた。

カリウムを補充すると麻痺は消失したものの、すぐに次の試練がやってきた。腸の内壁の組織を採取して顕微鏡で調べるため、彼は長いチューブを喉から小腸まで挿入された。チューブの先端には、サンプルとして組織の細片を切り取るための刃がついていた。

外科医がチューブをたぐり寄せ始めたとき、ハーバートの悲鳴が上がった。彼はまるで、腸を引きずり出されているように感じた。実際、そのとおりだった。どうしたわけか刃が腸に引っ掛かり、抜けなくなってしまったのである。腸全体がサンプルになりかねない状態だった。

七ヶ月後、ハーバートはついに巨赤芽球性貧血を発症した。仮説の正しさを証明した彼は晴れて葉酸フリー・ダイエットを放棄し、葉酸を心おきなく補給することができた。彼の研究発表を聞いたある著名な薬理学者は彼の研究を賞賛し、「彼には科学的才能だけでなく勇気がある」と言った。

何十年ものあいだ見過ごされてきた葉酸欠乏症だが、現在では世界的な問題として認識されている。ハーバートが自分の症状を詳細に観察してくれたおかげで、今では簡単な血液検査だけで貧血の進行度を測ることができる。

葉酸は赤血球及び遺伝物質の形成に不可欠な物質である。葉酸は胎児の発達に重要な役割を果たしているが、そのために母体から葉酸が奪われてしまう。その不足分を補うため、現在では妊婦に葉酸のサプリメントが与えられている。

過ぎたるは及ばざるがごとし

我々は当然、ビタミンは「体にいいもの」と考えているが、何事も過ぎたるは及ばざるがごとしである。ビタミンＡは感染症から守ってくれるが、一日当たりのビタミンＡ

所要量はわずか〇・〇〇三グラム、つまりほんのわずかで充分なのである。過剰なビタミンAは排泄されずに体内に蓄積し、ビタミンA過剰症を引き起こす。

ニンジンにはビタミンAが豊富に含まれているが、ニンジンと聞くと私はある男性の検死を思い出す。発見されたとき、男性の遺体には一面に奇妙な発疹ができていた。男性の髪の毛は抜け落ち、皮膚は明るいオレンジ色を呈していた。男性がほとんどニンジンだけを食べていたことは周囲に知れ渡っていた。ニンジンのスープにニンジンの煮物、ニンジンのケーキ。彼の日常の飲み物は、お察しの通りニンジンジュースだった。彼は、ビタミンA過剰症で死亡したのである。

検死官が死亡者の職業を尋ねた。答えは、「生物学の研究者」だった。「なるほど」と検死官は、まるでその答えですべてが分かったかのように言った。そして多分、その推測は当たっていた。

子どもの頃、私はさまざまな病気の症例写真に異常な興味をそそられたものだった。象皮病とかクラインフェルター症候群（男性の性染色体にx染色体が一つ以上多いために起きる異常）とか。複合ビタミン欠乏症ペラグラの症例写真もあった。写真の少年は当時の私と同じくらいの年頃だった。時たまできるニキビでさえ気になって仕方ないというのに、その少年は胸も両手も顔も鱗状のかさぶたに覆われてガサガサになっていた。ペラグラは見た目よりもさらに恐ろしい病気である。それは皮膚炎から始まり、その後、腸管に潰瘍ができて出血性の下痢が起きる。やがて痴呆が始まり、死に至る。写真の少年は絶望的だった。牛乳とチーズ、それに軽く火を通した魚（つまり、彼に欠乏しているビタミンの一種ナイアシンを豊富に含んでいる食物）を食べるだけでよかったのに。しかし、彼の時代には誰もビタミンのことを知らなかった。あれからもう何十年にもなるが、今でも少年の大きなうつろな目が忘れられない。

一九〇六年、アラバマ州の精神病院でペラグラが流行し、入院患者らは精神にさらに異常を来し、百一名が死亡した。ペラグラは貧しい田舎では昔からありふれた病気だったが、当時、アメリカ南部全体を巻き込んで大流行していた。都市部にペラグラが広まった原因は、食生活が全粒粉穀類から精白穀類へと変化したことだった。精白する過程で、ナイアシンが失われてしまったのである。ビタミンは食品加工の過程で破壊されることが多い。

一九一四年、ジョゼフ・ゴールドバーガー博士（153ページ参照）はペラグラの原因究明と治療を目的として設立されたペラグラ委員会の委員長に就任した。ペラグラは伝染病だと考えられていたが、伝染病にしてはペラグラには奇妙な性質があった。たとえば、こんな症例があった。イギリスで二人の兄弟がペラグラで死亡した。兄のほうは死亡するまで少なくとも六年間、慢性的にペラグラを患っていた。その兄とほとんどずっと一緒に暮らしていたにもかかわらず、弟が発病したのは死亡するわずか四ヶ月足らず前のことだった。また、ペラグラは囚人や精神病院の入院患者、孤児院の子どもたちに多発したが、看守や看護者にはその傾向は見られなかった。

こうした事実からペラグラは伝染病ではないと思われる、とゴールドバーガーは考えた。それまで、ペラグラをサルに感染させる実験はすべて失敗に終わっていた。だが、人間で実験したらどうだろう。ゴールドバーガーと妻、それに数十名の志願者は、ありとあらゆる手段を尽くしてペラグラに感染しようとした。彼らは研究会の代わりに「感染パーティー」を開いた。たとえば、ゴールドバーガー夫人は瀕死の女性ペラグラ患者から採取した血液を自分に注射した。男たちは、ペラグラ患者の鼻から採取した鼻汁を自分の鼻や口の粘膜に塗りつけた。「赤ん坊は何でも口に持っていく傾向があるから」ということで、自己実験者たちも同じことをやってみた。もうこれ以上思いつかない、というところまで彼らは感染実験を繰り返した。誰もペラグラを発病しなかった。

ゴールドバーガーは刑務所で臨床試験をおこなった。殺人犯を含む健康な囚人十二名が自発的に実験に参加した。彼らは、栄養価は高いが偏った食事を与えられた。半年後、残った十一名のうち六名がペラグラを発症していた。十二人目の男は刑務所の壁をよじ登って脱獄し、お尋ね者になった。激しやすい性格だったその男は興奮のあまり、「実験を最後までやり遂げた者は釈放する」と約束されていたことを忘れてしまったのである。実験が終わると、ペラグラを発症した六人は全員、無料の治療を拒否し、「怯えたウサギのように逃げ去った」。

この実験への志願者にはちゃんとした見返りがあったが、他の刑務所の受刑者たちは残酷な扱いを受けた。ある医師は、囚人は「チンパンジーよりもずっと安い」と言った。それどころか、囚人を使って儲けることもできた。アメリカのある刑務所で、医師たちは製薬会社から実験の経費として三十万ドルを受け取った。医師たちは囚人たちから毎週のように採血し、その血液を売ってその三十万ドルに上乗せした。

ゴールドバーガーは次に、ある病棟の小児ペラグラ患者だけに多様な食物を与え、食事内容を多様化するだけでペラグラが治療できることを示した。隣接する未治療の病棟では、ペラグラは相変わらず猛威を振るっていた。

その後、彼のチームは、ビール酵母がペラグラに効くことを実証した（ビール酵母にはナイアシンが豊富に含まれている）。痴呆状態にまで症状が進んでいた数人の患者でさえ、正気を取り戻した。多くのビタミン欠乏症の場合と同様に、このときも、病因の特定よりも先に治療法が確立されたのである。

ゴールドバーガーの発見は、悲惨な病気から何十万人もの命を救った。彼はノーベル賞に五回推薦されたが、授賞式への招待状はついに来なかった。

ビタミンが発見されて以来、我々はビタミン剤やその他のサプリメントを摂取するようになった。その量はますます増えている。変化に富んだ食事を摂る代わりに、我々はサプリメントに頼るようになった。イギリスだけでも「ビタミン常習者」は二千万人いる。サプリメント代に週に百ポンド使っているという若い女性の話を読んだことがある。

彼女はこう告白している。「毎朝たくさんビタミン剤を飲んでるから、朝ご飯なんて食べる気になれないの」

第10章　ヒルの吸血量は戦争で流れた血よりも多い——血液

血というやつは実に特別な汁ですからね。

——ゲーテ『ファウスト』より

病の原因は「悪い血」

血液は肉体の生命線である。血液は、酸素と食物の栄養分を、それを必要としている体中の器官や組織に運ぶ。ホルモンを活動箇所まで届けたり、病原体と闘う抗体の供給ラインとなるのも血液である。ほんのひとしずくの血液中に、外部からの侵入者を捕食しようと待ちかまえている白血球が七千個含まれている。

床屋を兼業していた大昔の外科医でさえ血液の重要性には気づいていたが、彼らはそれを体内に留めておこうとするどころか、体から流出させることに執心していた。これはおそらく、二世紀に活躍した古代ローマの医師ガレノスのせいである。ガレノスは剣闘士（グラディエーター）の怪我の治療をしながら医師としての修業を積み、ついには皇帝の侍医にまでなった。薬物の大家でもあった彼は、実に千年以上ものあいだ影響力を持ち続けた。ガレノスは、頭痛も発熱も卒中もすべて血液の増加が原因だと考えた。よって、治療には血液を排出せしむべし、と。以来、瀉血は日常的におこなわれるようになり、十九世紀に入ってからでさえ、それは梅毒から狂気まであらゆる病気のおもな治療法だった。瀉血以外で医師のお気に入りといえば下剤だった。これには経口剤と浣腸剤があった。だから、哀れな患者は血管にナイフを刺されるか、尻に漏斗を突っ込まれるかのどちらか（あるいはその両方）の目に遭わされたのである。

瀉血の最も単純な方法は、片腕を包帯で縛り、膨張した血管を切開して、ほとばしり出る血液をボウルに受けるというものだった。この方法は「血管のガス抜き」と呼ばれていた。ヒルを小さな助手として使う方法もあった。皮膚の上に置いてやると、ヒルは皮膚に取り付き、元々の四倍の大きさに膨れあがるまで血を吸い続ける。満腹すれば自然に離れるが、皮膚から無理矢理引き剝がすとヒルの歯が皮膚の中に残り、そこから化膿する。吸血するとき、ヒルは血液が凝固するのを防ぐ成分を注入するので、傷口からは数時間出血が続く。ヒル療法は非常に人気があった。何千という池のヒルが取り尽くされたほどである。その需要に応えるため、フランスでは一八三七年に三千三百万匹のヒルが輸入された。

「吸玉放血法」も流行した。吸玉放血法とは、メスで皮膚に傷をつけ、その上に熱したガラス瓶を置く方法である。ガラス瓶の中の空気が冷えて収縮すると真空が生まれ、傷口から血液を吸い出す。吸玉放血法は、一九五〇年代まで高血圧症の治療に広く用いられていた。

意外にも、多くの患者が定期的な瀉血を楽しみにしていた。外科医の瀉血を受けている貴婦人を描いた十八世紀の絵に添えられた説明文は、彼女の気持ちを次のように表している。「勇気を出してください、先生。私はびくともしません……自信を持って刺してください。しっかり切開してください。ああ、ほとばしる血に驚いていらっしゃるのね……ああ神様、優しい手、心地よい刺し傷……瀉血すると気分がうんとよくなるんです……元気が戻ってくるのを感じます」

問題は、「大胆な」瀉血が標準になってしまったことだった。アラン・ル・サージュが十八世紀初頭に書いた小説に、外科医が痛風持ちの聖職者を治療する場面が出てくる。「優にボウル六杯分の血」を抜いたあと、外科医は助手に次のような指示を出す。「三時間後に、これと同じだけの血をもう一度抜くこと。明日も同じ処置を繰り返すこと。血がいくらかでも体のために役に立っているというのは単なる誤った俗説だ。血は速やかに抜いてしまったほうがいいのだ」。この処方箋のおかげで、「老聖職者は二日と経たないうちに黄泉の国へと旅立っていった」。

これはフィクションではあるが、誇張ではない。「アメリカ医学の父」ベンジャミン・ラッシュは、「動脈の高血圧こそが病気の原因であり、大量の瀉血こそがその治療法である」と信じていた。古今最も偉大な瀉血治療師は、十九世紀フランスの外科医ブルセである。効率的に瀉血をおこなうため、彼は患者の体中に五十匹ものヒルを吸い付かせた。歴史家たちは、「ブルセが瀉血によって流した血は、同時代に起きたあらゆる戦争で流された血よりも多い」と主張している。外科医として活動していたあいだに、彼は二千万〜三千万リットルの血を患者から抜いたと推定されている。彼の弟子ジャン・ブイラールも、患者から血とカネを搾り取った。瀉血を繰り返す（抜き取る血の量は最大で三リットルにも及んだ）ことによって、彼は患者の苦痛を確実に増大させた。体内の血液量は、平均的な体格の男性で五〜六リットルしかない。

多くの患者が、治療が原因で死亡した。チャールズ二世の死は、瀉血を繰り返しおこなったことによって早められた。ジョージ・ワシントンは風邪を引いただけだったのだが、何度も瀉血を施されて血を三リットルも抜かれたために死亡してしまった。第一次大戦中、負傷兵は瀉血によってさらに血を流させられた。

ヒツジの血液をヒトに輸血

内科医にとって血液が扱いやすい友人だったとすれば、外科医にとって血液は敵だった。患者の胸部や腹部を不用意に切開しようものなら、メスが当たったあらゆる組織から血液がどっとあふれ出して外科医から視界を奪い、患者から命を奪った。出血をコントロールできないことが、外科の進歩にとって最大の障害の一つとなった。

手足の切断手術の場合、切断後の切り口に熱した鉄を押し当て、皮膚と筋肉と血管を癒合させることによって止血したが、そのときまでに患者はすでにかなりの血液を失っていた。さらに、この焼灼による止血法（あるいは、深い銃創に用いられた、熱したオイルを傷口に注ぎ込む止血法）は、患者にとって耐え難い苦痛だった。

失われた血液を補うことができさえすれば、患者は死なずに済むのだった。健康なドナーを患者に連結して、一方の血液をもう一方へと流し込んでやればいいのだということは明らかだった。一六五〇年、イギリス人フランシス・ポッターは、動物の気管で作った柔軟なチューブの先に羽ペンを取り付け、ペン先を患者の血管に刺すことによって輸血を試みた。この試みは失敗に終わった。一六六六年、リチャード・ロウアーが動物間の輸血に初めて成功した。天文学者で建築家でもあったクリストファー・レンも、イヌを使って輸血実験をおこなった先駆者の一人である。この話を聞いて、サミュエル・ピープス（訳注：十七世紀のイギリスの官僚。詳細な日記で有名）は「まるで、クエーカー教徒の血を大司教に移し替えようというがごとき結構な試みだ。だが、もしこれがうまくいけば、人間の健康に大いに貢献することになるかもしれない。健康な肉体から血液を借りることで悪い血を治せるのだから」と日記に書き付けている。動物間の輸血は、新奇なデモンストレーションとしてサロンでその公開実験がおこなわれるようになった。一六六七年、ジャン・バティスト・ドニは王立協会で、ヒツジの血液を「放蕩者」のアーサー・コーガンに輸血して見せた。コーガンは奇跡的に生き延びたが、「頭が少しおかしくなって」しまった。ドニの患者の一人が死亡したときには、ドニに責任があるとしてスキャンダルになったが、のちに患者の妻に毒殺されたものと判明した。

血液型の発見

一八二九年、ブランデル医師は人間同士の輸血用の装置「グラヴィテーター」の解説書を発表した。挿絵には、片腕を差し伸べてストイックに不動の姿勢を取るドナーが描かれている。ドナーの切開された腕からほとばしり出る血は、「グラヴィテーター」の上部に取り付けられた漏斗で受け止められる。血液は漏斗から垂直のチューブへと流れ落ち、患者の腕に刺さっているカニューレを通って患者の体内へと入っていく。流れ込む血液量は、小さな栓によって調整された。「もう充分だ。私の体にはもう三パイント(訳注：約一・五リットル)しか残っていない」というドナーの叫び声によって、栓を閉めるタイミングが決まることもあったかもしれない。

ブランデルは、輸血が「致命的な結果をもたらした症例は一例もなかった」と主張した(これは誤りだった)が、患者が「苦悶の表情を浮かべた場合は血液の流入を点検すべきである」と警告した。「患者の表情が引きつったり、その他の危急の兆候が見られなければ、安心して輸血を進めて差し支えない」。しかしながら、「心臓及び血管系は虚弱であるから……突然死が引き起こされるかもしれないと考えるに足る根拠は存在する」。

ブランデルは、「輸血をおこなうのは、患者にとって、血液を血管内に投入する以外に助かる希望がまったくないと思われる症例だけに限るべきである」と賢明なアドバイスをおこなっている。最近、アメリカ麻酔医協会はこれと同じようなアドバイスを医師向けに発表した。手術に伴って輸血を受けた患者は一ヶ月以内に感染症や卒中や心臓発作や腎臓障害に見舞われる危険がはるかに高くなるという研究結果が出ているという。輸血なしで同じ手術を受けた患者の術後経過のほうがはるかに良好だとのことである。

ブランデルは、「輸血には、未知の危険が存在するかもしれない」ことに気づいていた。彼の推測は正しかった。カール・ラントシュタイナーによって血液型が解明されたのは、それから七十年以上のちのことだった。ラントシュタイナーは、輸血を受けた患者の死亡例がこれほど多いのはなぜだろうと考えた。同僚医師の血液を自分の血液と混ぜてみると、赤血球がドロドロになってくっついてしまうことがある。この現象が体内で起きると、致命的な結果をもたらすのだろう。二つの血液サンプルを混合しても、そのサンプルが二つとも同一人から採取されたものである場合には、この凝固は絶対に起きなかった。ラントシュタイナーは、「この凝固は、血液がもう一方の血液中の抗原に反応することによって起きる」という仮説を立てた。抗原とは、体内の免疫系を刺激して抗体を作らせる物質のことである。抗体は、抗原を「侵入者」と見なして攻撃し、殺してしまう。当然、血液は自分自身が持っている抗原には反応しない。したがって、抗原の異なる、数種類のタイプの血液が存在するに違いない。

ラントシュタイナーは、AとBという二つの抗原を特定した。このことから、四種類の血液グループの存在が想定された。すなわち、どちらか一方の抗原だけを持つグループ（A型またはB型）、両方を持つグループ（AB型）、どちらも持たないグループ（O型）、の四種類である。したがって、どのグループの血液がどのグループの抗原に反応するかを予測することができた。血液の提供者と被提供者が同じ血液型であればすべてうまくいくが、その他の組み合わせが必ずしもすべて不適合というわけではない。O型は他の血液型の血液が反応する抗原を持っていないから、O型の血液はどの血液型の人にも安全に輸血できる。つまり、O型は万能のドナーである。AB型は最初からどちらの抗原も持っているから、A、Bどちらの抗原も異物とは見なさない。したがってAB型は万能のレシピエントである。不適合を起こすファクターはこれ以外にも存在するため、適合・不適合のメカニズムは実際はもう少し複雑である。とはいえ、これで、輸血する前に血液の適合テストがおこなえるようになった。もっとも、このテストが日常化したのは一九三〇年代後半に血液バンクが設立されてからのことである。現在では、三人に一人が一生に一度は輸血を受けるという。

輸血のためには、どの血液型にも適合するO型の血液が豊富にあることが理想なのだが、欧米諸国ではO型の人の割合は四十パーセント強しかない。この問題を解決するため、一九八一年、生化学者ジャック・ゴールドスタインと彼のチームは輸血の自己実験をおこなった。自分とは異なる血液型の血液を意図的に自分に輸血したのである。

彼らは、B型の血液細胞から抗原を除去してO型に変えてしまう酵素を発見していた。サルを使った少量の輸血実験では、この方法で「O型に改造された」B型の血液は、B型の血液に不適合を起こす血液型を持つレシピエントの体内で生き残った。しかし、同じことを人間におこなっても安全だろうか。それを調べる方法は一つしかなかった。研究者らは自分の体で試してみることにしたのである。

実験参加者は、すべての血液型から万遍なく選抜された。B型の血液がすべてO型に変化していれば、すべてうまくいくはずだった。もしそうでない場合は、ゴールドスタインを含めてチームの何人かが恐ろしい危険にさらされることになる。

幸い、すべてうまくいった。ゴールドスタインは、「改造された」B型血液に対して誰の血液も抗体を作らなかったことを実証した。ボランティアを対象としてさらに実験を重ねた結果、「改造済みの」B型血液を輸血用にO型の血液バンクに提供できることが確認された。

研究者が血液サンプルを必要とした場合に血液バンクを訪れることはまれである。血液サンプルが必要なら、自分か同僚の指に針を刺して採血するまでのことである。血液疾患の多くは人類特有の病気である。したがって、血液疾患の実験には動物は使えない。自己実験は、多くの研究所で今も健在である。中でも、「カミカゼ・クリニック」の愛称で知られるセントルイス・ワシントン大学医学部は伝統的にどこよりもその傾向が強い。

患者の血を自分に入れてみたら……

ウィリアム・ハリントンがやってくるずっと以前から、ワシントン大学医学部には自己実験の伝統が根付いていた。一九四五年、ハリントンはボストンの大学で学びながら、夜間は病院で働いていた。子宮出血を起こした十七歳の少女が病院に運ばれてきた。こんなことになったのは娘さんが違法な中絶手術を受けたからです、と医師の一人になじられ、両親は驚愕した。指示を受けてハリントンが少女の血液を検査してみると、彼女の血液には血小板（血液の凝固に不可欠な血液細胞）が不足していることが分かった。出血は、中絶手術の後遺症ではなかったのである。少女は重症だったが、いったい何の病気なのかハリントンには皆目分からなかった。

それは、略してＩＴＰと呼ばれる病気だった。医師がカルテに書く文字は判読しがたいことが多いが、仮にそれが最高にきれいな字だったとしても、idiopathic thrombocytopenic purpura と書いてあったのでは、何のことかふつうの人には分からないだろう。thrombocytopenic とは「血小板の減少」、idiopathic は「特発性」つまり原因不明という意味である。は「特発性血小板欠乏」の症状の一つに紫斑（purpura）がある。ほんのわずかな圧力を加えられただけで、たとえば羽で軽く叩いただけでも紫色のあざができる。患者が成人の場合、あらゆる開口部から出血が起こり、内出血または脳出血によって死亡する危険がある。

血液検査は少女の名誉は救ったが、命までは救えなかった。少女は手術中に死亡した。特発性血小板減少性紫斑病《ITP》の治療法を研究しよう、とハリントンは決意した。ハリントンがワシントン大学医学部にやってきたのはそのためだった。彼は学部長カール・モアの下で研究を続けた。「ＩＴＰは、体が自分自身の血小板に反応してしまうことによって起きるのではないか」というハリントンの説にモアはなるほどと感心した。血液細胞は骨髄で産み出され、最後には脾臓で破壊されて一部の成分がリサイクルされる。血小板の壊滅的な減少が起きる明確な理由としては、次の二つが考えられる。つまり、骨髄が血小板の製造をやめてしまうか、脾臓が暴走し、生産が追いつかないほどのスピードで血小板を破壊してしまうかの二通りである。

「どちらがＩＴＰ発症に関わっているかを特定する最も簡単な方法は、重症のＩＴＰ患者の血液を健康な被験者に注射してみることだ」とハリントンは考えた。骨髄で製造される血小板が減少するのがＩＴＰの原因だとすれば、被験者の血小板の数は徐々に減少していくと考えられる。一方、何かが血小板を破壊することが原因だとすれば、被験者の血小板は急激に減少するだろう。モルモットになるのは、もちろんハリントン自身だった。

実験を開始する前に、まずハリントンは胸骨に太い針を刺され、骨髄サンプルを採取された。ヴィクター・ハーバートも実感したように（２１０ページ参照）、骨髄穿刺はその名称から想像されるよりもさらに大きな苦痛を伴うし、重大な事故の危険性もある。

実験開始時、ハリントンの血液に含まれる血小板の数は、ドナーであるITP患者のそれの五十倍だった。しかし、それは実験開始とともに一変した。彼は、ITP患者の血液を五百ミリリットル輸血された直後に発病したのである。彼の血液中の血小板は数時間でほとんど消滅してしまった。その日のうちに、彼の皮膚にはITPの最初の兆候である出血斑が現れてきた。

ドナーである女性患者にはハリントンの血液五百ミリリットルが輸血されたが、彼女の血小板数は改善せず、大量出血が続いていた。彼女にとってもハリントンにとっても、これはよくない兆候だった。

ハリントンは卒中の発作を恐れ、脳への血流を減らすために体を起こしたまま眠った。彼の血小板数は上昇しなかった。仲間の研究者たちは、彼がどんなに危険な状態にあるかを悟った。ほんのちょっと触れただけで、ハリントンの体にはあざができた。手荒に診察されたら脾臓が破裂して失血死してしまう、と彼は不安になった。

数日後、ハリントンの血小板数は回復し始めた。彼は大喜びしたが、その喜びはおもに、実験の成果に向けられていた。彼の骨髄は実験中もずっと正常だったにもかかわらず、彼はITPを発症した。つまり、ドナーの血液中の何かが彼の血小板を破壊していたのである。また、彼の健康な血液を輸血しても患者の血小板数は改善しなかった。患者の血液が、輸血された健康な血液を破壊したからである。あらゆる予想を覆して、女性患者のほうも、五十六回の輸血の末に完全に回復した。

体が自分自身の細胞を攻撃する場合があることを、ハリントンは、最も説得力のある方法で示したのである。これによって、現在「自己免疫疾患」と呼ばれている病気の存在が初めて実証された。

白血病はヒトーヒト感染するか？

ハリントンと彼の仲間の研究者や技術者たちはその後も自らが実験台となって実験を続け、ＩＴＰの謎を解明していった。こうした実験の一つに参加したあと、静養のために入院していたカール・モア（ハリントンの上司）の元に、大学の研究員に応募したいという若い男性が訪ねてきた。トーマス・ブリッティンガムという名のその若者は、モアの鼻から血がだらだらと流れ落ちているのを無視しようと努めながら、「ドナーとレシピエントの血液型が適合している場合でも、輸血が失敗することがあるのはなぜか」という問題について話し合った。レシピエントはドナーの赤血球に対して抗体を作るだけでなく、ドナーの白血球に対しても抗体を作る場合があり得るのではないか、とブリッティンガムは考えていた。もしそうなら、その抗体は白血病（つまり、白血球の異常増殖をその特色とする病気）と闘う上で力強い味方となるかもしれない。

ブリッティンガムは、これを確かめるには白血病患者の血液を自分に注射し、その結果を観察するのが一番だと考えた。予想される結果は、白血病を発症するかもしれないということだった。それまでにおこなわれていた実験によって、マウスや鳥類には白血病を感染させられること、そのためにはガン細胞一つでも充分であることが分かっていた。アデレード大学のJ・B・ティールシュは、移植されたガン細胞が移植先の患者の血液中に定着するかどうかを確かめようとして、慢性白血病患者の血液とリンパ液を移植に用いて実験をおこなった。ティールシュの読みは外れ、ガン細胞を移植された患者たちは白血病を発症しなかった。彼がこの実験の被験者として使ったのは、糖尿病、梅毒、悪性貧血、（白血病以外の）ガンで終末期にある患者たちだった。彼らの多くは実験結果が出る前に元々の病気で死亡してしまったのだから、これでは完全に満足のいく実験とは言えない、と彼は考えた。その上、彼らはそれぞれの病気と闘ってきた中で、すでに白血病を撃退できるだけの抗体を持っていたのかもしれない、と。しかし、末期患者たちがそこまで実験に不適格だったなら、人生最後の数ヶ月間に余分なストレスを加える必要はなかったのではないだろうか。

ブリッティンガムは自己実験に意欲を燃やしていた。白血病が人から人に移る病気だと実証できればすばらしいことだ、と彼は考えた。科学のためにはすばらしいことだろうが、三十歳で三人の子持ちのトーマス・ブリッティンガム自身にとってはすばらしいどころではなかった。

ある白血病患者が彼に、正常値の四十倍の白血球が含まれている血液を提供した。ブリッティンガムは、感染に最適な環境を作り上げようと努力した。二十週間にわたって、彼は繰り返し（十回）、太い注射器二本分の白血病患者の血液を自分に注射し続けた。

注射するたびに、頭がガンガンして胸がムカムカし、十二時間以上も熱感と悪寒に交互に襲われた。しかし、彼の白血球数は白血病を発症したと認められるほどには増加しなかった。九回目の注射を打つまでには、彼の体内では白血病患者の白血球に対する抗体が増加していた。彼は自説を実証したのである。実験結果を発表した論文の中で、彼は、「これまでのところ、白血病発症の兆候は見られない」と慎重に述べている。

ブリッティンガムはさらに実験対象を広げ、ガンを含むさまざまな血液疾患の患者の血液を自分に注射した。その中には、再生不良性貧血（血液中の赤血球も白血球も減少する）の患者の血液もあった。「病に冒された血液」を注射してからわずか数秒後、彼は脱力感と息苦しさを覚えた。しばらくすると、嘔吐と下痢が始まった。血圧は急激に低下し、肺に水がたまった。呼吸を助けるために酸素吸入がおこなわれたが、どんな処置も効き目がないように思われた。

回復には長い時間がかかった。そして、その間に彼はB型肝炎を発症し、頸静脈に血栓ができた。最も悲惨だったのは、アルコール・アレルギーになってしまったことだった。

運が悪ければ、もっと悲惨な結果になっていたかもしれない。看護師のミスで、もう少しで、筋肉注射にしか使えないタイプのコルチゾンを点滴に入れられるところだったのである。実際に注射されていたら死亡していたかもしれない。さらに悲惨な結果もあり得た。実験開始時に友人に説得され、彼は注射する血液の量を五十ミリリットルに変更していた。当初の計画では、その五倍の量の血液を注射するはずだったのである。

痙攣の世界記録

「カミカゼ・クリニック」の自己実験がすべて生命の危険を伴うものだったというわけではない。単にグロテスクなだけという実験もあった。一九二〇年、サミュエル・グラントとアルフレッド・ゴールドマンはテタニーと呼ばれる病態を研究していた。テタニーとは筋肉の制御不能の拘縮のことで、長時間続く場合にはさらに深刻な事態になる。痙攣は喉頭や棘筋にまで広がる場合があり、そうなるとさらに強い痛みを伴う。

テタニーの原因は不明だったが、パニック発作を起こして速く息を吸ったり吐いたりしたときに誘発される傾向が見られた。そこで、自己実験で再現してみようという話になった。グラントとゴールドマンは、一分間に十四回のペースで（メトロノームを使ってきっちり計った）深呼吸した。まもなく、二人とも指がチクチクし始め、顔の筋肉が硬直してしゃべれなくなった。何度目かの実験の最中にゴールドマンが突然悲鳴を上げた。全身が痙攣し、背中は弓なりに反り返った。こうした実験を二十回ほど繰り返したのち、二人は、「過換気は、実際にテタニーを引き起こす場合がある」と結論づけた。

同じ頃、遠く四千キロ離れたケンブリッジ大学でも、若き日のジャック・ホールデンがエネルギッシュに過換気を試みていた。彼は、二酸化炭素が呼吸を促していることを確認するため、人体の化学的性質を変えようとしていた。過呼吸を一時間以上続け、肺から二酸化炭素がすべて流れ出てしまったとき、彼は呼吸する必要をまったく感じなくなった。顔色は真っ青になり、両手にチクチクする激しい痛みを感じた。実験から二週間経ってもまだ、ズキズキする神経終末の痛みは消えなかった。両手と顔の痙攣は一時間半にわたって続いたため、彼はこれを痙攣の世界記録だと主張した。

二酸化炭素が体から過度に排出されると血中の炭酸濃度が低下するため、血液がアルカリ性に傾く。常にチャレンジ精神に溢れていたジャックは、今度は、血液が酸性に傾いた場合の影響を調べようと決意した。彼は塩酸を飲むという直接的な方法を試みたが、塩酸には歯を溶かす性質があることに気づいた。一パーセントにまで薄めた溶液でも、飲むと喉をやられたので、一度に五百ミリリットル以上はとても飲む気になれなかった。彼の計算では、血液の酸性度を有意に変化させるためには七リットル飲む必要があった。そこで彼は作戦を変更し、塩化アンモニウムを飲むという「インチキ」によって体内に酸を持ち込むことにした。塩化アンモニウムが体内で分解されると、塩酸が発生する。この塩酸が体内の他の化学物質と結びつき、二酸化炭素を発生させる。やがて、彼の体内から、一時間に七リットルの二酸化炭素が発生し始めた。塩化アンモニウムを飲み始めて数日後、彼はほとんど歩くこともできなくなった。階段で「酔いつぶれている」彼を同僚が発見し、助けようとして駆け寄ってきた。「何でもない」とホールデンは言った。「目下、ホールデン化ナトリウム濃度が八十パーセントしかないというだけの話だ」

酸を中和して血液のpHを上げるため、彼は再び過呼吸をおこない、重曹八十五グラムを飲み下した。すると、「肝臓がセドリッツ散（訳注：発泡性の緩下剤）のように泡立ち、息をするのもやっとの状態」になった。

血液がアルカリ性に傾きすぎることが原因で、妊婦や胎児がテタニーを起こすことがある。その場合は、低濃度の塩化アンモニウムを与えれば速やかに回復する。この治療法はホールデンの自己実験の賜である。しかし、あとでまた述べることにするが、ホールデンの自己実験欲はとどまるところを知らなかった。

第11章　自分の心臓にカテーテルを通した医師——心臓

こんなときの交代はありがたい……心《ハート》も滅入っているから。
——シェークスピア『ハムレット』より

アンタッチャブルな臓器

血液循環のエンジンだと判明するまで、心臓はさまざまな役割を担わされていた。心臓は勇気と愛と慈悲の心が宿る場所だった。古代エジプト人は、心臓を最も重要な臓器だと考えていたので、遺体をミイラにする際に他の内臓はすべて摘出したが心臓だけはそのまま体内に残した。故人の心の正しさをテストするために神々が心臓の重さを量る、と考えていたからである。一方、アステカ人は人身御供の心臓をえぐり出して神々に捧げたし、無謀な恋人たちは互いにハートを捧げ合っている。

心臓は生命のリズムを刻んでいるが、医師たちがその音を聞くようになったのは十九世紀に入ってからのことだった。ルネ・ラエンネックという若い医師が、太った若い女性の胸の診察がうまくできなかったので、思い切って患者の胸に耳をつけて胸の音を聞いてみるべきだろうかと考えた。思い悩んだ末、耳を直接胸に当てる代わりに、彼は一束の紙を丸めて一方の端を患者の乳房の下にあてがい、もう一方の端を耳に当ててみた。彼の耳に、患者の呼吸音と鼓動がはっきりと聞こえてきた。熟練した木材旋盤加工技術を持っていた彼は胸の音を聞くための管を製作し、聴診器《ステトスコープ》（ギリシャ語で「胸を見る道具」の意）と名づけた。

聴診器の発明によって、胸郭は人体内部の音楽ホールだと判明した。ラエンネックは、重症患者の胸の音と、死後解剖によって明らかになった彼らの死因を照合することができた。こうして、それぞれの病気に特有の心音が聞き分けられるようになり、見事なほどシンプルな聴診器は診断の主要ツールとなった。

聴診器はすべての医師に受け入れられたわけではなかった。例のヒル治療の大家ブルセ（220ページ参照）は聴診器を「無用な発見」と考えていたし、二十世紀に入ってからでさえ、保守的な医師の中には耳を患者の皮膚に直に当てて診察したほうがいいと考える者もいた（それが患者のためなのか医師のためなのかは不明である）。もしも聴診器が発明されていなかったら、自分は医者なんだぞとアピールするために、医学生は一体何を首からぶら下げていたことだろう。

ラエンネックは優れた病理学者であり医師だった。彼は腹膜炎と肝硬変の症状を解説し、それらの病気の命名者となった。聴診器の使用法に関するガイドブックも書いた。ほんの少し割増料金を払えば、そのガイドブックには聴診器がついてきた。

ラエンネックは肺結核にかかった。肺結核の診断には聴診器が不可欠である。狭心症の発作にも苦しめられた彼は、自分の症状を「鉄の爪あるいは猛獣のかぎ爪に胸部前面を引き裂かれるよう」と臨床的に説明している。重病だったにもかかわらず、彼は自著の大幅な改訂に忙殺されていた。彼の勇気と献身ぶりは、自己実験者たちのそれと同じだった。「自分の命を危険にさらしていることは分かっていた」と彼は書いている。「だが、私が世に出そうとしているこの本は、一人の男の命よりも価値あるものとなるだろう。……私の務めはこれを完成させることである。自分の身に何が起ころうとも」。改訂版の完成直後にラエンネックは死亡した。四十五歳の若さだった。

たいていの臓器は、活動のサインを外部にほとんど伝えることなく、黙々とその役割をこなしている。しかし、心臓は饒舌な臓器である。心臓は、「僕は生きてるよ。ほら、蹴ってるよ」と叫びながら、一生の間、毎日十万回ずつ打ち続ける。心拍数は妊娠中はふだんの三分の一ほど増加するし、緊張したり運動したりしたときには脈拍はさらにずっと速くなる。心臓というポンプは、全長十九万九千キロに及ぶ血管の隅々にまで血液を行き渡らせている。これだけ働いているのだから、たまには機能不全を起こしても許されるかもしれない。

外科医たちが心臓に興味をそそられると同時に恐怖を覚えたのも当然である。心臓は、不可触領域と考えられていた。絶対に動きを止めることがなく、ほんの少し傷つけただけでも血が噴き出してきて止まらなくなる臓器をどうやって手術したらいいのだろう。そのような事態になれば、患者の命を救うのに残された時間は四分間しかなかった。

心臓は無視するのが一番だった。当時のある有力な外科医は、「心臓の怪我を縫合しようとする医者は、医者仲間の尊敬を失って当然である」と警告している。

一八九六年、イギリスのある高名な外科医は、「外科医術は、自然が設けた限界に到達した。……いかなる新しい治療法も、いかなる新発見も、心臓の外傷の治療に伴う困難に打ち勝つことはできない」と述べた。しかし、それから八年と経たないうちに、フェルディナント・ザウアーブルッフというドイツ人外科医が、彼の見解が誤っていることを(偶然に、ではあるが)実証した。ある心不全患者の手術をおこなうに当たって、ザウアーブルッフは、心臓を包んでいる膜が心臓を締め付けているために心不全が起きているのではないかと考えた。彼は心膜を折り返すことに成功すると、それに続けて、(聴衆のアンコールに応えて?)心臓表面から嚢胞を切除した。これが間違いだった。その嚢胞に見えたものは、本当は心臓壁の突出部だったのである。つまり、彼は心臓内部に直接メスを入れてしまったわけで、四方八方に血がほとばしり出た。ザウアーブルッフは落ち着き払って指で心臓の穴を塞いで傷口を縫合し、患者の命を救った。

肋骨で守られているため、心臓にメスを入れることは困難である。しかし問題は肋骨を切り開くことにあったのではなく、胸郭という覆いを失うと肺がたちまちしぼんでしまうことだった。この問題の一つの解決策としては、肺に人工的に空気を送るという方法があった。ザウアーブルッフよりも百五十年前に、ジョン・ハンターがふいごを使ってこれに成功していた。この方法でイヌの胸部を開き、心臓の鼓動を観察したのである。ザウアーブルッフが採った方法は、気密室の中に患者（の首から下）と手術台と医療チームを入れ、気密室内部の空気圧を患者の肺内部のそれと同じにまで下げるというものだった。患者の首から上と麻酔医だけは気密室の外に出ていた。この不格好で高価な装置は胸部外科手術用としては定着しなかったが、これは、数十年後に開発されたポリオ患者用の人工呼吸器「鉄の肺」の原型になった。

　問題は、当時の外科医たちが間違った方向から心臓へのアプローチを図っていたことだった。心臓に達するには、もう一つ方法があったのである。あらゆる主要な血管は心臓に通じているのだから。フランスの生理学者クロード・ベルナールは動物の血管内にチューブを通す実験をおこなっていたし、彼の技術を応用してウマの血圧を測ったり、ウマの血液中の酸素や二酸化炭素濃度を測定した研究者たちもいた。ウマの血管は太くて丈夫なので、こうした実験には好都合だった。そんな危険な方法を人間に試そうとする者は一人もいなかった。

人類史上初のカテーテル

一九二〇年代後半、ヴェルナー・フォルスマンはベルリンで医学を学んでいた。第一次大戦の敗戦で屈辱を味わわされたために、ドイツで愛国主義が高まっていた。「ドイツの科学力」が強調された時代だった。あらゆる病状をドイツ語の名称で言い換えようと躍起になっていたある講師は、梅毒《ジューフィリス》によって引き起こされる動脈瘤《アノイリュスマ》のことをハウプトケルパーシュラークアーダールストゾイヒェンエアヴァイテルング（訳注：「本体《ハウプトケルパー》」「動脈《シュラークアーダー》」「性病《ルストゾイヒェ》」「肥大《エアヴァイテルング》」から成る合成語）と呼んだ。

フォルスマンの臨床経験は多事多難だった。あるとき、彼は、中絶手術に失敗した少女の再手術の助手を務めた。手術台は、台所のぐらぐらするテーブルだった。少女のルームメイトが石油ランプを掲げていたが失神してしまい、ランプが壊れて床に火がついた。フォルスマンはとっさに、患者の体の下に敷いてあった毛布を引き剝がして火を消した。その勢いで、運の悪いことにテーブルが崩壊し、患者は床に落下した。ほとんど真っ暗な中、床の上で手術は続行されたが、患者の命は助かった。別の折には、フォルスマンが同僚医師とともに産婦にクロロホルムを使ったところ、ぐったりした彼女を見て、妻が医者に殺されてしまったと勘違いした夫が妻に取りすがって大騒ぎを始めた。滞りなく分娩を進めるため、フォルスマンは夫を屋外の簡易トイレに閉じ込めざるを得なくなった。「人殺し！　家内が医者に殺される！」と夫は無事に男の子が生まれるまで叫び続けた。

フォルスマンは、心臓という難問に次第に興味を惹かれていった。外科医たちは次々に新技術を開発し、ほとんどの臓器の病気に対応できるようになっていた。しかし、心臓病の場合には、どこがどのように悪いのかを知るためには死後解剖まで待たなければならなかった。

インターン時代、フォルスマンは、首からカテーテルを挿入されたウマの絵を見たことがあった。この技術を応用すれば人間の心臓内部の様子を探ることができる、と彼は考えた。彼の上司は、患者を使ってその技術を試すことに許可を与えようとはしなかった。自分自身の体で試してみたいというフォルスマンの言葉にも、彼は耳を貸さなかった。

フォルスマンは自分で試してみようと決心し、必要な器具を確保するため、ゲルダという看護師に協力を求めた。彼はゲルダに、危険はないと請け合った。実は、心臓のデリケートな内壁がカテーテルにどう反応するか、彼にはまったく分からなかったのだが。ほんのちょっとした刺激でも、心臓の異常な振動を誘発する場合がある。当時、そうなったら助かる見込みはなかった。

二人は昼休み中にこっそり手術室に入った。フォルスマンは腕の血管を切開し、そこからゆっくりと長さ六十五センチのカテーテルを挿入し、心臓へ向かってスライドさせた。二人はレントゲン室へ移動し、そこで彼は鏡を見ながらカテーテルを心臓まで導いていった。レントゲン技師が、心臓に向かってフォルスマンの体内を不気味に這い回るカテーテルのX線写真を撮影した。きっと、心臓も止まる心地のする一瞬だったことだろう。

翌朝、フォルスマンは命令不服従の廉で呼び出されて叱責されたが、上司は彼の実験に感銘を受け、彼をディナーに招待した。その後数週間にわたって、フォルスマンは自己実験を五回成功させた。さらに彼は、血管に通したカテーテルを使って終末期の患者に薬物を投与する許可まで得た。

彼は実験結果をまとめ、発表することにした。上司は、「無謀な行為だったという印象を与えないように、自己実験の前に死体を使って予備実験をおこなったことにしておいたほうがいい」と忠告した。その頃、フォルスマンはベルリンに戻り、外科医学の重鎮ザウアーブルッフの下で働き始めた。

一九二九年にフォルスマンの実験報告書が証拠のX線写真つきで発表されると、大騒ぎになった。フォルスマンの勤める病院は記者たちに取り囲まれ、ある記者は大金を提示し、写真を掲載させてほしいと申し出た。フォルスマンの報告書は医学界にも物議を醸した。「これとまったく同じことを何年も前にやった」と言う医師が数人現れたが、誰一人として、主張を裏付ける証拠のかけらさえ見せることができなかった。ザウアーブルッフは騒動を嫌った。彼はフォルスマンに、「きみの芸当について講義をするなら、サーカスでやってくれ。ドイツの品位ある大学でやるのはやめてもらいたい」と言った。フォルスマンはベルリンの病院をクビになってしまった。

研究をさらに進めようという決意を胸に、彼は古巣の病院に戻った。当時、腸の病気の診断にX線が用いられ始めていた。腸内部がレントゲン写真に鮮明に写るようにするための物質を患者に飲ませることによって、それが可能になったのである。カテーテル挿入技術をもってすれば、生きている人間の心臓の内部も見られるようになるかもしれない、とフォルスマンは考えた。

今回、フォルスマンは、まず動物実験で試してみるようにとアドバイスされた。ウサギで実験したところ、カテーテルが心臓内部に触れた瞬間、心臓は鼓動を停止した。そこで、彼は実験動物をイヌに切り換えた。病院にはイヌを飼っておく設備がなかったので、彼の母親がアパートでイヌを預かった。必要に応じて、イヌたちはタクシーで病院へ運ばれた。イヌを使った実験はウサギよりもうまくいったが、X線を通さない薬剤を心臓に注入した段階でイヌも死んでしまった。造影剤をヨウ化ナトリウムに変えてみたところ、イヌを生かしておくことができるようになった。フォルスマンは多数のレントゲン写真を撮影し、その結果、心臓が収縮する様子を写した連続写真ができあがった。

自分でやるしかない

しかし、これを人間に試しても安全かどうかは分からなかった。イヌがウサギとは異なる反応を示したように、イヌと人間とでも反応のしかたは異なるかもしれない。この実験は、最初の実験よりも危険だった。カテーテルを挿入する実験は、うまくいかなければカテーテルを引き抜けばよかったが、心臓にヨウ化ナトリウムを注入してしまえばもう後戻りはできない。薬剤が体中に回るとどうなるかは誰にも分からなかった。溶液を皮膚に塗ったり、それで何度か口をすすいでみた限りでは悪影響は見られなかったが、心臓や肝臓や腎臓にそれが入ったときの反応がそんなことで分かるはずはなかった。

フォルスマンは自分の運を信じ、カテーテルを首の血管から心臓まで挿入して造影剤を注入することにした。最初、カテーテルが間違った方向を向いてしまったものの、二度目の挑戦でカテーテルを心臓に到達させることができた。造影剤を注入すると気分が悪くなったが、心配していたほどではなかった。彼はさらに九回、心臓へのカテーテル挿入実験をおこなった。しかも、挿入ルートも難易度の高いものだった。最初に使った首の血管は縫合されてしまったので、彼は太股の血管を使い、そこからカテーテルを腹部大静脈に挿入し、心臓まで通した。カテーテルの先端がどこまで入ったか見えるわけではなかったから、これらはすべて感覚だけでおこなわれたのである。

それは、彼が考えていたよりも危険な作業だった。数年後、自己実験を回避してリスクを患者に負わせようとした外科医が、カテーテルを大動脈経由で腎臓に挿入した。実験対象となった患者の半数について「厄介な事故」が起きた。そのうちの一回は、「不注意な力を加えたために」血管壁に穴が開き、患者が大量出血を起こすという大事故だった。

実験から足を洗う前に、フォルスマンは、局所麻酔だけで、長い注射針を用いて心臓の大動脈に造影剤を注入するという実験を試みた。最初の一突きは電気ショックのようだった。注射針は神経を直撃した。もう少しで脊髄に刺さるところだった。そうなっていたら、一生麻痺が残ったかもしれない。あと三回試みたものの失敗し、彼は疲労困憊して寝付いてしまった。妻は、自己実験はもうこれで最後にしてくださいと言った。

フォルスマンをクビにしたザウアーブルッフの気が変わり、彼は再びフォルスマンを自分の病院に招いた。直属の上司の、慇懃無礼な挨拶の言葉がすべてを物語っていた。「それではあなたが、科学についていろいろと教授してくださるという、例の地方出身の紳士なんですね？　そうですか、では考えてみましょう。まずは、あなたを一人前にしてあげなければなりませんね」。「紳士」という言葉さえもが侮辱のように聞こえた。

ザウアーブルッフは、フォルスマンが期待したようなメンターではなかった。フォルスマンはザウアーブルッフにも彼の患者にもほとんど会うことがなかったし、執刀の機会も与えられなかった。かつては自分自身も先駆者だったというのに、ザウアーブルッフはフォルスマンの研究意欲を奨励することもなかった。硬直した階級制度の中で、誰もが自分の立場を弁えていた。イニシアチブは求められず、服従と滅私奉公が絶対とされた。フォルスマンは朝六時から深夜まで働いた。ある意地悪な外科医は、毎晩六時間寝ると床ずれができる恐れがある、と考えていた。

勤労意欲を高めるためのザウアーブルッフ流のやり方は、定期的にスタッフを集めて一人一人順繰りに難癖をつけることだった。「完璧なバカ者」という烙印を押された医師もいた。その「バカ者」のうち、少なくとも二人はのちにノーベル賞を受賞した。ザウアーブルッフの奇妙な習慣の一つに、その日に手術を受ける予定の患者全員を集めて一度にまとめて麻酔をかける、というものがあった。つまり、その日の最後に手術を受ける患者は、手術室に運ばれる数時間も前に麻酔を施されるということになった。フォルスマンは、手術後に呼吸器の合併症が起きる確率が高いのはおそらくそのせいだろうと気づいた。そのため、ザウアーブルッフの病院では、患者が麻酔から覚めるまで注意深い見守りが必要だった。こうして、ザウアーブルッフは（必要に迫られてのことだが）集中治療看護の先駆者となった。

ノーベル賞受賞で報われる

第二次大戦勃発と同時にフォルスマンは野戦病院の外科医となり、ポーランド侵攻から泥沼の対ロシア戦までドイツ軍に付き従った。彼の大戦中の体験については、ほとんど彼の自伝からしか知ることができない。「ナチス親衛隊が運営する療養所で、私は心臓医学に関する実験に必要な、望み得る限りのありとあらゆる設備を提供された」と彼は語っている。彼が望めば、当然、実験台としての患者も無制限に提供されたことだろう。しかし、親衛隊からのその申し出を彼は辞退した。野戦病院がロシア軍に蹂躙されそうになったとき、彼は徒歩でドイツに戻った。

戦争が終わると、彼は失業してしまった。大戦中の活動について調査が終わるまで、彼はしばらく開業を禁止された。結局彼は静かな田舎の医者になり、世間から忘れ去られていった。

彼の業績はドイツでは故意に無視された。彼の実験から四十年後（その頃までには、心臓カテーテル法はすでに充分に確立されていた）に発表された、冠状動脈性心臓病研究の歴史に関する本でさえ、フォルスマンや心臓カテーテル法に一言も触れていない。

しかし、外国の外科医たちは彼の研究を忘れてはいなかった。ある日、医学雑誌を読んでいたフォルスマンは、「ドイツのフォルスマンは、世界で初めて……」という書き出しで始まる記事を見つけて喜んだ。しかし、「自分は果樹園に苗を植え、他人が果実を収穫したのだ」と思うと悲しかった。

一九五六年、ある後援者が彼に名誉教授の称号を与えるよう彼の出身大学に働きかけたが、鼻であしらわれた。ドイツの教授陣に「アウトサイダー」は不要、というわけだった。しかし、その年のうちに大学は意見を変え、彼を招聘した。おそらく、その少し前にフォルスマンがノーベル賞を受賞したためだろう。

フォルスマンの実験は、心臓病の診断法や治療法に革命をもたらした。それは、心臓外科にとって飛躍的な進歩だった。これによって、メスで胸郭を切開することなく、心臓内部にアクセスできるようになったのである。絶望的だと思われていた病気が治療可能になった。それまでは、薬剤を注射し、それが血流に乗って薄まりながら心臓に到達するのを待たなければならなかった。それが、心臓に直接薬剤を送り届けられるようになったのである。カテーテルの先端は改良され、プラークが沈着した冠動脈の内壁をきれいにして、心臓麻痺のおもな原因である血管の詰まりを防ぐことができるようになった。現在では、先端にバルーンを装着したカテーテルを血管内で膨張させ、狭くなった血管を拡張する手術（血管形成術）もおこなわれている。

こうした技術は今ではすっかり一般的になり、心臓病の患者はみんな、血管造影図（フォルスマンの二番目の実験のように、X線によって血管や心臓内部を可視化し撮影すること）による検査を受けるようになった。今この瞬間にも、無数のカテーテルが患者の体内を滑るように進み、心臓の中に入り、さらにその先のさまざまな目的地へと向かっている。体中の、血管の通っているあらゆる器官がカテーテルによる検査や治療を受けている。数え切れないほどの命が救われた。それもみんな、クビになり、忘れ去られ、ついに再発見されてようやく（すでに遅すぎたが）報われた、勇敢な男のおかげである。

第12章　爆発に身をさらし続けた博士——爆弾と疥癬

ヒーローは、周りの誰もが理性を失っているときにも
それを失っていないかもしれない。
だが、失うだけの理性が元々彼にあるかどうかは不明である。
——ラドヤード・キプリングの詩のもじり

不発弾処理班の悲劇

第二次大戦によって研究者としてのフォルスマンのキャリアが断ち切られてしまったのは皮肉だと言えるだろう。戦争中ほど研究が盛んになる時期はないからである。敵にダメージを与えるためにしろ味方の命を救うためにしろ、政府は喜んでカネを出す。ノーベル賞の選考者は、「危険な実験を試みた」としてフォルスマンの業績を称えた。彼の勇気を示すもう一つの例は、大戦中、ロシア軍の砲弾が間近で炸裂するさなかに野

戦病院で手術を続行したことである。しかし、勇気が仇になって厄介なことになる場合もある。中国の古いことわざにも、「三十六計逃げるに如かず」という言葉がある。

戦闘員の勇気は正当に称えられるが、銃後で発揮される勇気は見過ごされがちである。第二次大戦中、イギリスは何千人ものボランティアの消防士や空襲監視員、軍需工場労働者や不発弾処理将校によって支えられていた。

都市部が集中爆撃を受けるようになって初めて、国防省は、不発弾をどう処理したらいいのか皆目分からないということに気づいた。イギリスには不発弾処理班というものが存在しなかったのである。国防省は広告を出し、不発弾処理希望者を募った。技術的な難問の解決に意欲を燃やす技術者や科学者が名乗りを上げたが、志願者は彼らだけではなかった。ある建築家は、「ヒトラーは血なまぐさい脅威となりつつある」と判断し、志願することにした。急ごしらえの処理班の中には、伯爵とその秘書と運転手で構成された処理班もあった。志願者たちが受けた訓練は形だけのものだった。当時、不発弾処理訓練を受けた人の回想によれば、「教官はイギリスの爆弾はいろいろと見せてくれたが、ドイツの爆弾は一個しか持っていなかった」という。ドイツの爆弾の表面に書いてあるマークの意味を聞かれると、教官は一言も答えられなかった。志願者たちは信管を見せられ、班に分けられると、不発弾処理の現場へと送り出された。

不発弾という問題の大きさは計り知れなかった。八ヶ月間にわたって、ロンドンを初めとする諸都市は大編隊のドイツの爆撃機によって壊滅的な被害を受けた。ロンドンだけでも、毎晩最大一千トンの爆弾が投下された。空襲警報が鳴ると、市民は地下鉄か、庭に設置されたトタン板造りの半地下シェルターに逃げ込んだ。空襲は、毎晩毎晩、十二時間以上にわたって続いた。ロンドン下町のある女性は、夫はどこにいるのかと聞かれて、「軍隊にいるよ。てんで度胸のない男だからね」と答えた。

ある朝、いつものように多くの建物が瓦礫と化した中、とある通りに蠟人形のように青白い顔をした死体がいくつも転がっていた。マダム・タッソーの蠟人形館に爆弾が命中したのである。驚いたことに、犠牲者のおもな死因は敵の爆弾ではなかった。ロンドンの高射砲は最大仰角にセットされ、派手にぶっ放された。滅多に敵機に命中しないことは射撃手たちも認めていたが、砲撃音は士気を高めるのに役立った。残念なことに、その士気が落ち込む場合があった。打ち上げられ、爆発した砲弾は、金属片となって落下してくる。建物の屋根にも道路にも、熱い金属片が雨霰と降りそそいだ。この金属片による死者の数は、空襲によるそれをはるかに上回っていたと推定されている。

「警報解除」のサイレンは、「爆弾はもう降ってこない」という合図であって、「爆弾はもう爆発しない」という意味ではなかった。不発弾処理班は毎朝、牛乳配達人と同じくらい確実に到着した。彼らの道具一式は洗練されているとは言い難かった。彼らの装備はスパナ、手回しドリル、フックの付いたロープ、懐中電灯と鏡、糸玉、つるはしと鋤だった。大半の不発弾は、地面に掘った穴の中に埋められた。爆弾に近づいて信管を外すためには、大きな穴を掘る必要があった。

残念なことに、不発弾処理班は、自分たちが処理している爆弾の正体をまったく知らないまま、作業を進めなければならなかった。投下される爆弾の一割が不発弾になったが、それが本当に爆発し損なった不良品なのか、それとも遅延作動式信管のついた爆弾なのかを区別する術はなかった。どっちに転んでも、見通しは明るくなかった。爆発のタイミングを逸した不良品だとしても、スパナを近づけた途端に目を覚ますかもしれなかったし、時限爆弾だとすればいつ爆発するようにセットされているのか分からなかった。それは二日後かもしれないし、二分後かもしれない。ある不発弾処理将校が、不発弾をざっと点検してから処理班のメンバーを呼びにいった。処理班が歩いて現場に向かっている途中、不発弾は爆発した。自動車に乗ってもっと早く現場に到着していたら、全員が死亡するところだった。

従来型の爆弾に加えて、ドイツ空軍は、長さ二メートル半、直径六十センチの魚雷形の爆弾をも投下した。この爆弾はパラシュート付きだったので、カエデの種のようにくるくる回りながらゆっくりと落下してきた。内部にはTNT火薬が充塡され、その爆風には人間を四百メートルも吹き飛ばすほどの威力があった。ほとんどが時限信管付きだったが、中には磁気信管の爆弾もあった。後者は鋤を近づけただけで爆発した。

理論上は、爆弾は起爆装置を抜くだけで無害化することができる。実際には、多くの場合、それは長時間に及ぶ恐ろしい作業だった。一九四〇年十月末までに、未処理の不発弾の在庫は三千個に達していた。

不発弾がセント・ポール大聖堂の基礎の近くに落ちたことがあった。爆弾は速やかに掘り起こされてトラックに積み込まれ、イーストエンドを抜けてハックニー湿原まで大急ぎで運ばれた。爆弾はそこで爆発し、直径三十メートルのクレーターを残した。

不発弾の処理は非常に危険な作業なので、一度に複数の人間が危険にさらされることのないように作業手順が決められている。作業者は、自分の行動を逐一、不発弾から安全な距離を置いて控えている次の人に知らせながら処理作業を進める。次の人は、聞いた内容をすべて書き留める。こうすることで、何か事故があった場合に、どんな行動は安全でどんな行動が事故を招いたかが分かる。そして、自分の番が回ってきたときに、同じ間違いをしなくて済む。

弾薬検査員（不発弾処理の専門家はこう呼ばれるようになった）はふつう、深い穴の中で泥水に膝をついて作業をおこなった。頭上に不発弾が覆い被さっているような格好である。その状態で、固く締められたナットを必死になって回す。ナットが緩んだら、そっと信管を引き抜きにかかる。信管に何がくっついているかは、信管のほぼ全体を引き出すまで分からない。第二信管を付け加えたり、感度のいいモーション・センサーを連結したりすることで、敵は処理作業をさらに危険なものにしているかもしれない。ときには、信管を完全に引き抜く代わりに、手回しドリルで不発弾の外被に穴を開け、懐中電灯と小さな鏡を使って暗い内部を覗き込むこともあった。用心深い歯科医と同じで、弾薬検査員はうっかり何かに触れるような真似は絶対しない。点火装置を調べ、不発弾の処理方法を考える。このあたりまで作業が進むと、手が震え、汗が目の中に流れ込んでくる。目がチカチカして、はっきり見えなくなってくる。そこは世界で一番孤独な場所だった。

やがて、不発弾処理はさらに危険な作業となった。爆弾の外被には信管の種類を示す番号が書いてあったのだが、故意に間違った番号が書いてある爆弾をドイツ軍が投下し始めたのである。これに騙されて、弾薬検査員は、今処理しているのは自分がもう何度も信管を取り外したことのあるタイプの爆弾だと思い込んだ。実際には、それはまったく違うタイプの、ずっと危険な爆弾だった。ある弾薬検査員がこの手の新型信管を取り外したが、信管が濡れていたためにそれは爆発しなかった。そのとき初めて、ドイツ軍の計略が露見したのである。その幸運な男のおかげでイギリス軍は無傷の信管を手に入れ、その構造を詳細に調べることができた。これで、問題が一つ解決した。また別の不発弾処理専門家は、数種類のタイプの爆弾に内蔵されているバッテリーを液体窒素で凍らせ、起爆装置への電力供給を断つ処理方法を考案した。

誰かが、あるドイツ企業が十年前イギリス航空省に自社設計の信管を売り込んでいたことを思い出した。ロンドン特許事務所を探してみると、果たしてその企業の特許が見つかった。不発弾処理班をそれまで大いに悩ませてきた、危険な二重コンデンサ回路の図解まで付いていた。もしも、ブレッチリー・パークでドイツ軍の暗号解読に取り組んでいた人々が暗号機の特許を探していたら、エニグマ暗号機の構造が記された書類に遭遇し、ドイツ軍の暗号を一夜のうちに解読できていたかもしれない。

一九四〇年代、不発弾処理将校の平均余命は七～十週間だった。自ら志願して不発弾処理将校になった例の伯爵は三十四個の不発弾の解体に成功したが、三十五個目の爆弾によって自分が解体されてしまった。生き残ったメンバーにかかる負担が、彼らの精神に影響を及ぼし始めていた。士気を高めるため、チャーチルは不発弾処理班を見舞った。チャーチルは、彼らの顔は他の英雄たちのそれとは違うと感じた。「彼らはやせ衰え、やつれていた。彼らの顔は青ざめていた。……我々は壮絶という言葉を乱用するきらいがある。これは不発弾処理班のメンバーに対してのみ使うべき言葉だ」

爆弾の爆発に至近距離で遭遇すれば、爆風が体中の開口部から一気に体内に侵入し、体が破裂してしまう。同時に爆弾の破片が超音速のカミソリとなって体を引き裂く。身をかわして破片を避けることなど不可能である。

処理班メンバーが最も恐れていたのはこうした即死事故ではなく、命は助かっても重大な障害の残る、比較的小さな事故だった。

ヴィクトリア十字勲章と同等の栄誉として、銃後の英雄のためにジョージ十字勲章が制定された。その大半は不発弾処理班のメンバーに授けられた。彼らは恐怖を知らない男たちではなかった。あるメンバーは、不発弾処理のため穴に入ったところ、中にネズミがうじゃうじゃいるのを見て悲鳴を上げ、穴から引っ張り出された。

大戦が終結すると、ドイツ軍の爆弾六十万トンとともに、イギリス軍の爆弾およそ二百万トン（毒ガス爆弾十三万トンを含む）も処分する必要が生じた。ドイツ軍の兵器集積場は戦争中に連合軍によって部分的に破壊され、ダメージを受けた爆弾がそこここに散乱していた。こうした爆弾は、予測不能なだけにさらに危険だった。高性能爆弾は爆破処理された。発射火薬や小火器の弾薬は、一度に六十トンずつ焼却された。まるで、何千丁もの機関銃が一度に火を噴いたようなすさまじさだった。毒ガス兵器は十七隻の船舶に積み込まれ、大西洋に投棄された。

大小合わせて多くの事故が起きた。ニトログリセリン入りの手榴弾三十七トンが爆破処理されたとき、その爆発によって、三キロ以上離れた村の家々の天井が落ちた。一九四六年、ドイツで爆弾を列車に積み込んでいたときに突然爆発が起き、それが大爆発を引き起こした。この事故で、爆弾を積んだトラック二台と二十九両の貨車が消えてなくなった。爆弾処理班は徹夜で消火に当たり、さらなる爆発を防いだ。死亡者が八名に留まったことには誰もが驚いた。一九四〇年代に殉職した爆弾処理将校のうち、その三分の一が戦後、弾薬の処分作業中に亡くなっている。

命が九つあっても足りない

不発弾は現在でも定期的に発見されている。庭やマントルピースの上から見つかることもあるかもしれない。一九七〇年代に放映されたテレビドラマシリーズ「危険　不発弾」は、「おじいちゃんの形見の中に、金属片が詰まった対人蝶形爆弾があるかもしれない」という事実を紹介して視聴者の注意を喚起した。死亡した年金生活者の遺品を整理していたある不動産管理人は、故人の手榴弾や砲弾や信管や弾薬や地雷のコレクションを撤去してほしいと陸軍補給部隊に助けを求めた。ある元空軍少佐は、（彼の言によれば）日頃砲弾を使って疣痔《いぼじ》をマッサージしていたのだが、ある日、マッサージの最中にそれがどこかへ消えてしまった。救急搬送された元少佐は、看護師と笑顔の爆弾処理将校の手当を受けた。

爆弾処理に携わる人なら誰でも、どれほど熟練した人間が注意深くおこなっても、遅かれ早かれ事故は起きるものだということを知っている。障害を負うこともなく無事に引退できたときには、心の底からほっとするに違いない。これからは、爆発とはいっさい無縁の静かな生活を送れるのだから。しかし、リタイアした爆弾処理将校の中には、爆弾という死を招く装置に挑戦したいという欲求を捨てきれない人もいる。そういう人は引退後、ロンドン警視庁で爆弾処理に従事することになる。

現在、イギリス陸軍の爆弾処理班のメンバーはアミュニション・テクニカル・オフィサー（ATO）というが、班長はふつう「フィリックス」と呼ばれている。アニメに登場する、九つの命を持つというあのネコのフィリックスである。本当は、命が九つあっても彼らには足りないかもしれない。

訓練も装備も、第二次大戦時よりも向上している。爆弾を偵察するための移動ロボットまで配備されている。ロボットを使って、遠隔操作で爆弾処理をおこなうこともある。

爆弾に直接手が触れない分、手が無傷で残る確率は高くなる。

殉職者が出た場合には必ず、死亡原因となった爆弾が複製され、爆発の原因が究明される。そして、同じ間違いが二度と起きないように調査結果が回覧される。この世界では、新人は文字どおり、先輩の失敗から学ぶのである。

テロリストの爆弾は、それと分からないように自動車や手紙や買い物袋などにこっそり仕掛けられている。北アイルランドの武器補給所の庭で、兵士たちが運動のためにサッカーをしていたところ、爆発物探知犬がやってきてボールに荒っぽくじゃれついた。するとボールがぱっくり二つに割れ、中から断熱フォームとセムテックス（訳注：プラスチック爆薬の一種）が現れた。幸い、断熱フォームのおかげでそれまで点火装置が作動しなかったのである。とはいえ、疑わしい小包がすべて爆発物とも限らない。ブリストルの兵舎の敷地に、疑わしい小包が放置されているのが発見された。爆発物処理班が出動し、小包を爆破処理したところ、中から、「疑わしい小包の取り扱いについて」というチラシが大量に飛び散って宙を舞った。

テロリストの爆発物の処理は近年さらに危険になった。起爆方法がバラエティ豊かになったことで、爆発のタイミングの予測がさらに難しくなったからである。時限装置やモーション・センサーによって起爆する場合もあるが、携帯電話や車の電子キーによって遠隔操作で爆弾を爆発させることもできるのである。テロリストが遠くから爆弾処理の様子を窺っていて、処理将校が爆発物の上にかがみ込んだ瞬間を狙って爆発させることもある。目立つ場所にこれ見よがしに置かれた爆弾を処理しようとして一人で現場に向かった処理将校が、道ばたのゴミの中に隠されていた第二の爆弾の犠牲になることもある。

テロリストは一度幸運に恵まれればそれで充分だが、ATOは毎回幸運に恵まれなければやっていられない。これだけの重圧に耐えるためには、冷静で勇敢な人物が必要である。北アイルランド紛争の二十年間に、爆発物処理班はその勇敢な行為に対して百七十五回表彰され、勲章を授与された。

ATOの中には、最先端テクノロジーを駆使して爆弾を処理するスリルや、テロリストの策略に対抗するという知的満足のために仕事をしているという人もいる。彼らには、人命を救っているという自負がある。戦闘員たちも、「何てヤツらだ、あんな仕事は俺にはできない」と彼らの勇気を称賛する。

水中爆発のダメージ

ATOは爆発を回避するのが仕事だが、爆発を自ら追い求めた生理学者がいた。彼の名はキャメロン（愛称カム）・ライトという。

彼は、知性と勇気で敵と戦った秘密の科学者軍団の一員だった。彼の職場は、ハンプシャー州アルヴァーストークのイギリス海軍生理学研究所だった。研究所といっても、そこは、今にも崩れそうな木造の小屋（元々は貨物専用のコンテナだった）が立ち並んでいるだけの場所だった。

カムは、X線が人体組織に及ぼす影響を調べるために危険な実験をおこなっていた。この場合の「人体組織」とは「彼の体」という意味だった。第二次大戦が始まると、国防省の科学顧問から、「極秘の仕事」を手伝ってくれないかと頼まれた。

水面を跳ねるようにして進み、ダムの基底部で爆発してダムを破壊する爆弾が、バーンズ・ウォリスによってすでに設計されていた。この爆弾の投下実験を飛行機の上から観察してほしい、とカムは依頼されたのである。実験は難航した。最初の爆弾は粉々に砕け散り、破片が当たって飛行機の昇降舵に穴が開いた。二度目の実験では爆弾の投下によって水上に竜巻が起き、飛行機の翼がダメージを受けた。どちらの場合も、飛行機は何とか無事に着陸することができた。

ついに、爆弾はうまく水面を跳ねるようになった。しかし、実際にダムを破壊できるかどうかは、実験してみなければ分からなかった。「ラドナーシャーに、使われていないダムがある」とウォリスが言った。「もう何の役にも立っていない。……今後必要になることもないだろう。あのダムなら実験に使える」

こうして、カムはウェールズ上空を飛ぶことになった。彼は、爆弾を回転させるモーターのスイッチを入れた。円筒状の爆弾に回転をかけることによって、爆弾は水面を跳ねて進むことができるようになる。しかし、爆弾を投下する装置がうまく作動しなかった。回転は次第に速くなり、回転軸から煙が出てきた。爆弾は爆発寸前だったので、カムは頭上の支柱をつかんで爆弾倉の上にぶら下がると、爆弾を両足で蹴った。何度も彼は爆弾を蹴り損ない、爆弾の上で前のめりになった。「これはやばいと思うと同時に、これではあんまりバカバカしい死に方だと思った」と彼はのちに語っている。突然、爆弾は、開いた爆弾倉の上にぶら下がるカムを残して落下していった。眼下に、爆発するダムが見えた。

爆発はカムの専門分野だった。彼の楽しみの一つは、新人を連れて研究所内を案内し、研究内容を紹介することだった。あるとき彼は、新人の一団を、水を満たした鋼鉄の円形タンクへと案内した。

「これから、水中爆発の効果を実験してみましょう」と彼は不気味な声で言った。「右袖をまくって、腕を水の中に入れてください」。新人たちは、気乗り薄な様子で彼の言うとおりにした。「結構。発射！」

ドカンという音がして、タンクの中心から水柱が上がった。犠牲者たちは、右腕が肘から千切れてしまったと思った。

「今のは、たった一・五グラムの火薬でどんな感じがするかという実験です」とカムは嬉しそうに言った。「今度は左腕に、ここにある二種類の筒のどちらかをはめてから、その腕をタンクに入れてください」

新人たちは、渋々、金属製の排水パイプまたはフォームラバー製の筒に左腕を入れた。

「発射！」

金属製のパイプを選んだ人たちは、これで両腕ともに引きちぎられるような感覚を味わうことになったが、ゴム製の筒を選んだ人たちはほとんどダメージを受けなかった。「どうです？」とカムは言った。「一平方インチ当たり千ポンドの圧力を受けても、ゴムを着けていればダメージを受けないんです。トリックではないことを証明するため、もう一度実験してみましょう。ゴムの筒を選んだ人は金属製のパイプと取り替えてください」

ノルマンディ上陸作戦に参加したダイバーたちは、爆発の衝撃から人体を保護するためにカムが開発した防護服を着用していた。カムは水中爆発による傷害の権威になった。水中の爆発は危険である。水の持つ非圧縮性という性質のために、水中の衝撃波は空気中に比べてはるかに遠くまで届くからである。

大怪我を繰り返す

緊急の課題は、沈没した船から脱出した乗組員に爆雷がどれほどのダメージを与えるかを予測することだった。物理学者のA・H・ベッブとともに、カムは水中爆発の影響を調べた。水中爆発の致死的な影響力には二種類ある。人体を粉々にしてしまう衝撃波と、これに続いて起きる、人体を押しつぶす「水圧ラム」効果（訳注：「ラム」は「破城槌」の意）である。カムは、海中の爆発から生還した人々に会って体験談を聞いた。生還者たちは異口同音に、「仲間が突然泳ぐ力を失い、何度か喘いだかと思うと水中に消えていってしまったのを見た」と語った。カムは、水中爆発で死亡した兵士の解剖にも立ち会った。目立った外傷はないのに内臓がひどく損傷している遺体が多かった。

カムは何度も危険を冒して爆発を体験した。エアクッションに絶縁効果があるかどうかを試すために、彼は空気で膨らませたイマーションスーツ（訳注：耐寒耐水服）を着用して水に浮かび、下方で大爆発を起こさせた。彼の体は、かなり遠くまで吹き飛ばされたとのことである。研究の多くは、体を張った実験を伴った。ボランティアの海軍兵士とともにカムは海中を漂い、何度も水中爆発を体験した。実験に使われるＴＮＴ火薬の量は次第に多くなり、爆発地点と被験者との距離は次第に縮められていった。「クリケットのバットで頭を殴られたみたいな感じだった」とある兵士は語っている。各人がおよそ三十回ほど爆発を経験したあと、彼らの状態をクールにまとめた報告書が作成された。「ダイバーらには、肺の兆候（肺損傷）の増加が見られた。胸郭及び耳の臨床的所見（肋骨骨折と鼓膜破裂）により、ダイバーをこの水深で爆発にさらさないことが決定された」

遠くで起きた大爆発が近距離の爆発よりも大きなダメージをもたらす場合があるのはなぜだろう、とカムは不思議に思った。「人体が深刻なダメージを被った事例の臨床的原因に疑問を抱いたキャメロン・ライト博士は、深度五十フィートに潜水し、そこから二千百フィート離れた海域で二百ポンドの火薬を爆発させた。爆発後、衝撃波のために博士は手足を動かすことができなくなり、背中に激痛を感じて意識を失った。そのため、彼を水面まで引き上げなければならなかった」。水中から引き上げられたカムは麻痺状態で、口からも鼻からも耳からも大量に出血していた。

病院でゆっくりと回復に向かっているあいだに、カムは怪我の原因について考えていた。彼は以前、（計算によれば）これよりずっと大きな衝撃波が発生したはずの爆発を体験していたが、今回の怪我はそのときよりもずっと深刻だった。中水域（水面よりはかなり下だが、水底からはかなり上の水域）に潜水していたために、衝撃波を一度だけでなく何度も、ほとんど同時に体に受けることになったのがその原因だ、と彼は結論づけた。海底が岩だらけの、比較的浅い海（三十メートル）の中では、衝撃波は水中を直接伝わるだけでなく、海底から海面へ、海面から海底へと反射しながら進む。不運にも、カムはこれらの衝撃波がちょうどすべて集まる場所に潜水していたのである。体調が回復すると、彼はすぐに再び同じ爆発実験に臨んだ。ただし、今回は、衝撃波が集まる場所を計算によって割り出し、そこを避けて潜水した。ありがたいことに、今回は「危険な衝撃は受けなかった」。

それから数年後のことである。カムは水中爆発の影響について講義をおこなう予定になっていたが、呼び出しを受けたために同僚が代役を務めることになった。講義で使う資料の中に、爆発で肺をズタズタにされた哀れな男の胸部レントゲン写真があった。好奇心をそそられた同僚は、レントゲン写真の隅に貼られたラベルを剝がして患者の名前を見てみた。そこには、「カム・ライト」と書いてあった。

海軍本部は、「深海で故障した潜水艦の中から、呼吸具を使わないで脱出することが可能かどうか」についても知りたがっていた。そんなことを試みるのは無謀だと思われた。肺の中にためた空気だけで、そんな深海から海面まで窒息しないで上がってこられるのだろうか。

カムの上司は、依頼された実験は危険すぎると考えた。しかし、上司が休暇で不在のとき、カムはその実験を敢行した。彼は、気圧を水深九十一メートルの水圧と同じにした加圧実験室内で冷たい水の中に潜り、急速に減圧しながら息を吐き続けた。口をほんの一瞬閉じるだけでも、肺が膨張して破裂してしまう危険があった。息を「吸いたい」という、ほとんど抑えがたい欲求に彼は耐えた。次に彼は、百メートルの深さからずっとゆっくりとしたペースで（一秒間に〇・六メートル）浮上する実験をおこなった。それは同僚から、「非常に勇敢で注目すべき実験」と評された。彼の実験結果を受けて、イギリス海軍は、百八十メートルもの深海から潜水具を使わずに浮上する技術を採用した。自己実験の勇気が評価され、カムは大英帝国勲章を授与された。

あえて〝不倫〟を慫慂する

キャメロン・ライトは、第二次大戦の忘れられた英雄の一人である。大勢の良心的徴兵忌避者たちも同様である。イギリスでは、戦うことを拒否する平和主義者は特別法廷で審査され、純粋な人道的あるいは宗教的信念に基づいて徴兵を拒否しているのだと判明した場合には、衛生兵や救急車の運転手といった非戦闘員としての任務を選ぶことを許された。非戦闘員だからといって、こうした任務が危険でないというわけではなかった。ヴィクトリア十字勲章を二回受章した三名のうち二名までが非戦闘員だった。一人は衛生兵、もう一人は救急車の運転手である。

良心的徴兵忌避者の中には、医療実験の人間モルモットに志願した人もいた。たとえばブライアン・メイグレース教授は、抗マラリア薬の毒性を自分自身と同僚の体を使ってテストしたが、この実験には「クエーカー救急隊」のメンバーもボランティアとして参加していた。昆虫学者のケネス・メランビーも、医療実験に参加するボランティアを求めていた。彼は疥癬の研究をおこなっていた。疥癬は、ヒゼンダニによって引き起こされる皮膚病である。ヒゼンダニは皮膚を食い破って網目状のトンネルを掘り、激しいかゆみを引き起こす。トンネル内に残されたヒゼンダニの糞は、リウマチ熱やリンパ管及び腎臓の深刻な障害を引き起こす感染症の原因となる。中には、「過角化型疥癬」と呼ばれる難治性の疥癬に移行する患者もいる。こうなると、手や腕や足の皮膚全体が厚いかさぶたに覆われてしまう。

一九三〇年代から一九四〇年代にかけて、イギリスは疥癬に苦しめられていた。多くの子どもたちが子ども時代から思春期を通じてずっと疥癬に悩まされ、そのために学校から締め出された。街々には、住民を消毒するための「洗浄ステーション」があった。第二次大戦が始まると、軍隊内の感染率は大流行のレベルに達した。二個師団と同じ人数の兵士が疥癬で入院したと推定されている。民間労働者の感染者数については言うまでもない。

メランビーはヒゼンダニの生態の研究に着手し、人から人へのヒゼンダニの感染経路を発見した。彼はシェフィールドのヴィクトリア朝風の邸宅を自分の研究所にし、十二人の健康な良心的徴兵忌避者が住み込みの人間モルモットとして彼に協力した。彼らの職業は牛乳配達人、芸術家、数学教師、美容師などだった。彼らは全員、自発的な参加者であり、その前向きな態度は実験終了時まで変わらなかった。実験への熱意のあまり、実験への参加を友人にも勧めたほどである。当時の新聞は良心的徴兵忌避者を卑怯だの無知だのと言って非難する傾向があったが、メランビーのチームは、全員が知的で勇敢でしかもユーモアのセンスもあることを証明した。チームの紋章を決めようという話になったとき、誰かが「黄色の縞がついた紋章がいい」と言った（訳注：「黄色の縞《イエロー・ストリーク》」には、「臆病な性格」という意味がある）。紋章の銘は、「かゆみは奉仕する《イッチ・ディーン》」と決まった（ドイツ語の「イッヒ・ディーネ」（私は奉仕する）の英語なまりに「かゆみ《イッチ》」をかけたもの）。

ヒゼンダニがどれほど移りやすいかを調べるため、彼らは感染者が使った寝具で眠り、感染者の下着をつけることまでした。誰もヒゼンダニに感染しなかった。彼らは騙されたような気がした。

陸軍将校に対する講演の席上、メランビーは、「疥癬は若い成熟したメスがくっつくことで感染します」と説明した。将校たちはここでどっと笑い転げた。メランビーは

「ヒゼンダニのメス」のつもりで言ったのだが、将校たちが笑った意味を考えたとき、彼は人間とヒゼンダニのどちらのメスでも同じ効果があるかもしれないと気づいた。疥癬は性感染症の一種なのかもしれない、と。確かに、ヒゼンダニはペニスの皮膚に好んでトンネルを掘る。メランビーは、ヒゼンダニに感染している女性にカネを払ってボランティアたちと寝てもらうわけにはいかないだろうかと考えた。ボランティアたちはかさぶただらけの女と寝たいと思うだろうか。実験のため被験者に不倫してもらった、と科学レポートに書いてもいいものだろうか。

幸い、その手の女性に協力を求める前に、二人のボランティアがヒゼンダニに感染した。ヒゼンダニに感染してから疥癬の兆候が現れるまでには数日以上かかった。潜伏期間は最大で二ヶ月だった。

感染したボランティアはその後、非感染者のメンバーとプラトニックにベッドをともにした。性的な接触がなくても、ベッドをともにしただけで感染は成立した。疥癬の経過を観察するため、彼らは九〜十八ヶ月間悲惨な症状に耐えた。かゆさのあまり、彼らはパジャマがボロボロになるほど体をかきむしった。しかし、不快な症状に苦しめられても、実験期間の短縮を申し出る者は一人もいなかった。衛生状態の影響について実験するため、彼らの半分は定期的に入浴し、もう半分はまったく入浴しなかった。風呂に入らないことによって症状がさらに悪化するということはなかった。ただし、ボランティアの体が不潔度を増すにつれて、医師の診察意欲のほうは低下していった。

彼らは、疥癬の伝播に関する俗説が誤りであることを証明した。「感染した兵士が、休暇で帰宅した際に家族に疥癬を移す」と一般に信じられていた。しかし、事実はその逆だった。兵士たちは定期的に診察と治療を受けていたが、休暇中に家族から再感染していたのである。ボランティアたちは、これを説明するためにこんな詩を作った。

奥深いヒゼンダニ研究が
感染の始まりを解き明かした
それは休暇で妻子と暮らすとき
あるいは不義をはたらくときだと
疥癬やケジラミを
ドアノブやタクシーや
毛布や便座からもらうという
驚くべき偉業を成し遂げる聖職者は別として

疥癬のさまざまな「治療法」をテストするために医療チームが結成され、週に百五十人もの患者の治療に当たった。

報酬はグラスワインたった一杯

疥癬は、ボランティアが体験した試練のほんの一例に過ぎない。協力を惜しまないボランティアたちに、メランビーは別の実験にも参加してほしいと頼んだ。全員が、食餌実験への参加を申し出た。彼らには、「信念を貫く彼らなら、どんなに不味いものでも食べ続けてくれるだろう」という絶対的な信頼を寄せることができた。彼らは、最近開発された「国民全粒粉小麦パン」を試食し、その消化率をテストした。「国民全粒粉小麦パン」にはカルシウムの吸収を阻害する成分が含まれているのではと懸念されていたが、実験の結果、それは杞憂であることが判明した。

ボランティアたちはビタミン欠乏症の研究にも協力した。彼らは、ほとんど二年間、不充分で味気ない食事を堪え忍んだ。ビタミンCが足りない食事を与えられて壊血病を発症したボランティアは、外傷回復実験に協力した。外傷回復実験とは、太股に切り傷をつけ、その傷が癒えてから重りを使って傷跡に負荷をかけ、その傷を再び開かせるのに必要な力を測定する、というものだった。

「外傷性ショック」に関する実験もおこなわれた。「外傷性ショック」とは怪我をした直後のショックのことではなく、その後時間が経過してから、発汗や急激な血圧低下、頻脈や虚脱状態の形で現れるショック状態のことである。ボランティアたちは、これらすべての症状を引き起こす薬剤を注射され、「いささか恐ろしい体験」の数々を味わわされた。全員がとことんひどい目にあった。

新しく開発された抗マラリア薬の効果を試す実験では、彼らは、命に関わる危険もある強毒性のマラリアの病原体を接種された。ボランティア全員が「重症になった」。命に関わる危険もあったため、研究者たちは実験期間の短縮を決定したが、ボランティアたちは、「これは人類の苦しみを救うための実験なのだから、自分たちも実験に必要なだけの期間は苦しむべきだと思う」と主張して譲らなかった。


兵役を逃れる道は良心的徴兵忌避だけではなかった。戦争遂行に不可欠な仕事に従事している人も兵役を免除された。その中には、新薬を開発する民間会社に勤務する科学者たちも含まれていた。大戦中、当時出回り始めた抗生物質などの薬の需要が急増していた。メディシナルコ社というデンマークの製薬会社のスタッフは、研究部長に激励されて熱狂的に自己実験を繰り返していた。薬を一刻も早く市場に送り出すため、彼らは自分の健康を危険にさらした。彼らは自ら、「決死隊」と名乗っていた。

彼らは何ら強制されたわけではなく、自己実験に対して多額の報酬が支払われたわけでもなかった。報酬といえば、血液サンプルを提出するとグラスワインが一杯もらえるという程度のものだった。年に一度開かれるディナーの席上で、その年最も危険な実験に参加した人や最もひどい副作用に苦しんだ人に、いわば「メメント・モリ」としてプラスチック製の小さな骸骨が贈呈された。贈られた人にとって、それは勲章にも匹敵する栄誉だった。

かつて、フォン・ペッテンコーファーは、コレラ菌入りの水を飲み干した体験を兵士の行為になぞらえていた。「死に神の目を、私は静かに見つめたことだろう。……名誉の戦場で兵士が死ぬように、私は科学のために死んだだろう」

第13章　ナチスドイツと闘った科学者たち——毒ガスと潜水艦

確実にガス中毒になる。だが多分、生還できる。
——ジョン・スコット・ホールデンが
毒ガス実験への参加者に語った言葉

一酸化炭素中毒になってみた

血が熱くなり、血液中にテストステロンが充満する戦場では、多くの男たちが衝動的な勇敢さを示す。これとは対照的に、自己実験者の冷静で計算された勇気は、熟慮の上の勇敢さと言える。

ジャック・ホールデンには、熱い勇気と冷静な勇気の両方がともにありあまるほどあった。彼は戦争を愛していた。絶え間ない砲撃にさらされながら過ごした一九一五年四月は、彼の人生で最も幸福な一ヶ月間だった。夜間、彼は緩衝地帯に繰り出しては、敵の会話を立ち聞きしたり敵の塹壕に爆弾を投げ込んだりして楽しんでいた。陸軍元帥ヘイグは彼を、「陸軍中、最も勇敢にして最も汚い将校」と呼んだ。

彼には勇敢さに虚勢を加味するきらいがあった。たとえば昼日中、彼はドイツ軍から丸見えの開けた場所を自転車で突っ切った。「敵があっけにとられて発砲できないでいるあいだに、安全な場所にたどり着けるはずだ」と踏んだのである。その判断が正しかったのは幸いだった。彼はこうした行為を、「命令されたわけでもないのにあっと驚くような危険な行為をやってのけ、それを楽しむこと」と呼んでいる。

ジャックは、爆弾担当将校という「すばらしい仕事」をしている、と家族に書き送っている。彼は新兵に、歯を使って雷管を信管に取り付けるように命令した。「雷管が爆発したら、諸君の口はかなり大きくなるだろう」という警告付きだった。点火した爆弾でまずキャッチボールをしてからそれを投げる、という訓練もおこなった。どれほどたやすく事故が起きるかをレクチャーしながら、火のついたパイプに雷管を使って煙草を詰め、同僚将校たちを震え上がらせたこともあった。

ジャックは、「勇気の実践」を、医師で有名な生理学者だった父親のジョン・スコット・ホールデンから訓練された。父親は、まだ幼いジャックを坑道の奥深くへと連れて行った。当然のことながら、ジャック少年はおびえていた。もう少し成長すると、ジャック少年は真っ暗な縦坑を梯子から梯子へと飛び移りながら降りていかされた。父子は迷路のような坑道の中で道に迷い、メタンガスで汚染された縦坑内に入り込んだ。ジャックは、「立ち上がって、『友よ、ローマ人よ、同胞よ』（訳注：シェークスピアの『ジュリアス・シーザー』中の、マーク・アントニーの演説）を暗唱しなさい」と言われた。ほんの数秒で彼は意識を失い、低いところにたまっていた汚染されていない空気の中に倒れ込んだ。こうして、ジャック少年は、メタンガスが空気よりも軽いこと、そして少なくとも短時間ならメタンガスを吸っても死なないことを学習した。

ジャックの父ジョン・スコット・ホールデンは、空気の質が人間の健康に与える影響について熱心に研究していた。スラム街の住居や工場や下水管内の空気を分析・比較した結果、下水管内の空気は学校内のそれよりもましであることが明らかになった。この研究には危険も伴った。空気のサンプルを採取するためなら、彼は、ほんの数時間前に硫化水素によって五人の労働者が死亡した下水処理場の縦穴の中にでも降りていった。

その後彼はロンドンの地下鉄に潜入し、空気のサンプルを採取した。そのとき、致死的な一酸化炭素の濃度があまりにも高い値を示したため、彼の研究が地下鉄の電化につながった。

致死性のガスを探すのに最適の場所は坑道だった。地下の爆発事故は日常茶飯事だった。事故が起きるたび、ジョンはヘルメットをひっつかむと調査に急行した。妻を安心させるために彼は電報を送ったが、その内容がまるで支離滅裂だったので、それはかえって彼が何らかの毒ガスにやられていることを裏付けるだけだった。

彼はほとんどのガスの名前をその味で言い当てることができた。ある鉱山で爆発事故が起きたとき、彼は坑道の有毒ガス排気管から直接ガスを吸い、ガスの種類を特定した。ガスを吸った瞬間に呼吸が荒くなり、顔色は青ざめた。「炭酸だ」と彼は宣言した。そしてもう一度排気管からガスを吸うと、自分の判断が正しいかどうか確認した。

ジョンは、「鉱山爆発事故の犠牲者の大半は、大方の推測とは違って爆風が原因ではなく、酸欠あるいは一酸化炭素中毒による窒息が原因で死亡している」と考えた。一酸化炭素中毒の影響を調べるため、彼は一酸化炭素を吸入しながら自分の症状を記録し、分析用に血液サンプルを採取した。彼がこれ以上耐えられなくなったとき、実験は終了した。彼の血液中の一酸化炭素濃度は、窒息死した鉱山労働者の数値と四ポイントしか違わなかった。

彼がここまでのリスクを冒すことができたのは、彼が実験仲間にしていた一匹のマウスのおかげだった。ジョンは、「人間で実験できる場合には動物を実験に使うべきではない」という意見の持ち主だったが、この場合にはマウスの使用は不可欠だった。マウスは呼吸数が多いため、人間のおよそ二十倍の速度でガス交換が進行する。したがって、マウスは有毒ガスの影響を人間の二十倍受けやすいのである。

ジョンとマウスは、同じ濃度の有毒混合ガス（空気と一酸化炭素）を吸入した。一分半以内にマウスはぐったりし、運び出されて回復した。ホールデンはなおも持ちこたえたが、三十分後にマウスと同じ症状を示した。実験開始からそうなるまでの時間は、マウスの二十倍だった。代謝速度がさらに速い小鳥なら、マウスよりもさらに敏感である。

この研究がきっかけになって、有毒ガスの早期警報システムとしてカナリアが導入されることになった。意識を失うと同時に止まり木から落ちて異状を知らせるように、カナリアはかぎ爪を切られていた。ジョンはカナリアのかごもデザインした。カナリアが気絶するとすぐに鳥かごの側面が密閉されてかごが箱に変化し、持ち運びするための取っ手にはカナリアを蘇生させるための小さな酸素ボンベが内蔵されていた。カナリアは、回復するのも人間の二十倍速かった。

地下の爆発事故の大半は炭塵が原因で起きることを証明するため、ジョンは大きなボイラーをいくつも溶接して、地上に全長三十メートルの実験用坑道を作った。ボイラー内部に石炭の粉を振りまいてから一方の端で少量の火薬に点火したところ、爆発はパイプを伝わってあっという間に広がり、最後のボイラー二つを粉々に破壊した。ジョンと息子のジャックは三百メートル離れた地点に立っていたが、それでも巨大な金属片が頭上を飛び越していった。爆発音は十キロ先まで響いた。その後の実験で、石灰石の粉が爆発を抑制することが分かった。

ジョンは、塵肺の原因が粉塵の吸入であることも証明した。彼の生理学的研究のほとんどすべてが、こうした実際的な問題に関するものである。そして彼の研究結果は、危険な職業のリスクを大幅に減少させることとなった。

ジョンの兄リチャードは下院議員だった。陸軍省爆発物委員会の委員を務めていた彼が講演会を開くことになり、「R・B・ホールデン下院議員による、爆発物に関する公開講演。J・S・ホールデン教授が実験と説明をおこないます」というポスターが張り出された。このポスターを見た警察が、最前列から三列目までの椅子を撤去しに駆けつけてきた。そうしておかないと、教授が起こす爆発によって観客が吹き飛ばされてしまうと心配したのである。

自宅の屋根裏部屋にジョンは実験室を作った。実験室には気密室も完備されていたので、彼はその中でさまざまなガスの影響を調べることができた。彼はときどき、娘のナオミに協力を求めた。実験中、父さんを見守っていてほしい。もし父さんが意識を失って倒れたら、窓を開けて部屋から毒ガスを追い出し、人工呼吸をおこなってほしい、と。当時、ナオミは十二歳だった。

ジョンは、上唇から爆発的に盛り上がっている、伸び放題の口ひげを蓄えた奇人だった。彼は「うっかり博士」の典型だった。徹夜の研究のあと、彼は昼食の時間に起きてきた。あるとき、彼はディナーの時間に遅れて帰宅した。客が来ることを忘れていたのである。彼は着替えをするために二階に駆け上がっていったが、いつまで経っても戻ってこない。妻が様子を見に行くと、彼はベッドで眠っていた。「自分が服を脱いでいることに突然気づいたんだ」と彼は説明した。「だから、〈そうか、もう寝る時間なんだな〉と思ったんだ」

ドイツ軍の毒ガスを吸ってみる

一九〇六年、深海ダイビングの生理学的調査を依頼されたことがきっかけとなって、彼は高い水圧が人体に及ぼす影響を研究し始めた。海軍本部は、多くのダイバーが浮上時に潜水病で意識を失ったり麻痺を起こしたりしていることを憂慮していた。計算によって安全を確認し、ヤギを使って何度か実験をおこなったのち、ジョンは海軍ダイバーから志願者を募り、最大許容深度（水深三十メートル）のほぼ二倍の深さにまで潜水させた。その後、潜水深度の世界記録は次々と塗り替えられていった。彼は、ダイバーを安全に水面まで浮上させるために世界初の減圧表を作った。彼が確立した「ホールデンの原理」は、その後のあらゆる減圧表の基礎となっている。ホールデンは、「ダイバーは、自分が潜水した最大深度の半分の水深までは何の問題もなく浮上できる」ことを割り出していた。そこから水面までは、所定の水深で停止し、高い水圧によって血液中に溶け込んだ窒素を排出しながら段階的に浮上しなければならない。

一九一五年四月、ドイツ軍が最初の毒ガス攻撃を開始した。ドイツ軍が放出した百六十八トンの塩素ガスは、緑色の雲となって、人が走るほどの速さで連合軍の陣地に向かって漂ってきた。多くの兵士が視力を失い、真っ青になってもだえ苦しんだ。彼らの口からは「にかわ」のような粘液が溢れ出した。塩素ガスを吸入すると肺内部の粘膜が剝がれ、それが粘液となって気管を詰まらせ、肺に溜まってしまう。数人の兵士が塹壕内で死亡した。草の枯れた野原には、ウシの死骸が累々と横たわっていた。

当時大法官になっていたリチャード・ホールデンは弟のジョンに、ドイツ軍が使用している毒ガスの種類を特定し、兵士たちの命を守る方法を考えてくれと頼んだ。ジョンは、最初の毒ガス攻撃で死亡した兵士の検死に立ち会うため、フランスに急行した。彼は即座に塩素ガスだとの診断を下した。というのも彼には、「漂白工場につながっている下水管の中で、身をもって危険な体験をしたことがあった」からである。

陸軍大臣キッチナーはイギリスの母親らに、兵士たちのためにメリヤスと脱脂綿でガスマスクを作ってほしいと呼びかけた。それは単に、民衆の不安を逸らし、自分たちは役に立つことをしているのだと感じさせるための策略に過ぎなかったのだろうか。ともあれ、こうしたホームメードの「ガスマスク」九万枚が前線へと送られた。ランカシャー第二歩兵連隊は毒ガス攻撃を受けた際にそれを着用したが、その後、「壊滅状態に陥った」と報告された。

その頃、ホールデン家では屋根裏を発生源とする、咳き込んだり戻したりする音が響き渡っていた。それは、実験が順調に進んでいるあかしだった。ジョンと彼に協力する化学者二人が、致死性の塩素ガスを満たした気密室でガスマスクの試作品のテストをおこなっていた。たった〇・一パーセントの濃度の塩素ガスでさえ、吸入することは事実上不可能だったし、目に対する刺激は強烈だった。ジョンの娘ナオミとホールデン家の下宿人オルダス・ハクスリーは、ガスマスクに詰める吸収材にするために毛織物を裂いた。ストッキング、ベスト、ナオミの毛糸の帽子、オルダスのスカーフなど、彼らはさまざまなものを試してみた。吸収材になるものを探して、彼らは台所も漁ってみた。

その間にも毒ガス攻撃の犠牲者は増え続けていたので、ジョンは、戦場で兵士自身がありあわせのもので作ることのできるガスマスクを考案した。ハンカチに土を詰めたものや、底を抜いて、湿らせたぼろ切れを詰めた瓶を通して呼吸すると、こうした原始的なフィルターでもいくらかは肺を保護することができた。アマニ油に浸したガーゼで目を覆うと、視界を完全に遮ってしまうことなく目を保護することができた。

ジョンはフランスにも実験室付きの研究所を設立した。実験台はジョン自身、鉱山を研究していた時代以来の研究仲間（彼は良心的徴兵忌避者だった）、それに一時部隊を離れて応援に来ていた息子のジャックの三人だった。彼らはさまざまな濃度の塩素ガスを、ガスマスクを装着した状態と未装着の状態で吸入し、その影響を調べた。走って退却する際にもガスマスクが有効かどうかを確かめるため、実験室にはランニングマシンも備え付けられていた。ジャックはこの実験についてのちにこう語っている。「三人のうちの一人が毒ガスですっかり肺をやられてしまうと、もう一人が交代して実験を続けた。……二～三日寝込むこともあった。私は息切れがひどく、一ヶ月かそこらのあいだ走れなくなってしまった」。衰弱していたにもかかわらず、ジャックは戦場に呼び戻された。前線に戻る途中、彼は爆発によって重傷を負った。これが彼の命を救った。その後数日のあいだに、彼の所属する大隊の将校はほとんどすべて戦死してしまったのである。

ついに彼らは有効なガスマスクの開発に成功した。このプロジェクトにいささかでも関わった人間に与えられた栄誉と言えば、将軍が研究所を訪れた際にその自動車のドアを開けた、勇敢な若い副隊長に授けられた戦功十字章だけだった。

製造工場が最初、吸収剤として炭酸ソーダの代わりに苛性ソーダを詰めてしまうというアクシデントはあったものの、やがて、ガスマスクは一日に七万個のペースで製造されるようになった。

ナオミは、父親の肺が毒ガス実験から完全に回復することはないだろうと思った。七十五歳のジョンは肺炎で倒れた。治療のために入れられた酸素テントは、かつて彼自分が発明したものだった。彼は他に先駆けて、ダメージを受けた肺の負担を軽減するために酸素を使用していた。ジョン・スコット・ホールデンは、生理機能の重大な実験を観察しているかのような、真剣な関心の色をその目に浮かべながらこの世を去った。

彼の死から三ケ月後、タイムズ紙はホールデンが公開講演をおこなう予定だと発表した。講演のタイトルは「奇跡」だった。

潜水艦事故を実体験

ジョンは、実験台として自分自身を選ぶことを好んだ。自分以外を実験台にするときには、兵士が「勝利のためなら命を危険にさらし、怪我を堪え忍ぶ」がごとく、苦痛や恐怖を無視できるほどその研究に対して熱意を持っている人間を選んだ。ホールデン家のモットーは、「堪え忍べ」だった。幼いナオミが激しく転んで泣き出したとき、父親は、「そんなことをするのは勇気の法典で厳しく禁じられている」ことを説明して聞かせた。彼は並外れて勇敢な男というわけではなかった。高いところは苦手だったし、水が怖くて水泳もマスターできなかった。しかし、科学的好奇心と同胞を助けたいという願いとが結びつくと勇気が湧いた。そして、その勇気は他人にも伝染した。

子どもの頃から、ジャック・ホールデンは父親の実験のために自ら献血し、学校の友達にも言葉巧みに献血を勧めた。ジャックは知的に早熟な少年だった。ある研究旅行の際、父親が対数表を持参するのを忘れたことに気づいた。「大丈夫」と父親は言った。「ジャックが計算してくれるだろう」

ジャックは当時の最も有名な生物学者の一人となり、人類遺伝学と集団遺伝学の基礎を築いた。遺伝学とダーウィンの自然淘汰説を結合させることによって、彼は現代進化生物学をも創出した。一九三八年、四十六歳のジャックは王立協会の会員に選出された（父親も王立協会会員だった）。髪が薄くなり、キラキラ光る目をした彼は、どこかいたずら好きのセイウチを思わせるところがあった。

彼はその活発な精神を、やがて来たるべきナチス・ドイツとの戦争へと向けた。スペイン内戦中のマドリッドで、彼は空襲の結果をつぶさに観察し、どんな防空対策が有効でどんなものは効果がないかを細かく記録していた。彼は、防空を数学的見地から捉えた論文とともに、空襲から身を守る方法についての実用的なガイドブックも書いた（ガイドブックのほうはよく売れた）。彼はイギリス政府に地下防空壕の必要性を説いたが、聞き入れられなかった。地上の脆弱なアンダーソン式防空壕では役に立たないことを証明するため、彼は「自分がアンダーソン式防空壕に入るから、すぐ近くで爆発物に点火してほしい」と自己実験を申し出た。ジャックは政府の方針を、「ロンドンを無防備なまま放置している」として非難した。実際に空襲が始まると、幸いロンドン子たちは自主性を発揮して地下鉄の駅構内に侵入し、そこを地下防空壕代わりにした。

大戦が始まる以前から、ジャックは政府に原子爆弾の潜在的破壊力について警告していた。さらに彼は、放射能によって引き起こされる遺伝子の損傷の研究にも重要な役割を果たした。「何千匹という数の魚に小さな磁石を付けて放流し、磁気機雷を爆発させる」という途方もない計画を提案したのも彼である。

大戦勃発の三ヶ月前、英国海軍潜水艦シーティスが試験航海中にリヴァプール湾で沈没事故を起こしたとき(潜航中に魚雷発射管の前方扉と後方扉の両方を同時に開いてしまい、海水が流入したことが沈没の原因だった)、ジャックの出番がやってきた。シーティスは船尾を水面から突き出した形で沈没し、船体自身は無傷だったにもかかわらず、乗船していた百八名のうち生存者はわずか四名だった。乗組員たちは救助が到着するのを待ち、潜水艦を捨てることを躊躇したために脱出が遅れたのである。犠牲者の半数近くが民間の技師たちだった。労働組合はジャックに、公聴会で遺族側の代弁者になってもらいたいと依頼した。

ジャックは同僚数人とともに鋼鉄製の加圧室に閉じこもり、故障した潜水艦内に閉じ込められた状態を再現する実験をおこなった。十四時間半が経過したとき、室内の二酸化炭素濃度が上がったために彼らは気分が悪くなった。体調悪化のあまり、「デービス式潜水艦脱出セット」を装着することさえできないほどだった。

水中に閉じ込められる恐怖をジャックは思い知った。彼は妹のナオミに、「シーティスの脱出チェンバーに閉じ込められた乗組員たちの恐怖はどれほどのものだったろう。水位は上昇してくるのに、ハッチは開かないんだ」と語っている。致死的な極限状況が人体にどんな影響を及ぼすかを研究するのは生理学者にとって有意義なことではないだろうか、と彼は思った。

「潜水艦事故における乗組員の生存率を向上させるためには、高圧の空気中の二酸化炭素濃度が徐々に上がっていく場合に人体がそれに対してどのような反応を示すかを調査する必要があります」と彼は海軍本部に掛け合い、認められた。こうして彼は、イギリス陸軍省のために秘密の調査をおこなった、数少ない共産党正規党員の一人となった（訳注：ジャック・ホールデンは一九三七年にイギリス共産党に参加した。一九五〇年に離党）。

彼が協力を求めたのは、国際旅団（訳注：スペイン内戦の際にスペイン共和国政府によって編成された、外国人義勇兵による部隊。義勇兵の多くは各国の共産党員だった）のメンバー四名（圧力下でも冷静でいられるだろう、というのが彼らを選んだ理由だった）と自分の秘書、それに女子研究生一名（彼女はのちに彼の妻となった）だった。全員が実験台になり、死なないまでも少なくとも気絶するほどの目にあった。ほとんど毎回、実験

の最後には、誰かが発作や出血を起こしたり、嘔吐したりした。「よし」とジャックは

言うのだった。「これでもう一つ、グラフに点を書き込める」。鼻血くらいは日常茶飯事

だった。ジャックを探すとき、血の付いた脱脂綿のあとを辿っていくとたいてい見つか

るほどだった。

実験は、「プレッシャー・ポット」と呼ばれる鋼鉄製の加圧室の中でおこなわれた。

長さ二・四メートル、直径一・二メートルのそれは、ボイラーを横倒しにしたような形

をしていた。二人ないし三人が何とか入れるスペースだったが、立ち上がることはでき

なかった。そこには灯りも電話もなかった。外部とのコミュニケーションは、壁を叩い

て信号を送るか、小さな窓にメッセージを掲げておこなった。

ジャックは、実験中の自分の状態を次のように記録している。「速く、深く呼吸して

いる。脈拍は百十。……手が震えて字が少し書きにくい。だが、我がパートナーはどう

してちゃんとしていられないのだろう。彼はバカバカしい冗談を言い、歌を歌おうとし

ている。彼の唇はやや紫色になっている。……私はまったく影響を受けていない気がす

る。実は今、非常に面白い話を思い出した。支えてもらわないと立てないのは事実だ。

パートナーが、ボンベから酸素をどうぞと勧めてくる。彼に調子を合わせ、二～三回吸

ってみる。結果は驚くほどだ。電灯がやけに明るくなったので、ヒューズが切れるので

はと心配だ。ポンプの騒音が四倍になる。ノートには脈拍数を記録しておくはずだった

のに、今見てみると、『気分がずっとよくなった』というコメントが何度も何度も、た

いていはほとんど判読できないような字で書いてあるだけだ。パートナーに関するコメントもあるが、その中でまだしもいちばん悪口っぽくないものが、〈彼は酔っぱらっている〉というもの。酸素チューブを口から外すと、また意識がぼんやりしてくる。これは不快な状態ではない」

肺が潰れる

これよりもずっと大きな加圧室に二メートルを超す深さまで水を張り、水中で過酷な実験をおこなったこともあった。高圧と冷水というのは過酷な組み合わせだった。シャツとスラックスだけを身に着けて氷のように冷たい水に浸かり、通常の気圧の十倍という高圧下で異常な組成の空気を呼吸すると、苦しいと思う間もなく誰もがすぐに失神してしまった。鍛え抜かれたダイバーでさえ、このタンクに入るとひどい閉所恐怖症になった。ジャックも次のように述べている。「暗いタンクの中で水に浸かり、いつ意識を失ってもおかしくないと知りながら待つというのはおかしな体験だった。失神から目覚めてみたら背骨が折れているかもしれない。ひょっとしたら、目覚めることがないかもしれないのだ」

父親のジョン・スコット・ホールデンはプレッシャー・ポットのことを「恐怖の部屋」と呼んでいた。理由は明快である。加圧中、加圧室の中は暑くなった。自転車のタイヤに空気を入れると空気入れが熱くなるのと同じ理屈である。ジャックは折りたたんだ新聞紙で扇ごうとしたが、ハエも飛べないほど高密度の空気の摩擦で新聞紙はすぐにボロボロになってしまった。減圧時には、空気は冷えて湿気を帯び、部屋に霧が立ちこめた。実験開始から数週間で、ジャックの腕時計はゼンマイが錆びついて止まってしまった。妻は夫のために気密性の時計を買った。その時計は、彼が一度それを着けて加圧実験をおこなっただけでペシャンコに潰れてしまった。

気圧を変化させる速度が問題を引き起こすことがあった。ジャックが体験した最速の「潜水」は、九十秒間で一気圧から七気圧まで気圧を上げるというものだった。この気圧の変化は、飛行機が音速の二倍の速さで垂直に急降下したときのそれに匹敵する。急激な「浮上」はさらに危険だった。急激な減圧中に、ジャックの詰め物をした歯の一本が甲高い悲鳴を上げ、爆発するという事故が起きた。歯の空洞の中に入っていた空気が減圧によって膨張し、行き場を失ったために歯が割れたのである。仲間の一人は、何度か右肺が潰れるという経験をした。両方の肺が潰れていたら、死ぬところだった。肺の障害のおかげで徴兵検査に落ちた彼を、仲間たちは、「戦争に行かずに恐怖の部屋の中でぬくぬくとしていられていいな」とからかった。

軽い潜水病は日常茶飯事だった。ジャックは臀部の左側が部分的に麻痺したが、「もっと重要な感覚部位でなくてよかった」と感じた。鼓膜も両耳とも破れ、治ったあとも鼓膜に小さな穴が残った。耳の聞こえは少々悪くなったが、両耳から煙草の煙の輪を吐き出せるようになったことを思えば小さな代償だった。

当時、水深六十メートルの水圧に相当する圧力下での作業は、並外れた技能と技術力を必要とした。ジャックのチームのシミュレーション実験によって達成された百二十メートルという深度は、当時、理論上は可能とされていた最大潜水深度にほぼ等しかった。この研究によって、潜水艦からの脱出方法に変化がもたらされ、「脱出の際でも潜水の際でも、圧縮空気を安全に使用できる深度は水深六十六メートルまでである」と定められた。

大戦中はさまざまな新しい問題が浮上し、その度に緊急の解決策が求められた。フロッグマン（訳注：潜水工作員）や有人魚雷「チャリオット」の操縦者は、水面に出る気泡からその位置を特定されるのを防ぐため、酸素再呼吸装置を使用していた。そこで、高圧の酸素が人体に及ぼす影響をジャックらが調査することになったのだが、そのためには、有毒な気体を呼吸しながら千回以上も「潜水」するという、史上最も徹底的な潜水実験が必要だった。地球上のあらゆる生命の維持に欠かせない気体である酸素は、高圧で圧縮すると有毒な気体になり、吐き気や麻痺、激しい痙攣（骨折することさえある）を引き起こす。ジャックは、筋肉の急激な収縮による脊椎骨折と股関節脱臼を経験した。特に危険だったのは、発作がいつ起きるか分からないことだった。あるときは三気圧に八十五分間耐えられた人が、別の機会には十三分しかもたなかった。彼らは、「水深十八メートル以上の深度で純粋な酸素を呼吸するのは危険である」と結論づけた。

百回ほど実験を繰り返した頃からジャックは神経過敏になり、圧縮酸素を五分間呼吸したただけで激しく痙攣するようになった。加圧された「柩」に封印されるこの実験は、さすがのジャックにもこたえたのである。しかし、それでも彼は実験をやめなかった。

超小型潜水艦を開発した海軍本部がジャックに、「こんな小さな潜水艦で長時間潜航することは可能だろうか。また、潜水工作員がそこから出て敵船体に機雷を敷設し、帰艦することは可能だろうか」と調査を依頼してきた。潜水艦嫌いだったにもかかわらず、ジャックは勇敢な協力者マーティン・ケースとともに、ミニ潜水艦を模した鋼鉄製のタンク内に閉じこもった。タンクは「瓶詰めのシュリンプペースト」よろしく封印され、ポーツマス港の海底に沈められた。タンクが海面へと下ろされていたまさにそのとき、空襲警報が鳴り響いた。クレーン操作者は逃げ出してしまい、あとには、爆弾が辺り一面に降りそそぐ中、宙づりの二人が取り残された。彼らは、海底の「潜水艦」内に二日間閉じ込められていた。灯りと電話は断続的にしか使えなかった。一隻の船がタンクの上すれすれを通過したために繋留ワイヤーが切断され、タンク内の囚人たちを慌てさせた。彼らは、「酸素ボンベが一本あれば、乗組員は三日間は快適に過ごすことができる。空気供給に何の対策も施さなくても、十二時間の潜航が可能である」と結論づけた。もちろん、ジャックの言う「快適」は一般人の感覚とはかなり違っている。その後彼は、十気圧の中に身を置いてから摂氏〇度の水に飛び込んだ。これは、北極海で潜水することを想定した実験だった。こうした実験が、ドイツ戦艦ティルピッツの撃沈成功へとつながったのである。

一九四三年の時点で陸軍省は、「Dデー（訳注：ノルマンディ上陸作戦の決行日）には、機雷や沿岸防衛設備の除去がフロッグマンに求められることになるだろう」と考えていた。その際、水中爆発から避難するためにフロッグマンが迅速に浮上しなければならない場合があるかもしれない。空気と酸素の混合気体を呼吸していれば、通常よりも速く安全に浮上することができる。ただし、正しい割合で空気と酸素を混合することが重要だった。空気が多すぎると潜水病を起こし、酸素が多すぎると痙攣発作が起きる。そこでジャックは妻とともに、水深二十一メートルの水圧に相当する気圧に調整された部屋の中で、さまざまな混合割合の気体を呼吸する実験をおこなった。どちらかが潜水病になると、彼らは一日休みを取った。彼らは、減圧表によれば四十七分かかるとされている水深から、二分間で安全に浮上できることを実証した。この混合気体は、一九四四年、ノルマンディ上陸作戦の前日に掃海をおこなった百二十名のフロッグマンたちによって使用された。

ジャックのイギリス軍への貢献としては、このほかにも、ドイツで発表された最新の科学論文をすべて洗い直したこと、空軍に対して爆撃照準器に関する助言をおこなったことなどが挙げられる。彼は統計学的な研究もおこない、「戦死者数の解釈」や「V1ロケットを撃墜するための最上の戦術」といったテーマを取り上げた。こうした努力に対してジャックに与えられた唯一の栄誉は、ナチスの「イギリス征服の暁に逮捕すべき人物」のリストに名前が載ったことだけだった。

大戦中、ジャックはナチス将校の制服に身を包んでゴスポートのパブにふらりと入った。水中爆発の専門家カム・ライト（259ページ参照）が一緒だった。カムのほうは、銅製の潜水ヘルメットから重いブーツまでフル装備のダイビングスーツ姿だった。誰も眉一つ動かさなかった。

一九六四年、ジャックは悪性腫瘍ができていると診断された。彼は、「ガンは異なもの」と題する詩を書いた。その詩はこんなふうに始まっている。

　　私にホメロスの声があったなら
　　直腸ガンの歌を歌う声が

私が初めてこの詩を読んだのは、自分が直腸ガンの手術を控えて入院していたときのことだった。ジャックならそれを、「奇妙で興味深い体験」と呼んだことだろう。私は彼よりも幸運だった。手術から数ヶ月後、科学は最も有能で勇敢な科学者の一人を失った。彼も彼の父親も、医学研究と医学教育のために献体した。生前、これら二つの目的のために自らの肉体を酷使してきた彼らにとって、それは当然の選択だった。

第14章　プランクトンで命をつないだ漂流者——漂流

どちらを向いても水ばかり。そして、飲み水は一滴もない。
——サミュエル・テイラー・コールリッジ

海に落ちたパイロットを救え

大戦中に軍から特別な依頼を受けた生物学者は決してジャック・ホールデンだけではない。しかも、その中にはジャックという同じ名前を持った人までいる。一九三〇年代初め、ケンブリッジを卒業したばかりの若きジャック・キッチングは、アーガイル沖に潜って体を鍛えていた。彼の潜水器具はガラス窓を取り付けた牛乳缶と水やり用ホース、それと自動車のタイヤの空気入れ二つだった。行商の金物屋と間違われかねない格好だった。彼はアイスキャンデーの棒と同じくらい痩せていたし、彼の「ダイビングスーツ」はラグビーシャツと長めの短パンにゴム底の運動靴だった。こんな貧弱な断熱材では、冷たい大西洋に潜るのは一度に二十分が限界だった。海から上がると、キッチングは制御不能の震えに襲われた。三十分ほどスコットランドの暖かい雨に打たれると、彼は再び海に戻った。こうした経験は、のちに彼が大西洋全体を相手にするときに役立つこととなった。

一九四二年、科学者と技師から成るチームがカナダに集められ、空軍パイロットが直面している生理的な問題に対処することになった。キッチングはトロント大学の医学研究科に派遣され、航空医学研究委員会の後援を受けて働くことになった。その後の三年間に、彼は十五のテーマに関して六十五通の報告書を書くこととなる。カナダ空軍が直面している問題に対処するため、さまざまなプロジェクトが立ち上げられた。イギリス空軍やアメリカ空軍所属の科学者と共同で研究がおこなわれることもあった。

研究者たちは、急降下から機首を引き起こした際にパイロットがブラックアウトに陥らないようにする方法を求められた。ブラックアウトは、そのような操作をおこなった際に血液が脳から急激に下がることによって起きる現象である。研究者チームは、水で満たした袋を入れた飛行服を開発した。これによって、急降下時に水がパイロットの脚のほうへ急激に移動し、脚に圧力をかけることで脳の血流が保たれるようになった。

偵察飛行の際、飛行機は超低空を飛ぶか、上空にありありと飛行機雲を残すかのいずれかだった。どちらにしても、たやすく発見され撃墜されてしまう。さらに高度を上げ、高射砲の射程圏外を飛ぶことができれば撃ち落とされずに済む。ところが、高度一万二千メートルという上空では空気が薄く、酸素量が不充分である。エベレストの標高はわずか八千八百四十八メートルだが、その山頂まで瞬時に連れて行かれたとしたら、酸素不足でたちまちその場に倒れてしまい、速やかに下界に運んでもらわなければ死んでしまうだろう。エベレスト級の山々の登頂を目指す登山家たちは、高地で念入りに体を慣らして血液の酸素運搬能力を高めた上で、山頂付近では酸素吸入器を使用する。標高八千メートルから上は、登山家にとって「死のゾーン」である。

軍用機の機体に気密性はなかったし、機体内部の空気も加圧されていなかった。そうでないと、爆弾のほんの小さな金属片が当たって機体に穴が開いただけで、たちまち機内の気圧が下がってしまうからである。乗客として飛行機に乗っているとき、我々は客室乗務員の、「機内の気圧が急激に下がった場合には、酸素マスクが天井から自動的に降りてきます」というアナウンスにほとんど注意を払わない。客室乗務員のほうも、その場合にどんなことが起きるかについてはまったく説明しない。破損した窓から機外へ吸い出される乗客へのチケット代金の払い戻しについては一言もなしである。機内の気圧が下がってから三十秒以内に酸素を吸入しないと、意識を失って昏睡状態に陥ることにも触れずじまいである。正しい行動を取るためにパイロットに残された時間は、わずか十五秒間である。それ以内に、パイロットは飛行機を急降下させて高度を下げなければならない。

機体に気密性を持たせられないのであれば、戦闘機や爆撃機の乗組員に酸素を直接供給する必要があった。そこで、トロントの研究者らは酸素吸入器の問題点を調査することになった。通常の呼吸の際には、胸郭を広げることによって積極的に空気を吸い込む必要がある。息を吐くことは消極的な行為である。これと対照的に、吸入器から出てくる圧縮酸素は積極的に吸い込まなくても肺に入ってくるが、息を吐くときには酸素の圧力に抵抗して強制的に吐き出さなければならない。酸素の圧力はパイロットの命を維持するのに充分な強さに保たなければならないが、息を吐くときに負担になるほど高くてはいけない。そこが重要な点だった。

ジャック・キッチングは、イギリス空軍の研究者らと協力しながら、吐き気や視力障害といった、純酸素を吸入した際の生理的影響や脳機能についても研究し、これらの問題を一時的に抑える薬剤のテストをおこなった。彼はこうした研究を自己実験によっておこなった。彼が自己実験に使った減圧室は、ジャック・ホールデンの加圧室と似たり寄ったりの過酷さだった。数ヶ月と経たないうちに、大幅に改良された酸素吸入器が高空飛行の偵察機の乗組員に支給された。

酸素吸入器があれば、乗組員は機内にいる限りは安全だった。しかし、飛行機からパラシュートで脱出する際はどうしたらいいのだろう。ファーンバラにあるイギリス空軍付属生理学研究センターでも、カナダ・チームと同様の研究がおこなわれていた。イギリスの研究者チームは、呼吸器を着けずにパラシュート降下して生還できる最大高度を割り出そうとしていた。オックスフォードで麻酔医をしていたエドガー・パスクは、自ら志願してこの課題に取り組んだ。彼は、櫓《やぐら》からパラシュートのハーネスで吊り下げられ、どこまでの低酸素状態に耐えられるかという自己実験に挑んだ。彼が呼吸する混合気体中の酸素濃度は、徐々に下げられていった。高度一万二千メートルに匹敵する酸素濃度にまで達したとき、パスクの筋肉は激しく痙攣し始めた。彼は深刻な呼吸困難に陥り、意識を失った。実験がさらに継続されていたら、窒息してしまっただろう。この危険な実験によって、「パラシュート降下する場合、一万五百メートルまでの高度からの降下であれば、吸入器を着けていなくてもかなりの生存率が見込める」ことが立証された。それ以上の高度から降下する場合は、酸素供給が不可欠である。

爆撃機は高度七千六百〜一万七百メートルを飛行する。外気温はマイナス三十〜四十度である。B－17やB－24爆撃機の射撃手を外気から守っているのは、プラスチック製のブリスター（訳注：旧式爆撃機などの、透明なドーム型の出っ張り）だけだった。機関砲が突き出している開口部からは、凍るように冷たい風が機内に吹き込んできた。射撃手は分厚い手袋を嵌めていたため、機関砲の操作はほとんど不可能だった。手袋を外せば、冷たい金属に手が凍り付いてしまう。手を無理に引き剝がそうとすれば、皮膚が剝がれてしまう。

「極端に過酷な条件下の」寒い部屋の中で自己実験がおこなわれた結果、刺激に対する反応が寒さによって鈍くなることが明らかになった。飛行機を操縦している場合には、これは深刻な結果を招きかねない。手先の器用さを維持するためには、最低でも摂氏十二度は必要だった。

キッチングはパイロットの保温という問題にも取り組んだ。低温に対処するため断熱材を厚くすれば、手先の器用さが損なわれる。パイロットは寒さに耐えるか、任務遂行に支障を来す防寒具を着けるかしかなかった。この問題は、手袋の指の部分にカーブをつけ、飛行服の膝の部分を曲げる、というシンプルな改良によって解決した。機内で取る姿勢に合わせてデザインされた衣類を身に着けることで、任務遂行は格段に快適になった。キッチングがおもな推進役となって、電気ヒーター内蔵の手袋や飛行服、インナーブーツも開発された。これらは従来のものよりはるかに暖かく、しかも動きやすかった。

わざと溺れる実験

海中に不時着したパイロットにとって、寒さはコックピットの中にいたときよりもさらに深刻な問題だった。とはいえ、凍死する前に溺死してしまっては元も子もない。日本の参戦によって、救命胴衣の詰め物として使われていたカポックの供給が止まってしまった。そこでカナダ・チームが代替品を求めてさまざまなものをテストした結果、「トウワタの繊維」が最適であると判明した。

救命胴衣は着用者を溺死から救うためのものである。少なくとも、理論上はそうだった。立会人として救助艇に乗り組んでいたエドガー・パスクは、救命胴衣を着けてうつぶせに浮かんでいる遺体が多いことに愕然とした。そこで、新型の「メイ・ウェスト」(コルセットの下にこっそり詰め物をしているのではと思えるほどグラマーな映画女優メイ・ウェストに因んで、救命胴衣は当時そう呼ばれていた)が数種類考案された。新しい救命胴衣はすべて、どんな場合でも着用者が仰向けの状態で浮かぶように設計されていた。

設計どおり本当に仰向けに浮かぶかどうかは、本来、簡単にテストできるはずだった。誰かが救命胴衣を着けてプールにうつぶせに浮かび、そのまま何もしないでいたらどうなるかを見ればいいのだった。しかし、そんな状況で何もしないでいることは心理的に不可能だった。つまり、被験者に意識があっては実験にならない。パスクは飛行服を着てプールに入り、うつぶせになった。彼の気管にはチューブが挿入され、そのチューブはプールサイドの麻酔装置につながっていた。チューブの先端には膨らますことのできるカフ(訳注:挿管チューブを固定するための器具)がついていて、気管に水が入るのを防いでいた。予備実験によって、救命胴衣を着けていないと人体は沈んでしまうことが分かった。漂流者が確実に仰向けに浮かぶ救命胴衣のデザインを決定するためには、何十回もの実験が必要だった。波の荒い海でも救命胴衣がちゃんと効果を発揮するかどうか調べるため、チームはエルストリー映画スタジオに移動した。そこに、船の模型を使って嵐の海のシーンを撮影するための、波起こし機付きの大きな水槽があったからである。何メートルもの波の中でも、救命胴衣は効果を発揮した。実験は非常に危険だった。

カフから水が漏れて肺に入ったら、意識不明のパスクは即、溺死だった。

一九四三年当時は、溺れて呼吸が停止している人の蘇生術さえ明確に定まっていなかった。四つの機関がそれぞれ違う方法を推奨していた。ファーンバラの研究センターは、すべての方法について検証をおこなった。

「ついさっき溺れて呼吸が停止している人」が見つからなかったので、パスクがその代役を引き受けた。それは危険な実験だった。それは、彼の気管にチューブを挿入し、人工呼吸によってどれだけの空気が肺に送り込まれたかを測定するという実験だったが、蘇生するまでのあいだ（ちゃんと蘇生できれば、の話だが）、彼は呼吸が停止した状態でいなければならないのである。麻酔によって人工的に呼吸停止状態を作り出すという方法が採用され、彼は何度もこの方法で実験台になった。速やかに呼吸を回復させられなければ、彼は死んでしまう。それぞれの蘇生法について、四時間以上にわたる実験が二回ずつおこなわれた結果、最も効果的な人工呼吸法が決定された。パスクの心臓は十六回停止した。同胞のために臨死体験を意図的にこれほど繰り返した男は他にいない。パスクはただ、「私は研究をすべて睡眠中におこなった」と主張しただけだった。

不時着したパイロットが溺死を免れたとしても、すぐに低体温症が襲ってくる。人間は寒さに非常に弱い。最近、スーパーマーケットで低体温症を起こして倒れた女がいるという話を何かで読んだ。冷凍の鶏肉を万引きし、それを毛皮の帽子の下に隠していたのだという。

海水は空気の二十五倍の速さで体温を奪っていく。摂氏二十度よりも冷たい水に浸かることは、低体温症と死につながる。冬の北大西洋では、漂流者の命は三十分間しか持たない。気温の高い夏の夜にフロリダ沖を救命ボートで漂流した人々でさえ、波飛沫《なみしぶき》を浴びて凍えきっていた。飛行服の断熱材も、濡れてしまえば役に立たない。

一九四三年十月、研究者たちは、耐水性の「不時着用飛行服」を至急開発せよとの要請を受けた。その後一ヶ月と経たないうちに、まるで小型軟式飛行船のようなブチル製サバイバルスーツの性能試験が氷のように冷たいプールの中でおこなわれた。気温は摂氏〇度だった。キッチングはプールの中で四時間、「比較的快適に」持ちこたえた。

ウジ虫うごめくチョコレート

彼は他の志願者とともに海上漂流実験にも参加した。十一月のノバスコシア沖を小さな救命ゴムボートで漂流する、という実験だった。ボートには、釣り針と釣り糸に釣りの重り、裁縫針に糸といった救助キットが積まれていた。これはつまり、ゴムボートに穴を開ける危険のある、尖ったものが豊富に積んであるということだった。魅力的な「蚊よけネット」もあったし、火が必要になったときのためにマッチもあった。救命食糧の中には、「食べる気になれない」豆スープパウダーと「極端におぞましい」チョコレートが含まれていた。これは、食べ物に対して恐れを知らなかった男キッチングの言葉としては相当深刻な批判である。私はかつてこの目で、ウジがうごめいている大きなチョコレートバーをキッチングが食しているところを見たことがある。彼の唯一のコメントは、「タンパク質がいっぱいだ」だった。

その後おこなわれた改良型サバイバルスーツの海上実験によって、十五分間海水に浸かってからゴムボートで七時間漂流しても水が浸透しないことが実証された。スーツ未着用の実験参加者は、実験終了時には「非常に惨めな状態」になっていた。このサバイバルスーツは大量生産態勢に入り、まもなく爆撃機の乗組員に支給された。一九四七年、ジャック・キッチングは大英帝国勲章《Order of the British Empire》（ＯＢＥ）を受章した。「いつもの血塗れの努力《Ordinary Bloody Effort》の賜だ」と彼は私に語った。

イギリス・チームのエドガー・パスクもサバイバルスーツの性能テストに参加したことは言うまでもない。彼は、イギリス最北端シェットランド沖の極寒の大西洋に飛び込んだ。刺すような風が実験を一層過酷なものにした。パスクではなく立会人のほうが凍死しそうになり、実験は終了した。パスクは「これじゃ暑すぎる」と不満を述べ、仲間をからかった。

生存者を寒さから守っても、そのあと彼が脱水症で死んでしまったのでは意味がない。水は、我々の飲食物の中で最重要の要素である。にもかかわらず、我々は水を浪費している。息を吐くだけで、一日に五百ミリリットルの水分が失われる。何も食べなくても数週間は生きられるが、水分を摂れなければ十日以内に死んでしまう。

メランビーの良心的徴兵忌避者チーム（２６７ページ参照）は自己実験の結果、「救命ボートの糧食」(つまり、いやが上にも乾燥した食品)を食べる場合、体内の水分を保つためには一日に一リットルの水が必要だ、と結論づけた。少しだけ水を飲んでも、飲まなかった場合と生理的にはあまり違いはなかったが、少量でも心理的な励ましにはなった。救命ボートに用意されている水の量は、情けないほど少なかった。糧食セットを企画した陸者《おかもの》は明らかに、一日か二日の漂流しか想定していなかった。しかし、漂流は終わりの見えない試みである。どれだけの時間漂流するのか分からないのに、乏しい糧食と水を適切に配分することなど不可能である。

世界一大きな水瓶のまっただ中にいながら渇きで死ぬことほど腹の立つ死に方はほとんどないだろう。海水を飲むと、脱水がかえって早まってしまう。余分な塩分を体外に排出するためには、飲んだ海水の量よりさらに多くの水を必要とすることになるからである。カナダ・チームは、海水を飲むことが人体に与える影響を実験によって検証した。参加者全員が救命ボートに用意されている非常用糧食(一日八百カロリー)のみを食べ、そのうちの半数は、一日に四百五十ミリリットルの真水に二百八十ミリリットルの海水を混ぜて飲むことにより真水の不足分を補った。実験終了時、海水を混ぜて飲んだグループは、真水だけを飲んだグループよりも、体重の落ち方が二十五パーセント少なかった。摂取された余分な塩分はすべて排泄されており、血液にも尿にも何ら有害な影響は見られなかった。残念ながら、この実験が何日間にわたっておこなわれたかは不明である。実験結果は機密報告書の中にしまい込まれてしまった。もしも一般公開されていたら、アラン・ボンバールの苦難は大幅に軽減されたことだろう。

異端者号

一九五一年、一人の若いフランス人医師が、海岸で難破した船から救助された乗組員の手当てのために呼ばれた。しかし、ボンバール医師は、四十三人の遭難者を一人も蘇生させることができなかった。これがきっかけとなり、彼は難破の恐ろしさに目を向けるようになった。せっかく沈没船からは脱出できたのに、救命ボートで漂流中に死亡する人が毎年五万人もいること、その多くが脱水が原因で死亡していることを知り、彼はこの問題を何とかしようと思い立った。

漂流中に海水を飲んで助かったという話は、何例か知られている。たとえば、テエフ・マキマレは六人の仲間とともに(途中、二人が溺死したので最後は四人になった)、九リットルの真水だけで六十四日間生き抜いた。漂流期間のおよそ半分は、海水を飲んでしのいだ。かのトール・ヘイエルダールは、大型筏コン・ティキ号で太平洋横断を成し遂げた際、真水のストックに三十〜四十パーセントの割合で海水を混ぜて飲用していた。

これに対して、商船委員会は明確に反対意見を述べている。

真水の代替または補足として少量の海水を飲用することが可能である、との意見が聞かれることがある。これは誤りであり、非常に危険である。

未処理の海水の飲用は、渇きには何の役にも立たない。これはさらなる脱水と渇きを招く。これによって死亡する危険もある。


ボンバールは考えた。生き延びる秘訣は、喉が渇いて死にそうになってからではなく最初から、少しずつ海水を飲むことだ。人体はナトリウムを必要としているし、その大部分を塩化ナトリウムから得ているのだから、一日に必要な塩分摂取量を超える量の海水を飲まなければ害はないはずだ。

大量の海水を飲めば致命的な腎炎につながる危険があることは間違いのない事実である。ボンバールが奨めているのは、飲用に適した真水の供給源を調達できるまでのあいだ、体力を維持するためにまず海水をほんの少量ずつ飲むということである。「飲用に適した真水の供給源」とは一体何だろう。魚には六十〜八十パーセントの割合で水分が含まれている、とボンバールは述べている。水がなくて困ったときには、ゴムの木から樹液を採るように魚から水分を得ることができるはずだ、と。「体内の水分を保つためには、一日数リットルの水を飲まなければならない」とよく言われるが、実はこの「必要な水分量」とは飲食物から摂取すべき水分のことである。我々は水分の多くを飲料水だけでなく、食品からも摂取している。

ボンバールは大胆な自己実験を計画した。食糧も水も持たずに漂流し、海上で調達できるものだけで生き延びるという実験である。彼の「救命ボート」は中古のゴムボートだった。長さは四メートル半、空気が入っている浮きの部分がU字型をしたポンツーンボートで、船尾には木の板が渡してあった。人が乗る部分の幅は一メートルより狭かった。動力は小さな帆だけで、モーターはついていなかった。定説を覆してみせるという思いを込めて、彼はこのボートを「異端者号」と名づけた。

自分のアイディアを試してみるため、彼は地中海での予備的な「クルーズ」を計画した。彼の冒険のニュースが広まると、彼の元には「自分も参加させてほしい」という手紙が殺到した。ある差出人は、私は実は自殺未遂を二度起こしましたが、あなたの考案した方法なら確実だと確信しました、と書いてきた。別の志願者は、自己実験者の真の精神を発揮して、食糧に困ったときには自分を食べてくれと申し出た。ジャック・パーマーというイギリス人はもう少しましな候補者だと思われた。ベテランのヨットマンである彼は、船の操縦術を知っていた。ボンバールはパーマーが即座に気に入り、小さなボートは二人の乗組員を乗せることになった。

一九五二年五月二十五日、彼らはモナコから出発し、バレアレス諸島を目指して西へ向かった。ある海運の専門家はボンバールの妊娠中の妻に、ご主人にはもう二度と会えないでしょうと言った。真水を持っていかなかったので、ボンバールとパーマーはそれからの二週間のうち十日間は海水を飲んだ（一度に二口か三口ずつ、一日に八〜九回）が、異状は見られなかった。

彼らは二日目に初めて魚を釣り上げ、その「ジュース」を絞った。最初は吐いてしまったものの、すぐに慣れ、魚ジュースは彼らの渇きを癒した。その後数日間は釣果がなく、空腹から来る激しい腹痛は「耐えられる限界をほとんど超えて」いた。長期漂流実験の幸先はいいとは言えなかった。

ミノルカ島に立ち寄ったのち、異端者号は再び海に戻り、航海を続けた。フリーク波（訳注：突然襲ってくる巨大な波。一発大波）によってボートが転覆し、マストと舵が破損した。オールもラジオも、カメラも双眼鏡も、それと寝袋も失われてしまった。すべて買い直さなければならなくなったが、それも大西洋側に出るまで待たなければならなかった。彼らは夜のあいだにジブラルタル海峡を通過した。巨大な貨物船に衝突されて沈没させられそうだったので、眠ることもできなかった。

ボンバールの口の中にはれ物ができた。ひどく痛んだので、ナイフで切開せざるを得なくなった。ボートには抗生物質が用意されていたが、ボンバールは、本物の漂流者にはそんな薬は手に入らないからという理由で服用を差し控えた。

タンジールに短時間立ち寄った際に、彼らはようやく、転覆で失った装備のいくつかを補充することができた。すでにボンバールは異端者号に不安を感じ始めていた。製造から三年を経て、異端者号には摩耗の兆候が現れていた。代わりのボートを調達しようとしたものの、うまくいかなかった。ある助言者は、このゴムボートで大西洋に出たら十日以上は持たないだろうと言った。大西洋に乗り出すのは自殺行為だと考えたパーマーは、地中海に戻って実験を終了しようと主張した。ボンバールは彼に次のような書き置きを残した。「一人で出て行く責任は取るつもりだ。……もし失敗したら、それは門外漢の責任だ」。確かにボンバールは門外漢だった。彼は船員でもなく、航海術の知識もなかった。確かに彼は、本物の漂流者と同じ状況に直面していた。

しかし、彼は時計と六分儀、それに航海術を分かりやすく解説した本を持っていた。彼は早速、太陽の角度を測り始めた。自分の位置を知るのはそれほど難しくないように思われた。しかし、残念ながら、それは彼が思ったよりも難しかった。おもちゃの帆が付いたゴムボートは操縦不能だった。異端者号は風と潮流に流されるままに、未知の目的地へと運ばれていった。ボンバールは冷酷な大海に身を委ねてしまったのである。

プランクトンでビタミン補給

大西洋に乗り出した最初の日から、異端者号は潮流に乗って、千四百キロ南にあるカナリア諸島のほうへ向かっていた。カナリア諸島を逃してしまったら、次の上陸地ははるか六千キロ以上彼方の、大西洋の向こう岸である。魚はよく釣れた。自分からボートの中に飛び込んできてくれた魚までいた。十一日後、海の向こうにカナリア諸島が見えてきた。

ボンバールはラスパルマス（訳注：カナリア諸島の中の港町）から妻に電話をかけ、無事に着いたと伝えることができた。妻からは、娘のナタリーが無事に生まれたことを知らされた。ラジオ受信機も手に入れた。その機械は受信専用で発信することはできなかったから、当然、遭難してもSOSを送ることはできなかった。

ラスパルマスから、異端者号は北赤道海流に乗って西へ漂流した。まるで、海の中に流れている川を下っていくような感じだった。北大西洋の海流は、全周八千キロ以上の巨大な輪を形成している。何とかして、ずっと本流に乗っていなければならなかった。南に流されてしまえば、激しい貿易風の吹く、嵐の多発する海域に迷い込む危険がある。北に逸れれば、海草が浮遊するサルガッソー海から永久に出られなくなるかもしれない。

ボンバールは漁師たちから、外洋では魚は滅多に捕れないという警告を受けていた。必要な水分量をかろうじて満たすだけの魚しか捕れなかったので、彼は海水を少量ずつ飲んだ。大西洋の海水は地中海よりも塩味が薄かった。

気づいてみると、彼は嵐の海の中にいた。巨大な波に対して、ゴムボートはあまりにも小さかった。ゴムボートは波の頂上まで運ばれたかと思うと、深く、暗い谷底へと滑り落ちた。水の壁が彼を取り囲み、海が彼を閉じ込めた。

ゴムボートは水浸しになった。ゴムボートの中にいても、海中にいるのと変わらないくらいボンバールは水に浸かっていた。ボートに溜まった水を汲み出しても無駄だった。そこで彼は自分の体をマストに縛り付け、嵐が収まるのを待った。二日後にまた嵐に遭遇した際、帆が風でまっぷたつに裂けてしまった。予備の帆に張り替えたが、帆はすぐに風に飛ばされ、どこかへ行ってしまった。裂けたほうの帆をできる範囲で修理して使うしかなかった。

何週間も、彼は昼間は日に灼かれ、夜は寒さに凍えた。ボートが何度も水浸しになったため、寝袋は湿った袋と化した。大波でボートが転覆するのを恐れ、彼は夜間は滅多に眠らなかった。

日が当たると、あらゆるものの表面が塩の結晶で覆われた。塩が湿気を吸収するため、あらゆるものがいつもジメジメしていた。切り傷や擦り傷に塩がしみて痛かったし、一日中座っていたため床ずれができた。彼の唯一の慰めは小さなクッションだった。そのクッションが船外へ落ち、百メートルほど離れたところで波に揉まれて浮き沈みしているのを見て、彼は慌てて舷側から海錨を投げた。それは、海中でパラシュートのように開いて漂流の速度を緩める仕組みの海錨だった。彼はすぐにクッションまで泳ぎ着いたが、振り返ってみると、ゴムボートが猛スピードで流されていくのが見えた。きっと、海錨の綱がもつれていて、海錨がちゃんと開かなかったのだ。ボンバールはゴムボート目指して全力で泳いだ。体調は万全ではなかったとはいえ、彼は泳ぎは得意だった。しかし、ゴムボートが流されていくスピードはあまりに速く、彼には追いつけなかった。何てバカなことをしたんだろう、と彼は思った。クッションのために溺れ死ぬなんて。突然、ボートがスピードを緩めた。海錨が開いたに違いない。数分のうちに、彼はボートに戻りほっと一息ついた。

魚はコンスタントに捕れた。魚は彼に水分とタンパク質、そして次の釣りのための餌を与えてくれた。骨を釣り針として使うこともあった。それでも、体重は急速に減っていった。多くのダイエット法が、こうしたバラエティに乏しい食事を推奨している。食事内容の単調さに嫌気がさして、次第に食べる量が減ってしまうからである。確かに、生魚を毎日食べるダイエット法は私には確実に効くことだろう。鳥が一羽、釣り糸に引っ掛かったとき、ボンバールはこれで鳥肉のごちそうが食べられると期待した。食べてみると、それは魚の味がした。

すでに四十日以上漂流していたから、ふつうならもう壊血病の兆候が現れているはずだった。レモンが手に入る土地までは少なくとも数千キロあったが、彼は斬新な対処法を考案していた。ボンバールは、人間と同じようにクジラも体内でビタミンCを合成できないが、クジラは壊血病にならないということを知っていた。つまり、彼らの餌にビタミンが含まれているに違いない。クジラの中には、プランクトンの仲間の微小な甲殻類だけを餌にしている種類がある。そう考えたボンバールは、毎日、目の細かい網でプランクトンをすくい上げ、このドロドロした不味い液体を小さじ二杯分口に流し込んだ。これが効いたのである。

彼はロープで体をボートに固定し、ゴムボートの外側を点検した。ラスパルマスで修理した際の継ぎ当てが剝がれてヒラヒラしているのを見つけて、彼は愕然とした。彼は空気漏れのチェックに取り憑かれてしまった。毎日、ボートの表面をくまなく撫で、すり切れている箇所がないか探した。患者の胸の音を聞いている医者のように、彼は船縁に耳を当てた。ほんのかすかにでもシューという音がすれば、それは空気漏れがある証拠だった。

頻繁にやってくる嵐もストレスの元だった。静かに凪いでいた海が数分後には荒れ狂っていることがあった。強風が十時間にわたって続き、舵が折れてしまった。小さなゴムボートはまるで凧のように、乱暴な風に振り回された。雨の弾丸が海面に穴を開けた。彼は膝のあいだに小さな防水布を広げ、雨水を集めた。防水布には塩がびっしりくっついていたので雨水にその塩が混じり、集めた雨水は海水よりも塩辛くなってしまった。

毎日、ボンバールは血圧と脈拍を調べ、体力をチェックし、尿量を測定した。気がかりな兆候は何もなかった。しかし、自分が深刻な貧血を起こしていることに彼は気づいていなかった。彼の衰弱した体は、痛みのあるできものに覆われていた。脚の皮膚がボロボロと剝け、足指の爪がはがれ落ちた。指の爪の下に膿が溜まったので、彼は麻酔なしで指を切開して膿を出した。このときも、薬は飲まなかった。実験の精神に反するからである。彼にできるのは、耐えることだけだった。

孤独な漂流者にとって、肉体的な苦痛よりも手強い敵は絶望である。自然との絶え間ない闘いと孤独によって心をやられてしまうのである。塞ぎこんだボンバールは無生物に向かって、「お前たち、俺を殺そうと企んでいるんだろう」と非難の言葉を浴びせるようになった。彼は妻のこと、そして一度も見ることがないかもしれない赤ん坊のことを考えた。毎日、今日こそは陸が見えてくるだろうと期待したが、水平線の向こうには海がうねっているだけだった。彼は絶えずボートの位置をチェックし、これまでにどれだけ進んだかを推測した。計算では、とっくに陸地が見えてきてもいいはずなのだが。自分がどこにいるのか、彼にはもうまったく分からなかった。

ゴムボートは安定が悪いので、波に揺られる中で六分儀を正確に読み取るのは簡単なことではない。波の荒い海上では、水平線と波の頂上を区別することさえ不可能である。彼の計算は最初から間違っていた。彼には分からないことだったが、彼は自分が思っているよりも十度東にいたのである。

二日間凪に流されると、そのあと必ず、ほとんどまったくボートが進まない日が十日間続いた。漂流を始めてから五十二日が経過していた。その日まで連続十八日間、べた凪の日が続いていた。彼は疲労困憊し、下痢と出血に苦しんでいた。夜、肉食魚に追われたトビウオがボートに飛び込んできた。そんなことはどうでもよかった。生魚を食べるのも海水を飲むのももうたくさんだった。彼は死を考え始めていた。辺り一面雨が降っていたが、ボートにだけは降ってこなかった。神々までもが彼に敵対していた。

その翌日、彼はアフリカを発って以来初めて船に遭遇した。船長はボンバールを船内に招き、軽食を振る舞った。人間と一時間半接触したのち、ボンバールは実験を完遂すべく異端者号に戻った。ついに、彼は自分の正確な位置を知った。最短の陸地まで、まだ九百六十六キロあった。

彼の精神は健康を取り戻したが、ボートは再び動かなくなってしまった。『漂流者のハンドブック』によれば、今は「貿易風が一年で最も規則正しく、しかも強く吹く時期」だというのに、こんなことがあり得るだろうか。すると今度は嵐が来て、ボートが何度も水浸しになり、彼は必死になって帽子と靴で水を汲み出した。天候が回復すると、ボートから空気が漏れ始めた。

六十五日目、灯台の光が見えた。翌朝、彼はバルバドスの海岸に上陸した。実験は終了したのである。

ボンバールの体重は二十五キロ減っていた。「フィッシュ・アンド・プランクトン・ダイエット」は、炭水化物が決定的に不足している。赤血球数は五十パーセント減少していた。体中に吹き出物ができていたし、視力にも一時的に障害が見られた。

四十三日間魚の絞り汁だけを飲み、十四日間は海水だけを飲んで、彼は生き延びた。魚の目にかぶりつかなかったのは失敗だった。彼よりのちに漂流した人が語ったところによれば、魚の目は「真水の塊」だとのことである。

ボンバールの苦労にもかかわらず、医療の専門家は現在でも、「漂流中に海水を飲むのは危険です」と忠告している。

第15章　ジョーズに魅せられた男たち――サメ

この危険な世界へと私は飛び込んだ。

――ウィリアム・ブレイク

全米初の人食いザメ

ボンバールが最も恐れていたことの一つは、メカジキやサメの攻撃だった。彼らとゴムボートが戦えば、どちらが勝つかは明らかだった。彼はナイフをオールにくくりつけ、護身用の武器を作った。彼は何度も、これを使わざるを得ない場面に遭遇した。あるサメは何度もボートに体当たりし、まるで彼を嘲るように尾をボートに打ちつけた。サメの皮は小さな鋭い突起で覆われている（サメの皮は紙やすり代わりに使える）。あるときサメに体をボートの底に擦りつけられたために、ボートに穴が開いてしまった。それ以来、ボンバールは何があっても絶対にボートから出なくなった。

一九八七年、当時フィリピンで仕事をしていた私は、島から島への移動にフェリーを使おうと思った。現地の人たちは、それはやめたほうがいいと言った。フェリーは耐えられないくらい超満員だから、と。彼らの言葉は誇張ではなかった。「ドニャパス号」は定員六百八名のフェリーとして建造されたが、運航会社はその公式定員を千五百名に引き上げていた。ドニャパス号は推定三千~四千名の乗客を乗せて出港し、タンカーと衝突事故を起こした。生存者わずか二十五名という大惨事になった。三百名の遺体が海から引き上げられたが、すべての遺体がサメに食いちぎられていた。その後数週間にわたって、イタチザメの胃袋から遺体の一部が発見された。イタチザメが乗客を生きたまま食べたのか、すでに溺死していた彼らを食べたのかは不明である。自分がその謎を解明できる場所にいなくて済んだのは、本当に幸運だったと思う。

ボンバールが人食いザメに遭遇したのも熱帯の海だった。ということは、人食いザメは熱帯の海にしかいないのだろうか。かつて、アメリカのある富豪が、「温帯の海でサメが生きた人間を襲ったという証拠を見せてくれたら、五百ドル払う」と申し出たが、受取人は現れなかった。一九一六年、ニューヨークのアメリカ自然史博物館は、「我が国の海岸でサメに襲われる危険は事実上存在しない」と宣言した。おそらく、サメたちはそれを挑戦と受け取ったのだろう。

ニュージャージーの海岸は海水浴客のパラダイスだった。一九一六年の夏はとても暑かったので、チャールズ・ヴァンサントは涼しくなる夕方を待って海に飛び込んだ。彼は他の海水浴客よりも沖へ出て、一人で泳いでいた。とそのとき、彼が海岸のほうに向き直った。わずか一メートルほどの深さの水の中で、ホホジロザメが彼の脚に嚙みついていた。海に広がる血の色を見て、勇敢な男性がヴァンサントを救出しにきた。恐ろしい綱引きが始まった。サメはヴァンサントの脚を放そうとせず、水面からせり出してきたが、浜に引き上げられそうになると逃げていった。

三人の医師——一人は彼の父親だった——がヴァンサントの救助に駆けつけた。脚は体から千切れそうになっており、血がどくどくと砂の上に溢れ出していた。彼は、アメリカで死亡診断書に「サメに咬まれて死亡」と書かれた最初の人物となった。翌日の新聞はある離婚スキャンダルがトップを飾り、ヴァンサントの死は裏ページで小さく取り上げられただけだった。

五日後、海岸近くのホテルの従業員チャールズ・ブルーダーは、いつものように海で泳いでいた。ヴァンサントの死亡事故のことは聞いていたが、たいていの人が「その話の信憑性」に疑念を表明していたので気にしていなかった。ブルーダーは、「カリフォルニアでサメと一緒に泳いだが、何ともなかった」ことを自慢していた。浜一番の水泳巧者と言われていた彼は、誰よりも沖へ泳いでいった。しかし、彼は一人きりではなかったのである。すさまじい水しぶきが上がり、海岸にいた女性が「赤いカヌーに乗った男の人がひっくり返ったわ！」と叫んだ。赤いカヌーなどなかった。それはブルーダーの血だった。小舟に乗って現場に急行した水泳場監視員らが目撃したのは、くるくると回転しながら宙に舞うブルーダーの姿だった。サメは何度も嚙みついては、「ネズミに噛みついたテリアのように」彼を揺さぶった。

川を遡ったジョーズ

ブルーダーの凄惨な死亡事故を受けて新聞もようやく、怪物が野放しになっていることを認めた。そして、その怪物は北へ向かって進んでいた。そこからコニーアイランドやニューヨークまでは、サメが最ものんびりしたペースで泳いだとしても十五時間しかかからないだろう。

アズベリーパークは、「当海水浴場は絶対に安全です」と宣言していた。しかし、水泳場監視員のリーダーを乗せたボートが巨大なサメに襲われて以来、「大勢の海水浴客が来ることはかなりまれに」なった。ニュージャージーの海浜リゾート地にとって、これはその夏の儲けを台無しにされかねない事態だった。市長たちは、地元の産業が「根拠のない風評によって」被害を受けているとする共同声明を発表した。水産局長は、「人々の不安を過度に煽ったり、海水浴をやめさせたりすることのないようにしてほしい」と語った。ただし、局長自身が海水浴をしているところは誰も見たことがなかった。

その同じ日、ニューヨーク湾で大きなサメが目撃された。警察官が、弾倉が空になるまでリボルバーの弾を浴びせかけたところ、サメはようやく逃げ去った。スタテン島の向かい側の入り江はマタワン川と呼ばれている。そこで遊んでいた少年たちの一人が、濁った水の中で何か大きな物が掠っていったように感じた。川から飛び出してみると、胸に擦り傷ができて出血していた。翌朝、散歩していたある元船長が、巨大なサメが街に向かって猛スピードで川をさかのぼっていくのを目撃した。その年齢が許す限りの早足で、彼は住民に危険を知らせに走った。住民たちはまたいつもの彼の冗談が始まったと思い、本気にしなかった。

その日の午後、前日の少年たちが川に戻ってきた。彼らは川に飛び込み、派手に水しぶきを上げた。サメにとってはこたえられない誘惑だった。突然、一人の少年の姿が消えた。一瞬、サメの口の中で悲鳴を上げる姿が見えたが、それっきり彼は永久に消えてしまった。

二人の男性が自ら志願して川に潜り、遺体を探したが、水が濁っているので捜索は容易ではなかった。二人のうちの一人スタンレー・フィッシャーが水面に顔を出し、「見つけたぞ！」と叫んだ。たちまち彼の周囲で水が沸き立ち始め、彼は「やられた」と悲鳴を上げた。彼は少年の遺体を岸へ引き上げようとしたが、サメに何度も引き戻された。サメは遺体を奪い返し、スタンレーは岸に引き上げられた。片脚を太股の半ばまで食いちぎられ、血塗れのぼろ布のように肉が垂れ下がっていた。水中でサメが少年の遺体を食べているのを見た、遺体を取り返そうとしたらサメがこっちに向かってきた、と彼は虫の息で語った。いちばん近い病院でも、そこから二時間以上かかる場所にあった。スタンレーは搬送中ずっと意識があったが、手術中に死亡した。

その頃、下流では、別の少年の一団がサメ騒動も知らずに川で遊んでいた。その中の一人に、退却中のサメが襲いかかった。しかし、勇敢な男性が川に飛び込み、少年をサメの顎から取り戻した。岸へ引き上げられる少年の脚から、サメは最後の一噛みで肉を食いちぎっていった。少年の左足は膝から下が食いちぎられ、肉が細いリボンのように垂れ下がっていた。しかし、迅速な手当のおかげで彼は一命を取り留めた。

二日後、漁船の底引き網に大きな獲物がかかった。その重みで漁船は後ろに引っ張られた。網を引き上げてみると、巨大なサメの頭が船尾の上に現れ、漁師たちに牙を剝いた。漁師たちはサメをオールで殴り殺した。サメの腹を開いてみると、胃の中から、大人の肋骨と子どものか細い骨が出てきた。おそらくこれが、事件を起こした人食いザメだったのだろう。すべての事件がこの一匹のサメによって引き起こされたのか、それとも人食いザメが何匹かいたのかは分からずじまいだった。

動物学会のある委員がロングアイランド周辺でサメの調査をおこなった。人食いザメ騒動が起きた一九一六年だけでも彼は二百七十七匹を捕らえ、百匹以上の写真を撮った。人食いザメの特徴に一致するサメは見つからなかったものの、これによって、この海域の冷たい水にサメが広く分布していることが明らかになった。その後、ロングアイランドの南沿岸が若いホホジロザメのホットスポットであることが判明した。一九六四年には、ロングアイランド沖で、体長が五メートル二十五センチ、体重が二トン近くもある巨大なホホジロザメが捕獲された。

五度に及ぶサメの襲撃の模様は目撃者らによって詳細に語られていたし、わずか二週間で四人もの犠牲者が出たにもかかわらず、一九一六年当時、科学者たちはまだ現実から目を背けていた。ある動物学者は、サメが自発的に人を襲ったという信頼に足る記録は存在しない、と主張した。当時の専門家は、博物館や研究室で魚類の解剖学や分類法の研究をしている学者たちだった。彼らの研究対象は、小さな瓶に入るくらいの大きさの標本だった。動物学の学生は、サメを解剖したことなら十回以上もあった。彼らはサメの血管や脳神経をつまみ上げることはできたが、サメの私生活は教わったことがなかった。当時、サメの習性や生態はほとんど知られていなかったのである。

決死のダイビング

生きたサメを研究した最初の人物は、ハンス・ハスというオーストリア人だった。一九三九年、彼は友人たちとともにカリブ海へダイビング旅行に出かけた。彼らの装備はバケツ型ダイビングヘルメット（キッチングが使ったものと似ていた）と水中眼鏡、自家製の足ひれだった。彼らは数台のカメラを持参していた。魚、特にサメを自然な環境の中で撮影するのが目的だった。彼らは四千枚の写真を撮影した。白黒だけでなく、カラー写真もあった。

ダイビングが当たり前になっている現在の我々には、彼らが冒した危険を理解するのは難しい。カリブ海には、人間に遭遇したことのないサメがうようよいた。人間を見たら、彼らはどんな反応を示すだろう。どれが穏和なサメで、どれが危険なサメなのだろう。これが最初で最後のダイビングになる可能性だってあるのだ。

ハスと友人のヨルクが潜水していたところに三匹のサメが現れ、彼ら目がけて突進してきた。恐怖のあまり、ヨルクが鋭い悲鳴を上げた。するとサメは三匹とも向きを変え、逃げていった。そこで、彼らは危険を感じたときには叫ぶことにした。地中海と中部大西洋でハスが試してみたときには、この方法は何の効果も顕さなかった。

ハスはウィーン大学で動物学を学び、その後ベルリンのフリードリヒ・ヴィルヘルム大学で博士号を取得した。彼は次の冒険旅行の資金集めに余念がなかった。海底の冒険を綴った彼の初めての著書は一九三九年に出版され、一流雑誌に彼のカリブ海の冒険談が連載された。彼は水中写真の販売や講演旅行もおこなって資金を調達した。

ハスの本の読者は息が止まるような興奮を覚えたが、ハス自身もたいていは息を止めて潜水していた。彼が求めていたのは、スキンダイビングの身軽さを兼ね備えた呼吸具だった。彼の要望は、潜水艦用脱出装置を製造していたドラーガー社に託された。ドラーガー社は酸素再呼吸装置を改良して彼に提供した。純粋な酸素が小さなボンベから救命胴衣のような形の袋に供給され、ダイバーはその袋を通して呼吸をおこなう。袋の中には苛性ソーダが入っていて、その働きによって呼気中の二酸化炭素が「洗い落とされ」、残った酸素の再利用が可能になる、という仕組みだった。おかげで潜水可能時間はかなり延びたが、この装置には危険もあった。ジャック・ホールデンが実証したように、高圧の純粋な酸素には潜在的な有毒性があるからである。一九四二年、ハスは研究用に自給式潜水具を使用した最初のダイバーとなった。クストーが考案したアクアラングは、当時はまだ実用化には至っていなかった。

ハスのサメの写真はニセ物だと中傷されることがあった。それなら、もっといい写真を撮ってやろう。ダイバーとサメが同じ写真に収まっていれば疑いの余地はなくなる、とハスは考えた。次の調査旅行は災難の連続だった。まず、出航前に船が火災に遭った。ようやく船出すると、船が浸水し沈み始めた。そこで彼らは漁師たちの協力を仰ぎ、魚の死肉につられてやってきたサメの生態をカメラに収めることに成功した。

第二次大戦が終わると、ハスはサメを求めて紅海へ出発した。ポートスーダンに到着するや否や、ぞっとするような話を聞かされた。ある人が、乗っていた船から誤って海に落ちてしまった。すると、他の乗客の目の前でサメにバラバラに食いちぎられてしまったというのである。

親切なイギリス人長官が、「水にオールを差し込んだらそのままますぐ立つくらい、サメがうようよいる」場所を教えてくれた。ハスは、銛のように尖らせた角材だけを武器代わりにして、濁った水に潜った。サメはいくらでもいた。

陸地でさえ安全ではなかった。猛烈な嵐が街全体を押し流した。犠牲者の中には、海へ流されて頭をサメに食いちぎられた人もいた。最悪なのはゴルフコースが水浸しになったことだ、とイギリス人長官は言った。

腕を食いちぎられても

オーストリアに戻ったハスは、世間も自分と同じくらいサメに魅せられていることに気づいた。教育相も出席しておこなわれたある講演会の席上、ハスは、自分の探検旅行がウィーンの女学生の学級募金や仮面のフリースタイル・レスラーからの寄付によって支えられてきたことを明かした。それを聞いてきまりの悪い思いをした教育相は、次の紅海探検旅行への資金援助を申し出た。

ハスの美人秘書ロッテはダイビングのパートナーになった。二度目に潜水した際、気づいてみると彼女は水中で一人きりになっていた。サメが現れ、彼女の目の前を行ったり来たりした。サメは、まずその冷たい右目で、次に氷のようなその左目でジロリと彼女を品定めした。彼女は縮み上がったが、サメはそのまま行ってしまった。ハスが戻ってくると、彼女は自分が辛くも難を逃れたことをマウスピースから泡を飛ばして必死に説明しようとした。ハスは、カメラの調子がどうもおかしい、と言っただけだった。

小さなサメでも充分危険だった。ハスは若いサメの尻尾をつかんだ。サメは身をよじって向き直ると彼の腕に嚙みつき、そのまま彼を引きずって泳ぎだした。サメがようやく放したときには、彼の手は血塗れになっていた。肉がズタズタに裂け、手首から垂れ下がっていた。船外機のエンジンコードを止血帯代わりにして、彼は病院に救急搬送された。ハスは三週間は陸《おか》にいたものの、がまんしきれなくなって自分で抜糸してしまった。

こうして彼はサメの歯の恐ろしさを知ったのだったが、批評家の舌鋒はサメの歯よりもさらに鋭かった。彼らは、「ダイバーが接近する前に、サメは気絶させられていたに違いない」と勘ぐった。さらに追い打ちをかけたのが、自然な環境の中で自然に行動している動物を撮影した写真の価値を正当に評価しようとしない、ある有名な生物学者の言葉だった。「水族館で撮影した写真のほうが、自然の中で（命の危険を冒してまで）撮影した類似の写真よりも科学的・教育的価値は高い」

ハスは、「サメは傷ついた魚が出す音を聞きつけてやってくる」と考えていた。この仮説を検証するため、彼はフィリップス社から提供された音響装置に、銛で突かれた魚がもがいている音を録音した。これを水中で再生したところ、音に引きつけられてサメが遠くからやってきた。その後、他の研究者らが人工の低周波音で実験したところ、これもサメを引き寄せることが分かった。ただし、サメが引きつけられるのはパルス状の音だけだった。サメは、連続的な音には何の反応も示さなかった。

ハスはロッテと結婚し、グレートバリアリーフへ新婚旅行に出かけた。到着するや否や、現地の医師から、「つい先週、若いカップルが港でサメに食われた」話を聞かされた。医師は、あなた方の命はまず二週間と持たないだろうと言った。

ハスはモルディブで、動物学者イレネーウス・アイブル＝アイベスフェルトと協力して、サメが目視不可能な餌を見つける様子を撮影した。アイブル＝アイベスフェルトがハタを銛で突き殺し、死骸を岩礁の穴の中に隠す。すぐにサメが何匹もやってきて、餌の在処を見つけようとして辺りを嗅ぎ回り始める。最初に見つけたサメが、ハタの死骸を半分に食いちぎる。これを合図に、他のサメは餌をくわえているサメに一斉に襲いかかる。サメたちは、ハスが一部始終を撮影しているあいだ、身じろぎもしないでじっと座っているアイブル＝アイベスフェルトの周りにも群がった。アイブル＝アイベスフェルトは、サメがハスよりも自分に興味を示したのは自分の手に餌の臭いがついていたためだろうと推測した。同じ実験が何度も繰り返され、その都度同じ結果が出た。

子どもでもイトマキエイを知っている現在、ハスの写真を初めて見た人々がどれほど興奮したかを想像するのは難しい。彼が撮影する生き物はみんな、奇妙で巨大で、危険を秘めているものばかりだった。どう猛な海の生物のあいだを泳ぐ、ほとんど裸のダイバーたちは小さく、無防備な存在に見える。最もどう猛なサメを撮影するときでさえ、ハスは安全なケージの中から撮影するようなことはしなかった。それによってサメの自然な行動を妨げることがあってはまずい、と考えたからである。

餌食になった漂流者

第二次大戦中、おびただしい数のパイロットが海に不時着し、何万人もの水兵が海に投げ出された。生還した兵士たちの中には、漂流中にサメに襲われたと語る者も少なくなかった。サメに襲われた兵士の数は、知られているよりもずっと多いはずである。サメの被害を最も被った人々は、おそらくは報告書を提出できなかっただろうから。

アメリカ海軍は一九四五年にこの問題の大きさを理解した。その年の七月、重巡洋艦インディアナポリスは太平洋上のテニアン島にある空軍基地に原子爆弾の重要な部品を運んだ。エノラゲイは、ここから広島へと飛び立つこととなった。

アメリカ第五艦隊の旗艦としての任務に戻るため、インディアナポリスはフィリピンへ向かった。司令本部は、針路上に日本の潜水艦が潜航していることをインディアナポリスに警告することができなかった。インディアナポリスには護衛艦はついておらず、ソナーも装備されていなかった。つまり、潜水艦に対してまったく無防備だった。

日本の潜水艦「伊号第五十八」には高性能のソナーが装備されていたから、インディアナポリスのような巨大な巡洋艦を発見し損なうはずがなかった。七月三十日未明、潜水艦はインディアナポリス目がけて六発の魚雷を発射した。魚雷が命中しなかった場合に備えて、伊号第五十八の船腹には、特攻隊員が乗り組む全長十四メートルの巨大な魚雷が搭載されていた。高性能爆弾が詰まったこの人間魚雷には、軍艦をまっぷたつにするだけの威力があった。人間魚雷は必要なかった。二発の魚雷に艦首全体を破壊され、インディアナポリスは十五分で沈没した。

乗員千百九十六名のうち八百~九百名が艦内から脱出したが、五十名は負傷によってまもなく死亡した。重傷の生存者たちは、カポックを詰めたキャンバス製の浮きがついた、十二隻の小さな救命ボートに乗せられた。彼らは横になることもできず、浮きの上に座っていなければならなかった。救命ボートには床がなく、その部分には足を支えるためのネットが張ってあるだけだったからである。大多数の生存者は波間に浮き沈みしていた。救命胴衣を着けている者も、着けていない者もいた。彼らはロープにしがみついて、お互いはぐれないようにした。二つの大きなグループができた。一つはおよそ四百名、もう一つは百五十名だった。その他にも、小さなグループがたくさんあった。どのグループも、生き残ったのは自分たちだけだと思っていた。

救命ボートに積んであった糧食の大部分は水に浸かって食べられなくなっていた。水容器の多くは空っぽか、海水が混じって飲めなくなっていた。将校たちは糧食と水を分配しようとした。一人当たりの一日の分配量はクラッカー一枚、麦芽乳タブレット一個、水一口だった。最初から、兵士たちは海水を飲んでいた。故意にせよ、波の荒い海上で海水や油を飲み込まずにいることが不可能だったからにせよ。

サメは初日からやってきたが、救命ボートのオールで撃退された。二日目には大挙して現れ、死体を食い荒らした。魚を釣った兵士もいたが、釣果をすべてサメに奪い去られ、諦めざるを得なかった。それから、サメは人間に向かってきた。サメに標的として狙われたが最後、大声を出そうが水面を叩こうがサメの進路を変えさせることはできなかった。悲鳴が上がり、サメが犠牲者を引き裂くと同時に水が深紅に染まった。

三日目になると、精神錯乱を起こして幻覚を見る者が出始めた。「島が見える」と言って、数人があらぬ方向へ泳ぎ去った。死亡者が増えたため救命胴衣は充分に足りていたにもかかわらず、力ずくで救命胴衣の奪い合いをする者たちもいた。おそらく、二十五人もの兵士が仲間同士の争いで死亡したものと思われる。

救命胴衣のカポックに次第に水がしみ込んできたことが、兵士たちの絶望に拍車をかけた。彼らの体は次第に水中深く沈んでいき、サメは繰り返しやってきた。ある兵士が振り返ると、仲間がうつぶせに浮かんでいた。仰向けにしてみると、下半身がそっくりなくなっていることが分かった。サメに体を真っ二つに食いちぎられたのである。

五日目に、ようやく救援隊がやってきた。彼らは銃でサメを追い払いながら作業しなければならなかった。海から引き上げられた遺体はすべて、どこかが欠けていた。半数は骨が見えるほど肉を食いちぎられていた。およそ五百名が漂流中に死亡した。死亡者の大半がサメに食われたが、生きたまま食われたのかどうかを知る術はない。ある生存者は、仲間がサメに襲われるのを八十回以上見たと主張している。

最も有効なサメ撃退方法

およそ三百五十種のサメの大半はおとなしい性格で、人を襲うことはない。人を襲うことがあるサメとして三十五種が知られているが、頻繁に人間を襲うのはわずか十種である。しかし、世論調査によれば、イギリス人最大の恐怖の一つはサメに襲われることだそうである。落ちてきたココナツに当たって死ぬ人のほうがサメに食われて死ぬ人よりも多い、と聞いても安心できない。サメに襲われる危険が高いか低いかが問題なのではない。恐ろしいと思う気持ちをそこまでかき立てるものは、肉体を食いちぎられるという恐怖である。野生動物に襲われて死ぬのがふつうだった祖先の、太古の恐怖がよみがえるのである。人類は地球上の肉食獣のほとんどすべてを飼い慣らすか撃ち殺してきた。今や自動車が我々の最も恐ろしい捕食者だが、我々はこの道路上の大虐殺は日常生活の危険として受け入れている。「生きたまま食われること」は、交通事故死よりもはるかに大きな恐怖を呼び起こすのである。

インディアナポリスの惨劇ののち、海軍のある慧眼の研究者が、「サメに襲われる恐怖は、不時着したパイロット及び沈没船から脱出できた乗組員の士気を低下させるおもな原因である」と発表した。アメリカ海軍の資金提供により、サメの忌避剤探しが始まった。

求められたのは、水中で漂流者を包み込んで守る働きをする薬剤だった。サメを追い払うためには水中で充分な濃度を保つ必要があったが、人体には無害でなければならなかった。研究者らは、化学兵器の次亜塩素酸塩と青酸カリを試してみた。「人体に無害であること」という必要条件を忘れていたのである。どの薬剤も基準を満たしていなかった。いずれにせよ、絶えず渦を巻き、流れている大海原の水に薄められてもなお効果を保ち続ける物質など存在するのだろうか。

「サメは腐敗した魚の死肉を避ける」という観察結果が報告されていた。腐敗した魚の死肉から放出されるあらゆる物質の中から、酢酸アンモニウムが忌避物質の候補に挙がった。そこで、研究者らは有毒な金属を加えて酢酸銅を作り、サメの視界を悪くするためにこれに染料を混ぜた。予備実験の結果、忌避剤そのものよりも染料のほうが忌避効果が高いくらいだと判明したにもかかわらず、酢酸銅は救命胴衣や救命ボートとセットで支給された。その包みには、「シャーク・チェイサー」というラベルがついていた。「シャーク・チェイサー」は兵士たちに大いに安心感をもたらしたが、それが実際に多くのサメを追い払ったとは到底考えられない。ついにはアメリカ海軍も、「シャーク・チェイサー」は決定的なサメ撃退法ではないだろうと認めた。

それから数十年後、海洋動物学者ユージェニー・クラークは、サメがシタビラメをいったん口に入れても嫌がって吐き出すことに気づいた。シタビラメはサメが嫌う界面活性剤を分泌することが明らかになった。ドナルド・ネルソンとウェスリー・ストロングは、向かってくるサメの口の中にこの界面活性剤を発射するための、空気式の「シリンジ・ガン」を開発した。一九九一年、シリンジ・ガンの実地テストが南オーストラリアの、その名もデンジャラス・リーフという海域でおこなわれた。ここはホホジロザメの集結地である。元々は安全な場所（頑丈なケージ）からサメにシリンジ・ガンをお見舞いするはずだったのだが、狡猾なサメは警戒して近寄ってこなかった。

そこで、もっと危険な方法で実験することになった。サメの口に接近して撃ち込む必要があったので、ストロングは船尾のデッキに身を屈めて待機した。海面からはわずか三十センチほどしか離れていなかった。ボートの後ろにくくりつけられた餌におびき寄せられて、サメが一匹やってきた。サメは餌に引っ張られ、水面に姿を現した。サメが大きく口を開けて頭を突き出してきたとき、ストロングはその口に界面活性剤を撃ち込んだ。どのサメも、界面活性剤を撃ち込まれると激しく反応して素早く退散し、少なくとも数日間は戻ってこなかった。シリンジ・ガンを撃ち込む様子を撮影した写真を見ると、ストロングがサメの口に危険なほど接近しているのがよく分かる。少しでもタイミングを間違えたら大変なことになるところだった。

ストロングの仲間のドナルド・ネルソンも危険を厭わなかった。以前、別のプロジェクトに参加していたとき、サメが彼に襲いかかってきた。素手でサメを追い払おうとしている彼の姿を、ダイビング仲間が写真に収めた。彼の股間すれすれのところまでサメの歯が迫っていた。サメは射殺され、ネルソンは命拾いした。

その後、ネルソンはもう少し安全な場所からサメの行動を観察した。一人乗りの小さな潜水艇を使ったのである。潜水艇はサメに似た形をしていて、尾やひれまでついていた。ネルソンは潜水艇の中からオグロメジロザメ（ホホジロザメの近縁）と「にらみ合い」をしたり、あとを追いかけたりして挑発し、敵意を表すディスプレイや攻撃を誘った。潜水艇は五十七回攻撃を受けた。サメが最も頻繁に攻撃してきたのは、潜水艇の透明なドーム状の窓だった。サメの激しい体当たりを受けて、プレキシガラス製のドームはひどく傷んでしまった。ドームが割れていたら、ネルソンは溺死するところだった。

彼の仲間のスコット・ジョンソンは、サメから（多分）身を守ることのできる斬新な方法「ジョンソン・バッグ」の考案者である。巨大なコンドームのような、大きな黒いビニール袋を想像してみてほしい。開口部には、空気を入れて膨らますことのできる黄色い輪がついている。この袋にすっぽり入り、首だけ出した状態で海に浮かんでいれば、サメに襲われる心配はないという。袋に入ることによって体液が海に流出することを防げば、サメに居場所を嗅ぎつけられる危険がなくなる。しかも、袋の中で安心してじっとしていれば、水音を立てることもないから、それをサメに聞きつけられる心配もない。サメがうようよしているプールに浸かってジョンソン・バッグの有効性をテストする人物は、考案者のジョンソンをおいて他にはいなかった。黄色い輪に興味を惹かれたのか、サメは近づいてきた。しかし、サメは彼を吟味しただけで、攻撃はしなかった。

人食いザメとのコミュニケーション

サメに魅せられたのは科学者だけではなかった。デヴィッド・ウェブスターは危険を知る男だった。第二次大戦中、彼はかの有名な「イージー中隊」（彼らの活躍は「バンド・オブ・ブラザーズ」としてテレビドラマ化されている）の一員だった。戦後、彼はジャーナリストになり、サタデーイブニングポスト誌やウォール・ストリート・ジャーナル紙に記事を書いた。

静かな生活はウェブスターの性に合わなかった。彼は興奮を求めて海に目を向けた。サーフィンとダイビングを楽しむうち、彼はサメに興味を持った。サメは、海の神秘と危険のすべてを代表する生き物だった。彼はサメとともに泳ぎ、水中の彼らを観察した。一九六一年九月、サメを求めて彼はカリフォルニア州サンタモニカ埠頭を発った。おそらく、サメは見つかったのだろう。彼は二度と帰ってこなかった。八キロ沖合で彼のボートが漂流しているのが発見された。舵の柄がなくなっていた。そして、ウェブスターの姿も消えていた。

生前、彼はサメにまつわる話を収集し、一冊の本にまとめていた。彼の死の翌年に出版されたその本の中に、こんな話が収録されている。救命ボートで漂流中の水兵がサメにつきまとわれて困っていた。ボートに積んであったサバイバル・マニュアルのアドバイスを次々に試したが、サメは一向に退散しない。水兵はやけを起こしてマニュアルをズタズタに破り、海に投げ込んだ。すると、サメは紙くずの流れを追いかけて行ってしまい、それっきり姿を見せなかった。

サメに魅せられたもう一人の男マイケル・ルッツェンは、ダイビング・ボートの船長として、観光客をケージに入れて南アフリカ沖の海底に沈める仕事をしていた。ホホジロザメに魅せられていた彼は、サメと仲良しにならなければ彼らを理解することはできないと感じていた。

サメとともにスノーケリングやスキューバダイビングをするうち、彼は自分の姿勢にサメが反応することを知った。彼が体をボールのように丸めると、サメは興味を示して近づいてきた。サメがあまりにも近づいてきたときには、彼は体を伸ばした。するとたいてい、サメは向きを変えて離れていった。彼が逃げると、サメは追ってきた。サメが彼のボディランゲージを理解したように、彼もサメのそれを理解した。大きく開けた口は攻撃の確実なサインだ、と彼は言う。なるほど。今まで気づかなかったとは、うかつだった。

　下から攻撃される危険を最小限にするため、ルッツェンはたいていは比較的浅いところでサメと話し合うことにしていた。複数のホホジロザメを相手にするときには、岩礁をバックにして背面を守った。食事中のサメには特に注意が必要だった。うっかりサイドオーダーと勘違いされて食べられてしまってはたまらない。サメがしつこくじゃれてきたときには、彼は水面に浮上しようとはせず、逆に深く潜った。彼によれば、相手よりも深いところにいることがサメにとっては「パワーポジション」だからである。サメのボディランゲージを目ざとく読み取っているにもかかわらず、（サメのほうは彼のボディランゲージに注意を払っていないらしく）彼の体はサメの歯形だらけである。

　テオ・フェレイラ（彼も南アフリカ人）のサメ好きは、息子のクレイグにも遺伝した。フェレイラ親子は、ケープ州の海岸にホホジロザメ研究所を立ち上げた。研究所のおもな目的はホホジロザメを絶滅から救うことである。というのも、人間に殺されるサメはサメに殺される人間よりもはるかに多いからである。ホホジロザメの顎は記念品として人気が高い、と彼らは言う。

　彼らの研究所は、今でもかなりの数のサメが集まってくる「サメ横町」の近くにある。

餌を水中に撒くという伝統的な方法を使って、彼らはサメを船におびき寄せる。餌はイワシのすり身に魚のはらわたと血をブレンドして作る、こたえられないおいしさのブイヤベースである。近寄ってきたサメの背びれにタグを取り付け、ナンバリングする。こうすることで、個体を見分けることができるようになる。また、タグの付いた個体と付いていない個体の割合を調べることによって、サメの生息数を推測することができる。

彼らはサメの血液サンプルの採取もおこなっている。血液サンプルに海水が混入することを防ぐためには、採血用の注射針を直接手で刺さなければならない。クレイグ・フェレイラは、すぐ下をサメが泳いでいるボートのデッキに腹這いになって採血をおこなう。サメの歯から逃れるために飛び起きた回数は数え切れない、と彼は言う。

オスのサメに生殖能力があるかどうかは、サメのペニスである「ひれあし」に触れてみないと分からない、とクレイグは言う。こんな前戯にサメが腹を立てるのは当然だから、サメが嚙みついてきたとしても、それは「理由なき攻撃」にはカウントされない。

フェレイラ親子によるサメの行動の観察は、その多くがケージの中からおこなわれたものである。ケージと言っても、どんな攻撃からも守ってくれそうな鋼鉄の檻ではない。それは、スチール製の網（強度は鶏舎の金網程度）でできた大きな円形のバスケットのようなものである。これは元々、突進してくるサメから身を守るために作られたものではない。このケージの目的は、単にサメの気を逸らすことである。中の人は、危険な鬼ごっこをしているような気分を味わうに違いない。さらに怖いことに、ケージの上半分は金網ではなく、金属棒がまばらに並んでいるだけなのである。大きく開いたこの「窓」のおかげで、やってくるサメの姿を金網に邪魔されることなく観察することができるが、金属棒同士の間隔はホホジロザメの頭が入ってしまうほど広い。実際、興奮したサメがケージの中に入り込んでカメラマン二人を追い回したことがあった。彼らはその体験を、「興奮したチェーンソーと一緒に棺桶の中に閉じ込められたようだった」と表現している。体長五メートルのサメが何匹も金属棒に嚙みつき、ケージをおもちゃのように揺さぶったことも何度かあった。サメが何匹もケージのケーブルに絡まり、中の人間ごとケージ全体が海底に引きずり下ろされそうになったこともあった。

クレイグ・フェレイラはサメにエアホースを六回切断された。船に上がればそれで安心というわけでもない。怒ったサメにボートを沈められそうになったことも一度ではないし、海の中に引きずり込まれそうになったことも何度もある。危機一髪という場面はいくらでもある、とフェレイラは言う。ホホジロザメは殺したいと思えばいつでも人間を殺すことができる、と。「誰かが食われるまでは、奴らは本気じゃないってことだ」

海洋生物学者たちは、驚嘆と不安の両方を感じながらサメを見ている。私はその証拠をこの目で見たことがある。私が同乗していたボートの上で、誰かが海面に大きな背びれが突き出しているのを見つけ、「サメだ！」と叫んだ。すると、ボートの上にいたダイバーたちは全員海に飛び込み、水中にいたダイバーは全員、先を争ってボートに戻ったのである。

第16章　超高圧へ挑戦し続けた潜水夫——深海

深海が遊歩道になる。もう少し遠くへ行こう。
そう思った瞬間、終わりが来る。それに気づく時間さえないほど突然に。
——ハンス・ハス

潜水病を防ぐには

私は職業柄、水中でかなりの時間を過ごしてきた。私の研究対象はサメではなく、沿岸の群生の生態だった。私の最深潜水記録は水深五十メートルである。アイルランド海の入り江に潜ると、水の色は、まるで魔王の宮殿の玄関を照らす灯りのような不気味な蛍光グリーンだった。そして、水はまったく動かなかった。波に揉まれることに慣れていた私には、その静けさが不気味だった。

海底には、八千年にわたって周囲の土地から流入してきたシルト（訳注：砂と粘土との中間の大きさを持つ砕屑物《さいせつぶつ》）が堆積していた。海底の堆積層はすでに厚さ二十一メートルに達していた。堆積層は非常に柔らかだったので、私の体はその中にどんどん沈み込んでいった。黒雲が体を包み込み、頭を覆った。パニックを起こすまいとしたが、無理だった。どっちが上なんだ？　どっちが外なんだ？

その海底にあるものは死だけだった。海底の生物は秋までに酸素を使い果たし、死に絶えてしまっていた。小さなチューブワームの棲管が沈泥から生い茂り、主のいなくなった棲管が大きく開いていた。まるで、空気を求めて喘いでいる口のようだった。突然、レギュレーターから空気が出ていることに気づき、私は、この風景の中で生きているのは自分だけなんだと思った。それなのに、誰か（あるいは何か）につけられているように感じるのはなぜだろう。

見上げると、クラゲのように震える空気の泡が、海面に近づくにつれて膨張しながら上っていった。立ち上る泡の表面でさざ波のように揺れる虹は、世界中の美術館に集められたあらゆる絵画の美をすべて凝縮したよりも美しかった。

おそらく、そのとき私は窒素酔いを起こしていたのだろう。窒素酔いとは、高分圧の窒素を呼吸することで引き起こされる酩酊状態のことである。圧縮空気を使うダイビングには必ずこの危険が伴う。空気の七十八パーセントは窒素である。窒素は、潜水病というもう一つの問題も引き起こす。水中では、水圧によって、呼吸した空気が組織に溶け込む量が増大する。浮上するにつれて水圧が下がるため、体内の余分な窒素が呼吸によって排出されるまで充分な時間をかけてゆっくりと浮上する必要がある。急速に浮上すると、窒素は体内で気泡となり、血液は死のシャンパンと化してしまう。窒素の気泡は関節に溜まったり、血管を詰まらせたりする。その結果起きるのが潜水病である。海綿獲りの漁師たちを苦しめた潜水病の症状を、ピーター・スロックモートンは次のように述べている。「眠っているあいだに麻痺が起こり、目覚めてみると重度の身体障害者になっていたということもある。息が詰まって即死する場合もある。関節にのたうち回るほどの激痛を覚える場合もある。頭痛や痒みのある発疹程度で済む場合もある」

窒素は深海潜水作業の主要な障害だった。スウェーデンの若きエンジニア、アルネ・ゼッターストレムは、自分ならこの問題を解決できると思った。彼は水中作業用の潜水装置の発明者だった。彼が発明した大型ウォータージェット装置は、沈没した十七世紀の戦艦ヴァサ（この戦艦はかつて、スウェーデン海軍の誇りだった）の引き上げに使用された。この装置を使って沈没船の下に複数のトンネルを掘ってその中にスチールケーブルを通し、これを釣り台代わりにして沈没船を引き上げたのである。現在、戦艦ヴァサはストックホルムの博物館に展示されている。

一九四三年、ゼッターストレムは徴兵され、海軍の潜水部門に配属された。彼は、故障した潜水艦内に閉じ込められた水兵を救出する際の障害となっていた問題の解決に取り組んだ。潜水艦が潜航するような深海にまでダイバーを送り込むには、呼吸器具の改善が必要だった。

その水深で空気を呼吸するのはあまりにも危険だった。何か別の気体を考えなければ。空気中の窒素を何か別の気体と置き換える必要がある。重い気体ではだめだ。圧力がかかると粘性が出て、呼吸するのが難しくなるから。軽い気体の中では、ヘリウムと水素だけが条件を満たしていた。ヘリウムは高価だったし、スウェーデンでは入手困難だった。そこで、水素を使うことになった。水素なら自分で作ることができた。

難点は、酸素と水素を混合すると爆発する危険があることだった。とはいえ、酸素の割合が気体全体の四パーセントを超えなければ安全であることは、ジャック・ホールデンによってすでに実証済みだった。酸素は、我々が呼吸している空気の二十一パーセントを占めている。それでは、どうしてダイバーはたった四パーセントの酸素で大丈夫なのだろうか。深海では酸素濃度が四パーセントでも問題はない。高圧下でも混合気体中の各気体の割合は変わらないが、圧力によって気体が「濃縮」されるからである。たった三十メートル潜水するだけで、呼吸によって体内に取り込まれる酸素の量は海面で呼吸する場合の四倍になる。

ゼッターストレムの計画は、水深三十メートルまでは圧縮空気を呼吸し、そこで水素及び低濃度酸素の混合気体に切り換える、というものだった。単純な切り換えではうまくいかないことはよく分かっていた。切り換え時に酸素と水素が結びつき、爆発する危険があるからである。しかし、「酸素と窒素の混合気体（酸素四パーセント、窒素九十六パーセント）を呼吸することによって空気を体外に排出してしまえば、爆発の危険は完全に取り除かれる」。そうすれば、低酸素・高窒素の混合気体を短時間呼吸しているあいだに、肺の中の余分な酸素を使い切ってしまうことができる。これは独創的な解決法だった。

ゼッターストレムの死

自分の理論の正しさを実証するため、ゼッターストレム自らが海軍艦艇から潜水実験をおこなうことになった。冬の凍えそうに寒いある日、吹雪と高波の中、彼はバルト海に百十メートルの深さまで潜った。その結果彼は数日間、腕の軽い減圧痛と目眩《めまい》、吐き気に悩まされた。しかしこれに怯むことなく、次回は水深百六十メートルに挑戦することにした。

一九四五年八月七日、船は海軍高官でごった返していた。その中には、ゼッターストレムの父親ゼッターストレム提督もいた。こんなに高官だらけでは、誰がこの実験の責任者なのか見分けるのは難しかった。ゼッターストレムは、艦艇からベテランの乗組員たちがいなくなって新兵ばかりになっていることに気づいて動揺した。彼が不安を感じていると、ある将校が実験を中止してはどうかと言った。しかしどう見ても、ゼッターストレムの父親は中止を検討しそうになかった。

酸素と水素の混合気体は爆発しやすいだけでなく可燃性でもあったので、ゼッターストレムはガラス繊維製の耐火下着を着用していたが、ヘルメット付きのダイビングスーツはスタンダードなものだった。

ゼッタースト レムは潜水台に乗り込んだ。この台ごと、舷側から海中に下ろされるのである。潜水台は、ワイヤーロープに固定されたただの木製の台だった。そこには、三種類の混合気体の入った大きなボンベが積まれていた。下降時も浮上時もゼッターストレムが自己責任で気体の切り換えをおこない、船に指示を出して潜水台の位置を適切な水深に調節させることになっていた。水素を吸うと高い鼻声になるため、彼の言葉が聞き取りにくくなることがこれまでの実験から分かっていた。そこで、意思を伝える手段が電話から電鍵に変更された。気体の切り換えを確実に適切な水深でおこなうためには、明瞭なコミュニケーションが不可欠だった。

水深百六十メートルへの潜水は万事うまくいった。これはそれまでの世界記録の二倍の深さだった。浮上の途中、ゼッターストレムは打ち合わせどおり水深五十メートルで一旦停止し、減圧してから気体の切り換えをおこなおうとした。メイン・ウインチは停止したにもかかわらず、潜水台が傾き、浮上し始めた。激しい潮流の中で潜水台を安定させるために補助ワイヤーが取り付けられていたのだが、このワイヤーの巻き上げがまだ停止していなかったのである。潜水台はびっくりするほど傾き、ゼッターストレムは必死にしがみついた。潜水台は浮上し続け、海面から十メートルあまりのところにまで達してしまった。この水深では、彼が呼吸している混合気体に含まれる酸素は生存に必要な量をはるかに下回っていた。しかし、ガスボンベを取り替えられる状況ではなかった。

船上の人々も事故に気づき、レスキューダイバーが送り込まれた。彼らはゼッターストレムを保護し、潜水台は再び水深六十メートルまで沈められた。いったん水圧の高いところまで戻り、改めてゆっくりと減圧するためである。しかし、遅かった。急激な減圧によって引き起こされた重症の潜水病と窒息が原因でゼッターストレムは死亡した。二十八歳の若さだった。彼の理論の正しさは証明されたが、彼の技術はその死によって死産に終わってしまった。

二〇〇四年、スウェーデンとイギリスのヒストリカル・ダイビング・ソサエティの代表団が、ニュネスハムン近郊にあるゼッタースストレム一族の墓地を訪れ、アルネ・ゼッタースストレムの墓に詣でた。彼の墓石には、リースに取り巻かれた潜水ヘルメットが彫り込まれている。代表団のメンバーらは、「任務遂行に際して、躊躇なく自分の安全を犠牲にした男」（彼とともに働いていた海軍軍医の言葉）を偲んで墓石を清め、花束を供えた。

大陸棚の資源掘削のため

イギリスの海軍ダイバー、ジョージ・ウーキーは、スタンダードな潜水装備で水深百八十メートルまで潜った。呼吸した気体は酸素とヘリウムの混合気体だった。この混合気体を使えば窒素酔いは防げたが、潜水病は防げなかった。下降に要した時間はわずか十二分だったが、安全に水面まで浮上するには六時間二十一分かかった。浮上に長時間を要することは、明らかにディープダイビングのもう一つの障害だった。

一九六〇年代前半、二人のスイス人がこの問題の解決に挑んだ。数学者で熱烈なスポーツダイバーだったハネス・ケラーは、チューリヒ大学で呼吸器の病態生理学を研究していたアルベルト・ビュールマンに協力を求め、ディープダイビングに挑戦した。ケラーは、気体を正しい割合で混合すれば減圧時間を著しく短縮できると考えた。

チューリヒ大学の新しい大型コンピュータを利用することができた彼らは、これを使って、気体の混合割合によって異なる減圧時間を一つ一つ計算した。技術支援もほとんど受けず、ドラム缶をダイビング・ベル代わりに使って彼らはスイスの湖に潜り、さまざまな混合気体を試した。あるときなどは一度に試す混合気体の種類が多すぎ、ケラーは背中と胸に四つずつボンベをくくりつける羽目になった。彼はついに水深二百二十九メートルにまで潜水し、そこから水面まで三十四分という驚異の早さで浮上してきた。

このニュースにアメリカ海軍とシェル石油が興味を示した。充分な資金と支援を得たケラーとビュールマンは、彼らの秘密の混合気体を使って潜水深度の世界記録の塗り替えに乗り出すことにした。ビュールマンは水上でチームドクターを務め、ケラーがダイビングチームを率いることになった。ケラーはダイビングのパートナーを必要としていた。

ピーター・スモールは医療と科学を専門とするジャーナリストだった。彼はイギリスのポピュラーサイエンスの有名誌「ニュー・サイエンティスト」の創刊者の一人だった。ダイバーでもあり、ブリティッシュ・サブアクア・クラブの共同設立者でもあった（サブアクア・クラブは、「海外支部を作ろう」と彼が提案したおかげで、世界最大のダイビングクラブに成長した）。

スモールは冒険好きだった。イギリス陸軍史上最年少で大尉に昇進し、ヴィヴィアン・フックスの南極探検隊に参加した。潮流に関するある説を検証するためにカヌーでイギリス海峡を渡ったこともあるし、自分が考案したサバイバルスーツのテストのためにテムズ川に何時間も浸かっていたこともある。

スモールは、ダイビングには真面目な目的がなければならないと信じる夢想家だった。彼は数年間、商業ダイバーとしてペルシャ湾で油田採掘機の検査をおこなっていた。彼はブリティッシュ・サブアクア・クラブの会報の創刊号に、「真にエキサイティングなのは、水中のフロンティア開拓です」と書いている。彼は「探検と科学の持つ、信じられないほどの可能性」に期待していた。もしも水深三百メートルまで潜水できるようになれば、広大な大陸棚とその豊富な石油や鉱物資源を簡単に利用できるようになる、と。彼がケラーとビュールマンのプロジェクトに加わりたいと思ったのも当然だった。ケラーは、スモールの熱意と寡黙な魅力に共感を覚えた。ダイビングのオーディションを受けたのち、スモールはチームに加わった。

チームに合流するためカリフォルニアに発とうとしているスモールに、ある友人が尋ねた。「呼吸に使う気体は、何と何を混合してあるの？」

「知らない」と彼はこたえた。「それはケラーに任せてある」

友人は、スモールはバカだと思った。自分が何をしているのか知らないで命を危険にさらすバカがどこにいるんだ。そんなことも知らないで、どうやって危険度を判断できるんだ。

開発から数年が経っていたが、ケラーとビュールマンは混合気体のレシピを秘密にしていた。それが貴重な商品だったからである。空気中の窒素がヘリウムに置き換えられていること、純酸素が潜水前と潜水の最終段階（水深の浅いところまで浮上してきたとき）に使われることは確かだった。しかし、ボンベの中に何が入っているのか、確実なことは誰も知らなかった。

新婚早々に不慮の死

一九六二年十月十二日、ピーター・スモールはメアリ・マイルズと結婚し、それから二週間と経たないうちに、新婚夫婦はカリフォルニア州カタリナ島沖の船上にいた。ここが、世界記録への挑戦の舞台となるのである。「ピーターは躊躇している」と感じた人もいたが、メアリは新婚の夫の英雄的な偉業に心を躍らせていた。それにピーターは、ある雑誌から大金を提示され、この冒険について自ら記事を書くという契約を結んでいた。今さら降りることは（仮に彼がそうしたいと思ったとしても）できなかった。

ケラーは、底にロック可能なハッチが付いたダイビング・ベルを発注していた。ダイバーはこの中に密閉され、海底へと沈められるのである。ダイビング・ベルに入ったまま水深三百五メートルまで潜り、そこから五分間外へ出てスイスとアメリカの国旗を立てることになっていた。ダイビング・ベルの上には有線テレビカメラが取り付けられ、スポンサーとマスコミのためにこのセレモニーを録画することになっていた。

十二月三日、計画は実行に移された。経過は計画どおりだった。ケラーとスモールはハッチを開け、一メートルほど下の海底に降りた。大きな国旗がケラーに絡まり、彼の視界を遮った。ようやくふりほどいて国旗を立てるのに数分かかった。深海のすさまじい水圧のため、ダイビング・ベルの外で呼吸装置を使って呼吸できる時間は四分しかなかった。二人は急いで、開いているハッチからダイビング・ベルの中に戻った。ダイビング・ベルの中に海水が入らないようにしているものは、室内の気体の圧力だけだった。

即座にボンベから呼吸装置に気体を補充すべきだったのだが、彼らは室内から水を追い出そうとしてハッチを閉めることにかかり切った。ハッチが閉まった直後にケラーが倒れた。スモールは朦朧としていた。彼はビュールマンから、「呼吸装置の中の酸素量は非常に少なくなっているはずだから、ダイビング・ベルに戻ったらマスクを外すように」と指示されていた。しかし、身動きできないまま、とうとう彼も意識を失ってしまった。

さらにもう一つ問題が起きた。室内の気圧が低下し始めたのである。ダイビング・ベルは水深六十メートルまで引き上げられ、ダイバーが二人、空気が漏れている箇所を特定するために送り込まれた。その一人ディック・アンダーソンは、ディズニー映画「海底二万マイル」のテクニカル・コンサルタントを務めた経験を持つベテランの深海ダイバーだった。もう一人のクリス・ホイッテカーはカリフォルニア大学ロサンゼルス校のイギリス人大学生で、大学院に進んで海洋生物学を研究したいと考えていた。

空気が漏れている箇所を発見できないまま、彼らは浮上してきた。ホイッテカーの救命胴衣に不具合が起きて浮上速度が速くなりすぎたため、彼は鼻血を出した。ダイビング・ベル内の空気圧は下がり続けていた。中にいる二人にとって、これは深刻な事態だった。アンダーソンはもう一度ダイビング・ベルを見に行くことに決めた。ホイッテカーも、一緒に行くと言って聞かなかった。「ピーターは友達なんだ」と彼は言った。「どうしても行きたいんだ」。救命胴衣が膨らんだまま元に戻らなかったので、彼はナイフで穴を開けて空気を抜いた。何か事故が起きた場合でも救命胴衣をつけていれば浮上できるが、彼はその安全策を自ら放棄したのである。

今度は、アンダーソンがハッチの縁に小さな隙間を発見した。彼が背中で力一杯押すと、ようやくハッチは閉まった。しかし、ホイッテカーの姿はどこにもなかった。それっきり、彼は戻ってこなかった。十九歳の若さだった。

ダイビング・ベルの中では、ケラーとスモールが意識を取り戻した。中の二人の減圧が完了するまで、ダイビング・ベルのハッチを開けるわけにはいかなかった。減圧は四時間半かかった。スモールは再び意識を失い、二度と目覚めることはなかった。長時間の酸欠によって血液循環が損なわれたために、窒素を効率的に排出することができなかったのである。死因は潜水病だった。

事故の調査がおこなわれたが、保安官も監察医もケラーの証言に納得しなかった。ケラーの証言はビュールマンのそれと食い違いを見せていた。事故調査のため、専門家委員会が立ち上げられた。彼らには、ケラーが混乱しているのか、「それとも保身のために問題をはぐらかしているのか」判断できなかった。ケラーのそれまでの成功によって、チーム内に過信が生まれていた。彼らは、ダイビングの世界記録更新というセンセーショナルな栄光を分かち合っていた。世界で初めて水深千フィートへの潜水に成功することは、音速の壁を破ることと同じように魅惑的な目標だった。

その後、ケラーは事故に関する自分の答弁を訂正し、ミスを認めた。ダイビング・ベル内のボンベの一つに漏れがあることを、彼は潜水前に発見していたのである。ボンベには半分しか気体が入っていなかった。これは、何か事故が起きた場合、安全域を著しく狭めることにつながる事態だった。

なぜ挑戦を続行し、国旗を立てるセレモニーを敢えておこなおうと思ったのか。その理由をケラーはハンス・ハス（321ページ参照）にこう打ち明けている。「あのときは、つまりこんな状況だった。背中のボンベにはギリギリの量の気体しか入っていない。一方、チームのコンディションは最高、天候は完璧だ。自分としては、これで何もかも中止になってしまうかもしれないという強い不安があった。何もかも完璧という状況はあり得ないと思った。……だから、実行することに決めたんだ」。海洋探検の新技術のデモンストレーションだったはずが、いつしかそれはスポンサーと一般大衆をあっと言わせるための世界記録への挑戦となり、それにともなって大きなプレッシャーがかかるようになっていたのである。

夫が倒れる姿をモニター画面で目にしたとき、メアリ・スモールは新婚七週間だった。おそらく、彼女は雑誌に掲載されたケラーの写真も見たことだろう。彼の挑戦的な顔の下には、「私のシステムは何の間違いも犯していない」というキャプションがついていた。彼女は、ケラーがミスを認めた会見に出席した。その数日後、彼女は自ら命を絶った。

ケラーはシェル石油のコンサルタントになり、深海作業に関するアドバイスをおこなった。当時、石油会社は掘削装置のメンテナンスのためにダイバーを投入し始めていた。潜水病は日常茶飯事だった。減圧が充分できたかどうか確かめるため、ダイバーたちは部屋の中を跳ね回った。そこでもし倒れれば、もう少し減圧の時間が必要だということだった。彼らは、酸素とヘリウムを正しい割合で混合した気体を供給してくれる業者に依存していた。その業者の休暇中、交代要員が配合を間違えたことがあった。ダイバー全員が幻覚症状や発作を起こしたり、足が感電していると思い込んだりした。車で帰宅する途中、光が滲んで見えたり、血管を泡が通過していくのを感じたダイバーもいた。

ケラーは加圧室で水深三百メートルに匹敵するシミュレーション・ダイビングをおこない、徐々に減圧時間を短縮していった。呼吸用にヘリウムと酸素の混合気体を使うことは、現在では大深度コマーシャルダイビングのスタンダードである。しかし、重視される項目は、減圧時間の短縮から安全性へと切り換わった。もう一つの進歩は、減圧スケジュールを自動的に計算してくれるダイビングコンピュータが普及したことである。ダイビングコンピュータの中枢部を成すアルゴリズムを開発したのは、アルベルト・ビュールマンである。

潜水球で大深海へ

「生身の」ダイバーが水深三百五メートルにまで潜水したという記録は快挙には違いないが、ケラーはいわば海の表面を引っ掻いたに過ぎない。世界の大洋の深さは平均四千メートルである。エベレストが太平洋の海淵に放り込まれたとしたら、その山頂は海面下二千メートルである。いかなる神秘の気体を使っても、そこまでは人間は潜れない。ところが、人類はすでにそこへ行ったことがあるのである。

ウィリアム・ビービはアメリカの鳥類学者だったが、その興味は海中の鳥――つまり、魚――にまで広がっていった。浅い海に何百回となく潜ったあと、彼は、潜水ヘルメットでは到底到達できない緑色の深海へと憧れの目を向けた。

一九二六年、彼の大深度潜水計画がニューヨークタイムズ紙に掲載された。すると、エンジニアでダイバーでもあったオーティス・バートンが潜水機の設計図を添えた手紙を送ってきた。バートンは私費を投じて、球形の金属製潜水機を製作した。この潜水機の一方の側には出入り口が、もう一方の側には石英ガラスの舷窓が取り付けられていた。バートンの「潜水球《バチスフィア》」は、少しやぶにらみの膨らんだウシガエルのようだった。外部から空気の供給を受ける仕組みがない代わりに、酸素タンクが装備され、余分な二酸化炭素を吸収する化学物質が搭載されていた。試運転という段になって、バートンとビービが手配した船に搭載されたウインチでは重さ五トンのこの潜水球を吊り上げられないことが分かった。そこでバートンは第一号機を鋳つぶして第二号機を製作した。第二号機は壁が薄く、重さは第一号機の半分だった。

船上から潜水球の様子を見守り、潜水球の乗員と通信をおこなう乗組員が二十八人必要だった。乗組員は優秀だったが、船の「レディ号」のほうはとても優秀とは言えなかった。乗組員の一人が船縁に立って海を見下ろしていると、魚が一匹、船体に近づいてきてそのままその中へと消えていった。ポンプがどれも使い物にならなかったので、沈没する前に急いで陸に戻らなければならなかった。もしも潜水球が海中に下ろされていたら、母船のレディ号もそのあとを追って沈んでしまうところだった。

深海への潜水を試みる前に、バートンは無人の潜水球を沈めてみることにした。水面に浮上してきたそれを見たとき、バートンはどれほどがっかりしたことだろう。しっかり閉めたはずの潜水球のハッチから、水がしたたり落ちていたのである。おそるおそるハッチのボルトを緩めると、潜水球は恐ろしいうなり声を上げて大砲の弾のような勢いでデッキを暴走し、十メートル先のウインチに激突した。深海の水圧は潜水球内の空気を小さな泡ほどの大きさに押しつぶしていた。その圧力から解放されたとき、泡は一瞬のうちに元の大きさに戻り、水を猛烈な勢いで押し出したのである。

シール材をすべて充塡し直すと、潜水球を海に沈める準備が整った。今回はビービとバートンが乗り組んでの潜水である。

二人は狭いハッチから中に入り、潜水球の冷たく固い床の上で身を縮めた。潜水球の内径は百三十七センチしかなかった。重さ百八十一キロのハッチが巨大な鋼鉄のボルトの上を滑り、大きな音を立てて閉まった。巨大なナットが止めつけられ、ハンマーで固く打ちつけられた。ビービは、エドガー・アラン・ポーの小説の、犠牲者がゆっくりと壁に塗り込められるくだりを思い出していた。潜水球は直径二センチ五ミリのスチールワイヤーで吊り上げられ、舷側から海へ下ろされた。ビービもバートンも息を潜め、会話は囁き声になった。

最初の数回の潜水はスムーズには運ばなかった。水深百八十メートルに達したとき、ビービは「これより深く沈んだのは死人だけだ」と宣言した。その言葉の正しさを証明するかのように、ハッチの周りから水が侵入し始めた。バートンは潜水を中止して引き上げを要請しようと言った。ビービは、船上のみんなに心配をかけたくないとしてこれに反対した。充塡材をものともせず水圧によって機内に押し込まれてきた太い電気ケーブルが、バートンの周りにとぐろを巻いていた。水面に浮上するまでに、潜水球の中には十九リットル以上の水が侵入し、バートンは四メートル以上ものケーブルでぐるぐる巻きにされた。

彼らは緊急光信号のテストをおこなった。何か問題が起きて電話が使えなくなった場合でも、小さなライトを使えば、少なくとも潜水球内の人間がまだ生きていることを上に伝えられるはずだ。以前の実験で一度電話が故障したときには、大きな精神的ダメージを被った。彼らにとって、電話の声は外界との唯一の絆だったからである。

水深四百八十五メートルに達したとき、潜水球はまるでサイクロンに巻き込まれた気球のように激しく縦揺れし始めた。二人とも、鋼鉄の内壁で頭を強打した。ぞっとして彼らは一瞬、「ワイヤーが切れた。奈落の底に転がり落ちていくんだ」と思った。しかしそれは、はるか上方で海がうねっただけのことだった。

海底でビービは深海のイルミネーションに見入った。小石ほどの光が窓に近づいてきたかと思うと、突然爆発したように火花が散った。未知の発光生物が窓にぶつかり、深海の花火を打ち上げたのだった。冷たい深海の暗闇で見た、この生きているイルミネーションを彼は生涯忘れなかった。

その後、彼らは文字どおり限界に挑戦して三時間に及ぶ潜水を試み、水深九百二十メートルの深みに到達した。潜水球の窓にかかった水圧は十七トン以上にも上った。彼らはついに、世界記録（当時）の十倍もの潜水に成功したのである。潜水中、ビービの頭からは、「石英ガラスの窓にひびが入ったら即死だ」という考えが離れなかった。

バートンの心配はビービのそれとは少し違っていた。彼は、ワイヤーの強度については確信していたが、潜水球とワイヤーを合わせた重量を船のウインチが巻き上げられるかどうかについては疑いを持っていた。ウインチの動力であるスチームボイラーはオーバーワーク状態で、喘息患者のようにゼーゼーと息を切らしていた。ウインチとボイラーが噛み合わなくなってしまったら、ワイヤーは恐ろしい速さでほどけていき、潜水球は海底へ転げ落ちてしまうだろう。バートンは、努めて楽観しようとした。そうなったらそうなったで、少なくとも、観察をおこなう時間はたっぷりある。

ビービは数種類の新種の生物を観察したが、深海の生物はあまりにも現実離れしていたので、当時彼の発見の多くは黙殺された。第二次大戦中、潜水球はアメリカ海軍のために水中爆雷の威力を調べるという秘密作戦に動員された。バートンは潜水球を改良し（彼はこれを「紐付きの目玉」と呼んだ）、最大潜水深度千三百六十八メートルという世界記録を打ち立てた。

バチスカーフ号の挑戦

ビービの語る冒険談は一般大衆をわくわくさせた。エンジニアでブリュッセルの大学の物理学教授だったオーギュスト・ピカールも、熱烈な読者の一人だった。雷に打たれたアインシュタインのような髪型の彼は、映画に登場するエキセントリックな教授そのものだった。ピカールは常に腕時計を二つ着けていた。三つのほうがもっといい、そうしたらその三つを平均してより正しい時間が割り出せるから、と彼は考えていた。

　ピカールは、どうしたら潜水球の欠点を克服できるかを考えていた。潜水球が抱える問題はすべて、船からワイヤーで吊り下げる必要があるという点から生じていた。ワイヤーの重量が潜水球の最大深度に限界を設けていた。ビービらが最も深く潜ったとき、ほとんど完全に伸びきった状態のワイヤーの重量は潜水球そのものの二倍だった。ワイヤーによって海面とつながっているということは、潜水球が動き回れないことをも意味していた。未知の生物が潜水球の小さな窓を横切っても、それはほんの一瞬ちらりと見えたかと思う間もなく消え去ってしまった。ピカールは、動き回って海底を探検し、生物を探し出すことのできる独立型の潜水装置を作れないものかと考えた。

　金属製の球体は水圧に強いため、潜水機のキャビンとして適切であると思われた。ピカールの独創的なアイディアは、そのキャビンを、ガソリンを満たした巨大な浮き《フロート》の下に吊り下げたことである。ガソリンは燃料としてではなく、浮力を得るために利用される。ガソリンは水よりも軽く、水圧を受けてもほとんど体積が変わらない。この浮力に対抗するため、ホッパー（訳注：穀物や石炭などを下に落とすための漏斗状の装置）に鉄の小球を詰めるとともにフロートの中の二区画を海水で満たし、これをバラストにして潜水装置を下降させる。下降のスピードを緩めたいとき、あるいは下降をストップさせたいときには、鉄球をいくつか投下する。投下する鉄球の数を増やせば、海面まで浮上することができる。円い窓には、両端を平らにした、円錐状のアクリル樹脂がはめ込まれていた。アクリル樹脂は柔軟性に富み、ガラスや石英のように粉々に割れることがない。

この潜水装置は、バチスカーフ（「深い《バティス》」と「船《スカフォス》」を意味するギリシャ語から作られた合成語）と名づけられることになった。バチスカーフは潜水艦よりもはるかに深く潜航することができ、小さなプロペラを使って海底を動き回ることができた。

科学者がどんな深海にでも行けるようになれば、海洋学は飛躍的に進歩する。ピカールの野心はそれを実現させることだった。一九四八年当時、深海は未知の分野だった。地球最大の地形は、中央海嶺と呼ばれる山脈である。それは地表の四分の一を覆う山脈で、それに比べればヒマラヤ山脈などニキビのようなものである。しかし、一九五〇年代まで人類はその存在をまったく知らなかったのである。

深海の生物に関する知識もいい加減なものだった。深海から採取されたサンプルをすべて集めても倉庫が一つあれば収まってしまう、と言われていた。こうしたサンプルは、浚渫機をやみくもに引きずったり、サンプル採取装置を投下したりして、海底の泥をほんのちょっと掻き取ることによって集めたものだった。霧に包まれたロンドン上空を気球で漂いながら網を投下し、見たこともないロンドンの情報を集めたとしたらどうなるか、考えてみてほしい。網に「引っ掛かる」のはタバコの吸い殻とビールの空き缶、嘔吐物の中に残っていたドネルケバブの残骸かもしれない。そんなものからロンドンの生活が分かるだろうか。そう、それは不適切な標本かもしれないのである。

ピカールはベルギーの研究基金Fonds National de la Recherche Scientifiqueから資金を調達したため、バチスカーフ第一号はＦＮＲＳ二号と名づけられた（なぜ「二号」なのかは、次章で明らかになる）。一九四八年、潜航試運転が西アフリカ沖でおこなわれた。これは無人でおこなわれ、あらかじめ決められた水深に達したらバラストを落として水面まで浮上するようにプログラムされていた。ＦＮＲＳ二号は水深千三百九十八メートルにまで到達したが、浮上速度が速すぎたため、キャビンに水漏れが生じた。その上、荒れた海を曳航された際に、脆いフロート部分がダメージを受けた。

ピカールはすぐにバチスカーフの改良に取りかかった。ジャック・クストーはバチスカーフを二十世紀の最も素晴らしい発明と呼び、このプロジェクトはフランス海軍に引き継がれてピカールは顧問となった。問題は、海軍軍人でない人間（つまり、夢想家の学者）のアドバイスを海軍が聞き入れようとしないことだった。ピカールは海軍チームから脱退し、独自のバチスカーフを製作した。経済学を学んだ息子のジャック・ピカールが資金調達に当たった。新しいバチスカーフはドイツのクルップ社の工場で製作され、イタリアの石油会社がガソリンを寄付し、イタリア海軍が母船を提供した。バチスカーフ第二号機「トリエステ号」は一九五三年八月に進水した。

ＦＮＲＳ二号とは異なり、トリエステ号にはフロートの中央部分に昇降シャフトが設けられていたので、乗組員は展望塔からキャビンへ入ることができた。これによって、乗組員のキャビン滞在時間を短縮することができた。観察役のオーギュストもパイロット役のジャックも非常に長身だったので、この改良は重要だった。キャビンの内径は、壁に装備を取り付ける前でも二メートルしかなかった。ジャックは身長が二メートル近くあった。おそらく、体を折りたたまないと中に入れなかっただろう。

実際に海に潜ってみると、いくつかアクシデントが起きた。たとえば、潜航中にもうもうたる煙がキャビンに充満したことがあった。ワイヤーが一本ショートしただけのことだったのだが、中の人間は肝を冷やしたし、乗り心地はひどく悪くなった。降下速度を緩めようとしてバラストをいくつか放出したとき、予期せぬ問題が明らかになった。放出したバラストの鉄球が、トリエステ号のデッキに乗ってしまったのである。海底から浮上しようとしてさらにバラストを放出してみたが、トリエステ号は微動だにしない。バラストをすべて捨ててようやく、何とか浮上することができた。

トリエステ号は海洋学者のツールとして設計されていた。トリエステ号が水中実験の場として適しているかどうかを確かめるため、学者たちはキャビンにさまざまな装置を一時的に取り付け、海中への日光の透過や音の伝導を調べたり、海洋生物の生態を観察したりした。全員が成果に感銘を受けた。のべ七十時間にわたって、水深三百メートルまでの海中でさまざまな実験がおこなわれた。

一度だけ、ぞっとするような瞬間があった。トリエステ号が狭い岩棚の上に停止しようとしたところ、岩棚が崩れ落ちたのである。トリエステ号は泥の斜面を滑り落ち、泥の雪崩を引き起こした。ジャックはバラストを放出したが効果がなかった。ぞっとしてさらにバラストを放出すると、トリエステ号はゆっくりと浮上し始めた。

潜水艦がより深く潜航し、より遠方まで出撃するようになるにつれて、アメリカ海軍研究事務所はより正確な海図の重要性を実感した。アメリカ海軍はピカール親子を採用し、トリエステ号はサンディエゴへ向かった。何年間も乏しい予算と格闘してきたトリエステ号に、ついにスポンサーが見つかったのである。ドン・ウォルシュ大尉の好意的な指揮の下、共同作業は順調に進んだ。

一九五一年、イギリスの調査船チャレンジャーが太平洋のマリアナ海溝の測量をおこない、世界の海の最深地点チャレンジャー海淵を発見した。その水深はほぼ一万一千メートル。アメリカ海軍は、これに挑戦しないわけにはいかないと考えた。達成できる可能性があるなら、その最深地点に降りてみなければ。だが、トリエステ号にそれができるだろうか。オーギュスト・ピカールは、それは可能だとして提案に同意した。しかし、と彼は考えた。そのすさまじい水圧下では、トリエステ号の安全域は小さくなるだろう。破滅的な爆縮が起きるかもしれない。爆縮とは、高圧にさらされた中空の物体が、まるで中に向かって爆発するように押しつぶされてしまう現象を言う。爆縮は爆発と同じように破壊的である。

ジャック・ピカールは、その計画は研究目的からは外れていると思った。しかし、記録を破るという誘惑には勝てなかった。何しろこれはあらゆる記録の中で最も偉大な記録だった。彼は挑戦に同意し、パイロットを務めたいと強く希望した。もう一人の乗組員はドン・ウォルシュに決まった。従来のバチスカーフよりも強靱なキャビンが製作され、それを浮上させるためのフロートもさらに大型になった。

ついに世界記録樹立

一九五九年十一月、チャレンジャー海淵への挑戦に向けてテスト潜水が始まった。トリエステ号は水深五千四百七十二メートルの海底に到達した。これは世界新記録だった。浮上中、激しい爆発が二度起こった。キャビンが破損したのだろうか。彼らは大急ぎで浮上し、キャビンから脱出した。球形のキャビンは三つの部分からできていた。二つの半球とそれらをつなぐリングである。これらをつなぎ合わせているエポキシ樹脂の接着剤が破損し、水滴が漏れていた。幸い、水圧に押されたおかげでキャビンはバラバラにならずに済んだ。再接着することは無理だったので、パッキン付きの金属製リング二本が継ぎ目の上に固定された。

神経質になったからといって乗員を非難することはできない。気密性のあるキャビンに封じ込められて深海に沈められると、どんなかすかな音にも過敏になるものなのである。潜水艇にゴボゴボ・ゴロゴロという音は付き物だとはいえ、トリエステ号が立てる音は囁き声ではなかった。強い水圧を受けると、トリエステ号はうなり声を上げた。あるとき、潜水中に爆縮が起こり、フロートが裂けたような音がした。ジャックとドン・ウォルシュはもうおしまいだと思ったが、つぶれたのはカメラケース一個だけだった。水深七千メートルに達したとき、連続的に爆縮が起きた。中空の金属製支柱に、水が入り込めるようにするための穴を開けておかなかったのが原因だった。空気で満たされた支柱が水圧に耐えられなくなったのである。

大勢の技術者が注意を払っていたにもかかわらず、いくつかの装備で不具合が起きた。音響測深器は欠陥品だった。実際の水深よりも浅いところを航行していると勘違いして、スピードを出したまま海底にぶつかったりしたら大変なことになるところだった。トリエステ号はフロートから若干量のガソリンを放出して船体の釣り合いを取る仕組みになっていたが、グアムのアメリカ軍基地から曳航中に、ガソリンを放出するためのバルブが損傷を受けた。電話と流速計、それに降下速度計も曳航中に故障してしまった。

一九六〇年一月二十三日、彼らはチャレンジャー海淵の正確な位置を割り出したが、風が激しくなってきた。うねりが高く、トリエステ号への搭乗を試みるのは危険だった。水圧がかかる前から、彼らには圧力がかかっていた。新聞《プレス》という圧力である。世界中から新聞記者がやってきて、偉大な試みをレポートしようとタイプライターの前で身構えていた。

決断のときが迫っていた。これ以上出発が遅れれば、トリエステ号は日暮れまでに戻ってこられなくなる。トリエステ号のような小さくて目立たない船を、暗い中で母船から見つけるのは困難だった。午前八時十五分、ピカールとウォルシュは最後に空を見上げるとキャビンに乗り込んだ。ハッチが封印されるとすぐ、キャビンへのアクセスシャフトには水が侵入し、トリエステ号は降下し始めた。波の荒い海面から下に潜ると、海は静かになった。

深く潜るにつれてフロート内のガソリンが圧縮され、そこに海水が取り込まれることでトリエステ号は徐々に重くなり、高層ビルのエレベーターのようなスピードで下降していった。機内の温度は次第に下がっていった。彼らの衣類は結露でびしょ濡れになった。冷や汗も少しは混じっていたかもしれない。外の水温は摂氏一度だった。

チャレンジャー海淵の幅はわずか一キロ半しかなかった。彼らには、トリエステ号が横にどれくらい流されたか見当もつかなかった。海淵から完全に外れてしまったかもしれないし、さらに運が悪ければ——恐ろしいことだが——海淵の壁に衝突してしまうかもしれない。

彼らはすでに深海域を超え、海洋学者が超深海域と呼ぶ領域へと入り込んでいた。少量の水がキャビン内に漏れてくるのが気がかりだった。アクリル樹脂の窓にかかる水圧は一平方センチメートル当たり一・二五トンだった。突然、心臓も止まるような爆縮がキャビンを揺さぶった。大事故だ、致命的な大事故かもしれない。彼らは息を殺して待った。何も起きなかった。彼らは緊張したまなざしを交わすと、下降を再開した。

彼らは一瞬、自分たちを出迎えるために海底がせり上がってきたのかと思った。よく見ると、それはカレイのような平べったい魚だった。彼らに構わず、魚はゆっくり泳ぎ去っていった。現在では、そのとき彼らが見たのは魚ではなくナマコだったと考えられている。どちらにしても、そこには生命が存在していた。そこは水深一万八百八十三メートル。世界一深いその穴の中に、彼らは二十分間滞在した。

ピカールは、浮上するにつれてガソリンが膨張し、物理法則に従って急激に冷えることを心配していた。ガソリンは温度が下がっても問題ないが、フロートの体積を一定に保つために海水を取り込んだり排出したりしているパイプが凍ってしまう。そうなった場合、フロートは爆発してしまうかもしれない。キャビンは死の淵へと沈んでしまう。幸い、そんな事態は起きなかった。

潜水開始から九時間近くが経過していた。下降中に感じた爆縮はアクセスシャフトの底の窓にひびが入った音だったことが浮上の途中で分かった。唯一の出口であるシャフトは水浸しになっている。海面まで浮上してもシャフトを通り抜けることができなければ、キャビンに閉じ込められたまま曳航されてグアムまで帰るしかない。波の荒い海を三百二十二キロ離れたグアムまで曳航されていくというのは、あまり快適な旅ではなさそうだった。飲み水は結露した水だけ、食べ物はチョコレートバーがあるだけだった。彼らの心配は取り越し苦労だった。シャフト内の水は圧縮空気で排出することができた。窓から水は漏れていなかった。

原潜引き揚げに従事

トリエステ号は本来の学術的任務に戻ったが、その後、ある沈鬱な任務のために出動することになった。一九六三年当時、アメリカ軍艦スレッシャーは世界最先端の原子力潜水艦だった。四月十日、スレッシャーはニューイングランド沖で試験航行をおこなっていた。「小さな問題が発生……ブロー(訳注：圧縮空気により、バラストの海水を排出して浮上すること)を試みる」という無線電信を母船が受け取った。四分後、「試験深度」云々という電信が入るが、ほとんど聞き取れない。試験深度とは、その船が潜水できる限界の深度のことである。スレッシャーは水深二千四百メートルの海底に向かっていた。

そのような深海では鋼鉄の船体も紙のようにペシャンコになり、水が激流のように侵入して何もかもを破壊してしまう。生存者がいる可能性はゼロだった。最新式のカメラと、発見したものを拾い上げるためのかぎ爪付きのアームを急遽装備して、トリエステ号は母港サンディエゴから現場へ急行した。十度にわたる潜水(六時間以上に及んだことも何度かあった)によって、トリエステ号はスレッシャーの残骸が広い範囲にわたって散乱しているのを発見した。押しつぶされた配管、ひん曲がった鋼板、原子炉室内で着用されていた防護服。それは、海の力に屈した百五十名の乗組員と巨大な潜水艦の壮絶な墓場だった。

スレッシャーの悲劇がきっかけとなって、最新式の潜水艦が潜航する大深度からでも生存者を救出できる潜水艇が製造され、潜水技術開発に資金がつぎ込まれた。しかし、そのずっと以前に、オーギュスト・ピカールは、これまでに考案された中で最もラジカルな潜水艇バチスカーフを二機、あきれるほどの低予算で製造してのけていたのである。彼には、バチスカーフに音響測深器や大容量のバッテリーを装備する資金力はなかった。バラストの鉄球の放出にかかる費用六百ドルでさえ、彼にとっては経済的な負担だった。しかも、彼は自分が製作した潜水艇に自ら乗り組むことによって命を危険にさらし、息子をも道連れにしたのである。彼の願いは、潜水艇が安全だと実証することだけだった。

ピカールがこれだけのことを成し遂げたのは、止むに止まれぬ気持ちからだった。これだけやりがいのある目標を前にして、運命を無視することなど彼にはできなかったのである。

第17章　鳥よりも高く、速く飛べ——成層圏と超音速

眼球が引っ込んだり飛び出したりする。
——急加速及び急停止の結果起きる現象の一つ

成層圏へのチャレンジ

バチスカーフで深海に挑んだとき、オーギュスト・ピカールは六十九歳だった。当時の彼はすでに、『タンタンの冒険』に登場するやせぎすでぼさぼさ髪の「ビーカー教授」のモデルとして、不滅の存在になっていた。元々左利きで、訓練によって両手使いになった彼は、二つの異なる図形を両手で同時に描くことができた。そんな彼には、「上と下」という双方向性もあった。バチスカーフで深海に潜った彼は、気球に乗って天高く成層圏まで昇ったこともあったのである。よく考えてみれば、バチスカーフは潜水する気球である。フロートは気球と同じように上昇力を与える袋だし、バラストを落

とすることで下降を減速させたり停止させたりするところも気球と同じである。

第一次大戦中、ピカールは空軍に所属していた。その十数年後、彼は宇宙線（つまり、宇宙誕生時のビッグバンの名残）に興味を持った。宇宙線とは、宇宙からやってくる核子である。地球の大気圏を通過する際、宇宙線は他の原子核と衝突することによって変化し、エネルギーを失ってしまう。宇宙線は地表レベルではほとんど被曝の原因とはならないが、航空機が運航する高度では顕著な放射線源となる。ピカールは、地球の大気によって変化する前の「バージン宇宙線」を研究したいと思った。そのためには、成層圏で宇宙線を観測する必要があった。

先人たちにもすでに分かっていたことだが、そんな高度に挑戦するのは危険な試みだった。一八六二年、著名な気象学者のジェームズ・グレイシャーは有名な気球乗りのヘンリー・コックスウェルとともに、ウルヴァーハンプトンのガス工場から気球に乗って飛び立った。この巨大な気球は研究用に特注されたものだった。湿度と温度を測定するため、グレイシャーは気球に十七種類の計測器を持ち込んだ。高度八千八百五十メートルで、彼は目がかすんで計器を読みとれなくなった。やがて手足と首が麻痺し、話もできなくなった。気球はなおも上昇し続けていた。コックスウェルは気球から水素を抜いて気球を下降させようとしたが、かごの上に取り付けられた金属製の輪に両手が凍り付いてしまった。彼が必死に歯でコードを引っ張ったおかげで、二人は命拾いした。彼らは高度一万千二百七十八メートルにまで達していた。これは当時の世界記録だった。

グレイシャーは下降中に意識を取り戻し、観察を再開した。この冒険にも懲りず、彼はさらに二十八回にわたって気球による観測をおこなった。これによりグレイシャーは、高度が上がるほど湿度が低くなること、気温は高度とともに一律に低くなるわけではないことを実証した。成層圏は、海と同じくらい荒れていた。

一八七五年、不運な気球がまた一つパリから飛び立った。乗っていたのは、ガストン・ティサンディエ、テオドール・シヴェル、ジョゼフ・クローチェ＝スピネリという技術者と科学者の三人で、目的は上空の大気の調査だった。上昇中、彼らは自分の脈と呼吸数を測っていた。シヴェルの脈拍数は通常の二倍だった。高度七千五百メートルに達したとき、さらに上昇しようとシヴェルが提案すると、他の二人も同意した。彼らはバラストをいくつか落とすと、気圧計や温度計や分光器の読み取りにかかり切った。気球は急激に上昇して高度八千六百メートルに達し、彼らは意識を失ってしまった。ティサンディエとクローチェ＝スピネリは途中で一瞬目を覚ましたが、頭が混乱していたので二人ともさらにバラストを落としてしまった。

一時間半後にティサンディエが意識を取り戻すと、気球は六千メートルの高度にあり、さらに下降しているところだった。同乗の二人は酸欠で死亡していた。

飛行実験に先立って、三人は、気圧の権威ポール・ベールの実験室で低圧状態を体験していた。これによって酸素の重要性を確信した彼らは、酸素吸入をおこなえば当初の計画よりもさらに上空へも行けると考えた。彼らは濃度七十パーセントの酸素を詰めたビーチボール大の風船を気球に持ち込んだ。ベールは、そんな量ではまるで足りないと警告する手紙を彼らに送った。酸素吸入が不可欠な高空を二時間半近く飛行する予定だったにもかかわらず、彼らは、各自たった六分しか持たない量の酸素しか用意していなかったのである。気づいたときには遅かった。わずかな酸素をできるだけ持たせようとして、彼らはどうしても必要になるときまで酸素吸入を我慢しようとした。酸素吸入の必要を感じたときには、ティサンディエはマウスピースに手を伸ばすこともできない状態になっていた。

酸素濃度が徐々に低下すると、異変に気づかないまま意識を失って死に至る場合がある。ティサンディエは、「(低酸素状態に陥ると)楽しい気分になり……無頓着になって、危険な状況にあることを忘れてしまう」と述べている。機内の気圧が徐々に低下したために乗員も乗客も昏睡状態に陥ってしまい、自動操縦の飛行機が燃料切れを起こすまで飛び続けた、という奇怪な事故が何度か起きている。

ピカールは、酸素供給能力を持ち、気圧を一定に保つことのできるキャビンを気球に備える必要があると考えた。当時はまだ、飛行機内も加圧されてはいなかった。宇宙線を観測するためには、キャビンは非磁性体で電気的に中立でなければならなかった。その条件を満たすのはアルミニウムだった。アルミ加工の技術を持っている工場と言えば、ビール工場しかなかった。アルミの大きなパネルを組み立てて大樽を作っていたからである。ビール工場のエンジニアがアルミの巨大な部品三つを成形し、これを溶接して球形のキャビンを作った。壁の厚さは三・五ミリしかなかった。キャビンには出入り口が二つあり、内側にハッチが付いていた。気密性を持たせるために、ハッチは開口部よりも大きくしなければならなかった。完成したキャビンを見にやって来たピカールは、二枚のハッチがベンチの上に置いてあるのに気づいた。彼は、「ここまでできてしまってからでは、もうハッチをキャビンに取り付ける方法はない」と言った。職人が息を切らして押し込もうとしたが、無理だった。しかし、次にピカールが来てみると、ハッチはちゃんとキャビンの出入り口に収まっていた。どうやって入れたのか、ピカールにはどうしても分からなかった。

法律的な問題もあった。安全上の理由から、気球のバラストは砂か水でなければならないと定められていた。ピカールは散弾を使うつもりだった。彼は散弾を「鉛の砂」と記入し、これで万事オーケーとなった。気球から放出された散弾が地上の人間に当たっても怪我をさせないことを確かめるため、彼は高さ五十メートルの煙突の上から散弾の雨を降らせ、その下に立った。

キャビンが重いことに加えて、成層圏の大気が非常に薄いため、ピカールの水素気球は従来型の熱気球に比べて十倍も大きかった。その直径は三十四メートル以上もあった。このプロジェクトはベルギーの研究基金Fonds National de la Recherche Scientifiqueから資金を得ていたため、気球は基金の頭文字を取ってＦＮＲＳ号と名づけられた。これよりずっとのちにバチスカーフ第一号が同じ団体から資金を得て製作されたとき、Ｆ

ＮＲＳ二号と命名されたのはそのためである。

ピカールの気球

一九三一年五月、巨大な気球に水素が注入された。いたずらな風に煽られて、キャビンが輸送車から落ちてしまった。そのときキャビンに小さな穴が開き、これがピカールと同乗の科学者パウル・キプファーの命を脅かすことになる。彼らが知らないあいだに気球は飛び立っていた。ビール工場の煙突のてっぺんが眼下を通り過ぎていくのにキプファーが気づいたとき、彼らは繋留を解く合図をまだ出していなかった。

高度四千メートルに達したとき、ピカールはキャビン内の気圧が外と同じであることに気づき、不安になった。気体が漏れるシューッという音が聞こえていた。これでは、柳のかごも同然の通気性の良さだった。穴を塞がないことには、ミッションの続行は不可能である。幸い、ピカールはこのような事態を想定していた。彼は、前もって用意してあった「ネバネバする物」を穴に詰めた。二回目の試みでシューッという音は止み、キャビンは心強い静けさに包まれた。

三十分と経たないうちに、彼らは薄暗いインディゴ色の成層圏に突入し、高度一万五千メートルの上空に到達した。彼らはそれまで上昇し続けるためにバラストを投下してきたが、今度は上昇を制御するために少し水素を放出しようとした。ところが、水素を放出するためのロープが動かなくなっていた。捻って外そうとしたところ、ロープはプツッと切れてしまった。これで下降が不可能になり、彼らは酸素を使い果たすまで制御不能の気球で空を漂流せざるを得ないという窮地に追い込まれた。

彼らがスケジュールどおりに帰還しなかったのを受けて、常に事あれかしと待ちかまえている新聞は、「ピカールの気球　制御不能に。アルプス上空を漂流中。すでに死亡か」と書き立てた。

死亡してはいなかったが、ピカールは次第に不安に駆られていた。彼は大きな気圧計にぶつかり、気圧計の水銀がこぼれてキャビンの床に溜まった。水銀によってアルミニウムが腐食し、床に穴が開いてしまうかもしれない。床をコーティングしている塗料に損傷箇所がなければいいのだが。そのとき、ピカールは素晴らしいアイディアを思いついた。機外に通じている配管のコックに長いチューブを接続し、水銀を機外の真空に吸い出させたのである。

高度がさらに上がるとキャビンの壁は超低温になり、結露が凍結して分厚い氷になった。まるで、氷の洞窟に閉じ込められたようだった。太陽が昇ると、その氷が解けて水になった。気温が上昇するにつれて二人とも喉が渇いたが、床に溜まった機械油と水銀混じりの水を飲む気にはなれなかった。ピカールは、液体酸素を金属製のコップに注いで蒸発させ、コップの外側に霜を付着させて水を作った。この霜を溶かすと、完璧に飲用可能な水ができた。

ピカールは球形のキャビンの半球を白く、もう一方の半球を黒く塗装させていた。キャビンを回転させることによって、熱を吸収する側と反射する側のどちらかを太陽に向け、室温を調節するつもりだったのである。しかし、残念ながら、キャビンはうまく回転してくれなかった。

気球は高度一万五千七百八十一メートルまで上昇していた。その後、夜間の寒気で気嚢の中の水素が収縮し、気球は下降し始めた。そのスピードは最初はゆっくりだったが、次第に速くなった。バラストを投下して下降のスピードを緩める勇気は彼らにはなかった。気球が再び上昇して制御不能になるのを恐れたのである。気球に夕日が反射し、地上からは三日月のように見えた。

眼下に、アルプスの尖った尾根の連なりが見えてきた。球形のキャビンは氷河の上でパチンコ玉のように弾んだ。氷河のクレバスは、キャビンを丸ごと飲み込んでしまうほど深かった。前方に雪原が見えたので、ピカールはリップコードを引いて気嚢から水素をすべて放出した。巨大な気嚢がしぼんで、彼らの上に覆い被さってきた。それが掛布団のようになって保温してくれたおかげで、彼らは星空の下で眠ることができた。翌朝、ピカールはパニック状態で飛び起きた。遠くの滝の音を、キャビンから空気が漏れる音と勘違いしたのである。

緊急事態に対処するのに大わらわだったために、ピカールとキプファーは宇宙線に関しては通り一遍の測定しかできなかった。成層圏に再挑戦するため、ピカールは帰国後ただちに新しい気球の製作に取りかかった。一九三二年八月、彼は到達高度世界記録を打ち立てた(高度一万七千メートルまで、あとわずか六十メートルだった)。彼の気球は現在、イギリス・ウィルトシャー州ロートンの科学博物館に展示されている。

彼は、「成層圏の宇宙線は地上よりも強いが、これまで懸念されていたほど強いわけではない」ことを証明した。彼が到達した最高高度においてさえ、キャビンを貫通した高エネルギー粒子は比較的少なかった。彼は、「人体は成層圏上部への飛行に耐えられる。それどころか、さらにその彼方の宇宙空間への飛行にも耐えられる」ことを確証した。

オーギュスト・ピカールの双子の兄弟フェリクスはのちにアメリカ空軍のために高高度気球を設計し、この気球は高度三万メートルに到達した。一九九九年、オーギュストの孫ベルトラン・ピカールとブライアン・ジョーンズは世界で初めて気球での世界一周に成功した。しかし、オーギュストは記録には興味を示さなかった。彼は自分の記録にさえ無関心だった。

マッハの壁

記録の更新は、軍事目的の研究の過程で成し遂げられることが多い。音速の壁もその一つである。第二次大戦中、アメリカの戦闘機ムスタングはドイツのジェット戦闘機にスピードではとても敵《かな》わなかった。アメリカ空軍は、二度と外国に後れを取るまいと決意した。

若き戦闘機乗りチャック・イェーガーは、大戦が終わると、整備士としてオハイオ州のライトフィールド・アメリカ空軍基地に配属された。彼ともう一人の元戦闘機乗りボブ・フーヴァーは、基地にある、あらゆる種類の航空機の操縦を許可されていた。彼らのテスト飛行は事故と無縁ではなかった。フーヴァーは二十回以上も事故で怪我をしていた。一度、エンジンが故障したときには、彼は意図的にトラックの上に突っ込んで機体をバウンドさせ、フェンスを飛び越えた。

当然のことながら、専門のテストパイロットたちは、彼らのことを、正規の訓練を受けていない無謀なパイロットと見なしていた。彼らとは対照的に、テストパイロットたちはインテリで冷静沈着だった。

ライトフィールド基地は、新世代の超高速航空機のテストセンターだった。唯一にして無比のテスト航空機「ベルX－S1」がライトフィールドに到着したのと時を同じくして、イェーガーはテストパイロットに昇格した。Xはエクスペリメンタル（実験用）の略語、Sはスーパーソニック（超音速）の頭文字である。開発に六百万ドルが費やされたこのテスト航空機の存在はトップシークレットだった。オレンジ色の弾丸のような形をしたその機体の推進力は、「ブラック・ベッツィー」と呼ばれる四基のロケットエンジンだった。

X－S1は、ただ一つの目的のために設計されていた。その目的とは、音速の壁を破ることである。それは困難なだけでなく、非常に危険な試みだった。飛行速度が音速、つまりマッハ一（海抜ゼロの高度で、時速千二百十六キロメートル＊）に近づいた瞬間、奇妙な現象が起きることが知られていた。

一九四三年当時、イギリスのマイルズ・エアクラフト社は最先端の航空機メーカーだった。あの不運なピーター・スモールと結婚したメアリ・マイルズ（３４７ページ参照）の父親は、マイルズ家の兄弟の一人だった。マイルズ兄弟は、当時の他のジェットエンジンよりもはるかに強力な「特別版」ホイットルエンジンを搭載した実験用航空機M・52を製作した。M・52は時速千六百キロまで出せるように設計されていた。マッハ一に近いスピードを出した際に起きる乱気流を切り裂いて飛べるようにデザインされた翼がカミソリの刃のように鋭いことから、M・52には「ジレット・ファルコン」というあだ名が付いた。アメリカのベル・エアクラフト社のエンジニアが、マイルズ兄弟に助言を求めてイギリスにやってきた。ベルX－S１の翼の前縁がM・52のそれと同じように非常に鋭い形になったのは、おそらくその結果だった。残念ながら、イギリス政府が契約を取り消したため、M・52が音速の壁に挑戦することはなかった。

イギリスのもう一つの航空機メーカー、デハヴィランド社は、ガスタービン四基を推進力とする、後退翼がついた無尾翼の画期的な研究機ＤＨ１０８を製作した。風洞実験では、他の無尾翼の航空機と同様の不安定性があることが明らかになったものの、百回以上に及ぶテスト飛行の結果は上々で、ＤＨ１０８は水平飛行でマッハ〇・八九に達した。

しかし、DH108はあるとき急降下中に激しく揺れたかと思うと空中分解してしまった。操縦していたのは、会社オーナーの息子ジェフリー・デハヴィランドだった。ジェフリーは、地面に激突する前に頸椎骨折によって死亡した。彼の兄弟はすでに空中衝突で死亡していた。

チャック・イェーガーは経験から、スピードがマッハ一に近づくと機体が振動し始め、制御機器が「フリーズ」することを知っていた。「音速の壁」とは単なる言葉の綾ではないのかもしれなかった。「超高速で飛行する航空機の先端にかかる空気の圧力は、マッハ一に達したときには衝撃波となる。これはまるで壁に激突するようなもので、パイロットも航空機もこの衝撃波には耐えられないだろう」と考える航空機エンジニアもいた。ライトフィールド基地の幹部が、X－1（X－S1の「S」は、超音速を目指すプロジェクトであることを隠すために省かれた）を操縦する志願者を募った。イェーガーとボブ・フーヴァーの二人が前に進み出た。彼らは勇敢な男たちだった。戦闘機パイロットとしての訓練中に、彼らは飛行中隊の仲間を半年で十三名失った。無事に訓練を生き延び、敵機と毎日のように乱戦を繰り広げるうちに、彼らは運命論者になった。しかし、

＊音が伝わる速さは高度によって異なるため、対気速度はその航空機が飛んでいる高度における音速（マッハ一）との対比で計測されることが多い。「マッハ」という名称は、この計測法を考案したオーストリアの物理学者エルンスト・マッハに因んでいる。

そんな彼らも「墜落」という言葉は決して口にしなかった。墜落、つまり飛行機が地面に突っ込むこと（訳注：この場合の「地面に突っ込む」という動詞には、「地面を耕す」という意味もある）を、彼らは「農場を買う」と言い換えた。イギリス空軍でも、「彼はあれを買った」という言い回しが使われた。あるいは、さらにぼかして、「彼はビールを買いに行った」（訳注：最初は「海に墜落する」ことだけを表していたが、やがて墜落一般を指す俗語になった）などと言うこともあった。イェーガーは、何が起きるか分からない出撃には慣れっこだと思った。テスト飛行だって同じことだ、と。

大尉に過ぎないイェーガーが第一テストパイロットに、ボブ・フーヴァーが補欠に選ばれたので、階級の高いテストパイロットたちはみんな仰天した。彼らは、「上層部は、失っても全然惜しくない二人をパイロットの中から選んだのさ」と言って嘲った。誰も実験が成功するとは思っていなかった。

実際には、その人選は、「それが実現可能だとすれば、それを実現するのはイェーガーしかいない」と上司が見込んだがゆえの抜擢だった。イェーガーには、自分が操縦する航空機に対する本能的な「勘」があった。それはまるで、マシンと一体化したかのような操縦だった。

訓練は過酷を極めた。イェーガーは、巨大な遠心機の訓練が嫌いだった。これに乗せられて回転をかけられると、地球の引力の何倍もの力が体にかかり、すさまじい吐き気に襲われるのだった。遠心機にストラップで固定され、頭から血が下がるあの時間をまた体験するのかと思うと、どんなに勇敢なパイロットでもどっと冷や汗が出た。上空二万一千メートルの状況に似せた、低温低圧室での訓練も延々と続けられた。彼らは加圧スーツのテストもおこなったが、あるとき、フーヴァーは息が苦しくなり、顔色が真っ青になった。酸素供給装置の取り付けをスタッフが忘れていたのである。

飛行服を製作したのはコルセットのメーカーだった。工場での試着を終えて帰る途中、イェーガーとフーヴァーの乗った飛行機は雷に打たれ、危うく墜落しかけた。もしここで二人が死んでいたら、史上最も驚異的な飛行機の操縦を前にしたパイロットが日常的なフライトの事故で命を落とすという、究極のアイロニーになるところだった。

イェーガーは、ジャック・リドリーをテスト飛行の航空機関士に選んだ。リドリーはチェーンスモーカーだった（彼のシャツは、タバコの灰が落ちてできた焼け焦げだらけだった）ので、爆発性の燃料から遠ざけておく必要があった。彼は長年の風雪に耐えてきたような風貌をしていた。まだ二十歳代後半だったのだが、イェーガーの妻は、リドリーは百三歳と言ったって通用するわと思った。

イェーガーは、リドリーは航空理論に詳しいだけでなく実技の面でも頼れる男であることを知っていた。あるとき、あるパイロットが小さな飛行場に緊急着陸し、イェーガーとリドリーがその飛行機を回収しに行ったことがあった。燃料を積み込んで離陸するには着陸時よりもずっと長い滑走路が必要になるため、その飛行機は飛び立つことができずに立ち往生していたのだった。リドリーは、基地に戻るために最低限必要な燃料の量を計算した。それから彼は滑走路を歩測し、目印の杭を打ち込んだ。それは、離陸時にイェーガーがジェットブースターに点火すべき場所を示す目印だった。リドリーはイェーガーに、「三メートル余裕がある」と請け合った。イェーガーは滑走路を駆け抜け、三メートルの余裕を残して離陸した。

ついに、イェーガーがX－1に乗り込む日がやってきた。格納庫に入っているときでさえ、それはまるで閉じ込めておかなければならない野獣のように鎖につながれていた。最初のテスト飛行ではX－1に燃料は積まず、滑空と着陸の練習をおこなうことになっていた。燃料を入れたテスト飛行の場合でも、X－1は滑空して基地に戻る必要があった。X－1の数トンにも及ぶ燃料はすべて、四・二秒以内に燃焼し尽くされてしまうからである。

X－1は自力では離陸せず、改造されたB－29爆撃機に吊り下げられて上空まで運ばれた。指定された高度に達すると、刺すように冷たい風の中、イェーガーは梯子を下りてX－1のコックピットに滑り込み、ヘルメットを着用した。ヘルメットは支給されていなかったので、彼は戦車隊員が着用している革製のヘルメットを縮めて使っていた。B－29から切り離されるときのポンという音が聞こえたかと思うと、イェーガーは爆撃機の影の下からまぶしい日の光の中へと落下した。操縦は彼一人に任されていた。X－1の操縦は夢のように楽しかった。彼は地上への静かな滑空を楽しんだ。

音速の壁を破る

一九四七年八月、イェーガーは初めてX－1のロケットエンジンに点火した。ロケットエンジンの燃料はアルコールと液体酸素だった。それは当然、非常に危険な燃料だった。テスト飛行のためにX－1に燃料が入っているときには、基地全体が閉鎖された。仮に爆発が起きた場合、イェーガーにはいわば最前列の席が用意されているようなものだった。コックピットは不燃性の窒素で満たされていたので、彼は独立した酸素供給装置に依存していた。マイナス百八十三度の液体酸素のタンクがすぐ後ろにあったので、イェーガーは寒気がした。寒気を感じたのは不安のせいもあった。X－1に欠陥があるとすれば、その欠陥は高度一万二千メートルの上空で明らかになるのだ。そこには彼以外、誰もいない。

X－1に脱出装置はついていなかった。コックピットの側面についているドアから飛び出すことができたとしても、カミソリの刃のような翼にたちまち真っ二つにされてしまうだろう。にもかかわらず、X－1にはパラシュートが装備されていた。それは座席のクッション代わりにはなった。結末は、英雄になるかそれとも英雄的な死を遂げるかのどちらかしかなかった。どちらにせよ、損はない。彼は、第一ロケットエンジンに点火した。

X－1は後方に炎を六メートル噴き上げ、イェーガーはトラックに激しく追突されたように感じた。X－1の自力飛行が始まったのだ。母船の三百メートル下方で第二ロケットエンジンに点火すると、X－1はマッハ〇・七まで加速した。半分のパワーでこれだけ加速できれば上出来だ。成功を祝ってイェーガーはバレルロールをおこない（着陸してから、彼はその件で大目玉を食らった）、エンジンを切った。残る二つのエンジンには点火しないようにと厳命を受けていたので、彼は残りの燃料を捨ててから基地まで滑空して帰った。

六度目のテスト飛行でマッハ〇・八六にまで達したとき、まるで丸石で舗装した道を走っているように機体が揺れ出し、操縦装置の反応が鈍くなった。七度目のフライトはさらにひどかった。マッハ〇・九四に達したとき、手動の操縦装置が反応しなくなったのである。音速の壁を破る際に機首が上下に揺れることが予想されていたが、仮にその揺れが実際に起き、そしてそれを修正することができなければ、一巻の終わりだった。プロジェクトがあわや中止になりかけたそのとき、リドリーが名案を思いついた。手動の操縦装置から独立して水平尾翼の形状を変えられるモーターを取り付けたのである。ずっとのちのことだが、制御不能に陥った旅客機のパイロットが、機首を上げるためには翼のエンジンを使い、機首を下げるためには尾翼のサードエンジンを使って機体をコントロールし、乗客二百名以上の命を救ったことがある。リドリーはこれと同じようなことを、違う方法で実行しようとしていた。しかし、音速を超えるスピードで飛行中にそれが可能かどうかは分からなかった。

次のテスト飛行でマッハ〇・九八八が出た際、リドリーの新方式はうまく機能したが、フロントガラスが霜で覆われてしまい、イェーガーは何も見えなくなった。X－1にはナビゲーション機器はいっさい付いていなかったので、後続機のフーヴァーが肉声でイェーガーを誘導し、着陸させた。後にも先にも、そのときほどイェーガーが穏やかに着陸したことはなかった。霜が付く問題は、フロントガラスをシャンプーで拭くことで解決した。

いよいよ音速の壁に挑戦するテスト飛行の準備中にイェーガーは落馬事故を起こし、肋骨を何本か折ってしまった。痛みはあったが、「きつく包帯を巻いて、痛み止めを飲めばフライトには差し支えない」と彼は考えた。おもな問題は、コックピットのドアをロックする際に身を屈めることができないことだった。ドアを閉めるための道具を、リドリーが箒の柄を切って作ってくれた。

一九四七年十月十四日、イェーガーの肋骨は激しく揺さぶられることになった。最後のロケットエンジンに点火したとき、彼は速度計の針が振り切れてしまったことに気づいた。その瞬間、彼の姿はすさまじい爆発音とともに消えた。見守っていた人たちはイェーガーはもうだめだと思ったが、これこそ世界初のソニックブーム（訳注：飛行機などが超音速で飛ぶ際に、衝撃波が起こす爆発音）だった。彼はマッハ一・〇七で飛行していた。

アメリカ国防総省からは何の発表もなかった。超音速戦闘機を開発するまで秘密にしておくつもりだったのである。イェーガーはテストパイロットを続けたが、その次のテスト飛行で死ぬほど恐ろしい思いをした。スイッチを押したのに、ロケットエンジンが点火しなかったのである。イェーガーにできることは燃料を捨て、滑空して帰還することだけだったが、動力がなければ燃料を排出するバルブを開くこともできない。彼は燃料排出のための手動制御装置があることを思い出し、それを使った。計器が作動していないので、燃料が排出されていくスピードも燃料の残量もさっぱり分からなかった。X−1の着陸装置は脆く、設計上、機体の重量しか受け止められなかった。燃料がいくらかでも残っていれば、その重量に耐えきれずに着陸装置は潰れてしまうだろう。そうなれば爆発は避けられない。イェーガーは着陸をできる限り遅らせることにした。それは彼の生涯で最もナーバスな着陸になったが、彼の運は尽きてはいなかった。

その技量と勇気の見返りに彼は何を得たのだろうか。民間のテストパイロットには、たとえそれが軍のための仕事であっても、かなりの額の危険手当が支払われた。確かに、イェーガーは空軍殊勲十字章に線章を加えられたし、その後、平時栄誉賞などの栄誉を山ほど与えられはした。しかし、自分の手柄を公表して金儲けをすることは禁じられていたし、大尉から少佐に昇進したのも七年も経ってからのことだった。

いかにパイロットを生還させるか

戦闘機からの脱出がその高速化とともに困難になることは、以前からすでに明らかになっていた。時速八百キロ以上になると、コックピットをよじ登って脱出することは不可能だった。このような場合、パイロットを強制的に機外に射出する必要があった。ダミーを使った実験の結果は、パイロットが生還できる可能性を示唆していた。マイルズ・エアクラフト社は早くも一九三九年に射出座席の特許を取っているし、一九四五年にはマーチン・ベーカー社が新型の射出座席のテストをおこなっている。

射出座席の原理は、火薬の爆発によってコックピットの円蓋を除去すると同時にパイロットを座席ごと機外に打ち出す、というものだった。マーチン・ベーカー社の工場には、ダミーを射出するテスト装置があった。整備工のバーナード・リンチは自ら申し出て、この射出装置に人間として初めて乗ることになった。

実験の結果、二十五G（地球の引力の二十五倍）の力を十分の一秒間かけて徐々に加えると、時速八百キロで飛行中の航空機から秒速十八メートルの速さでパイロットを射出できることが分かった。しかも、パイロットの背骨が折れることもなかった。ジェット戦闘機「ミーティアⅢ」に射出座席を組み込んで実験がおこなわれ、リンチは無事生還した。

パイロットを保護するため、射出座席はパイロットが頭上の重いキャンバス製フードを引き下げることによって作動する仕組みになっていた。パイロットがフードを腰まで引き下げると、座席が射出された。外に飛び出す力が加わることによってパイロットの手はしっかりとフードを引き下げることになり、これが首へのダメージを防いだ。

航空機から脱出できたとしても、パイロットにはまだクリアしなければならない問題があった。イェーガーのテスト飛行の四年前、ライトフィールド基地ではもう一人の自己実験者が自分の身を危険にさらしていた。航空医学研究所所長ウィリアム・ラブレース中佐は、パラシュートの改善に取り組んでいた。パイロットが飛行機から脱出した直後に意識を失ってしまい、パラシュートを開くことができなかったという事故が起きた。ラブレースは、空気を呼吸できる低空に降下してくるまでのあいだパイロットが酸欠に陥らないようにするための酸素吸入器を開発した。

酸素吸入器が実用に耐えることを立証するため、ラブレースは高度一万二千二百メートルの上空でB‐17爆撃機からパラシュート降下した。彼にとって、飛行機から飛び降りるのは初めての体験だった。彼はフリーフォールでまっすぐ落下してからパラシュートを開いた。彼はパラシュートを開いたときの衝撃をおよそ四Gだと考えていたが、高高度でパラシュートを開いたため、彼の体にはほとんど一気に三十三Gもの減速度が加わった。彼の体重は突然三十三倍になった。そのショックで彼は意識を失った。高度が高いために目蓋も凍り付いてしまうような寒さの中、手袋が脱げ落ちてしまったため、彼は手に凍傷を負った。こんなすさまじいGに打ち勝ったラブレースだったが、着地時に（そのとき彼の体にかかったGはわずか三〜四Gに過ぎなかった）背中の筋を痛めた。イェーガーと同じく、彼もその痛みに対して空軍殊勲十字章を授与された。

過度の衝撃を避けるためには、パイロットは終端速度（秒速三十三メートル）に達するまでフリーフォールを続けてからパラシュートを開く必要がある。ラブレースの体験のおかげで、自動的に開くパラシュートが開発された。

急激な減速こそ、航空機事故や交通事故の際に人体にダメージを与える元凶である。射出座席で脱出したパイロットにも、高速で飛行中の航空機から脱出した瞬間、急激な直線減速が加わる。航空医官ジョン・スタップ大佐は、人体が耐えられる急減速の限界を調べてみようと決意した。彼はこの研究に最適な人物だった。医学の学位だけでなく、彼は生物物理学の博士号も持っていた。彼はさまざまなタイプの安全ベルトのデータを集めるとともに検死に立ち会い、安全ベルトが事故の際にどのように機能したかを調べた。安全ベルトはもっと安全なものにできるはずだ、と彼は考えた。

急減速の実験をおこなうためには、まず高速を出す必要があった。それにはロケット推進スレッド（そり）が最適だった。ニューメキシコ州ホロマン空軍基地の近くに、長さ千メートル以上にわたって頑丈なレールが敷設された。スレッドはレールの上を走るわけではなかった。レールはスレッドが直線軌道から外れないようにするためのものだった。スレッドはノースロップ・エアクラフト社が製作し、「ソニック・ウインド」と名づけられた。ソニック・ウインドに搭載されたロケット十二基は、わずか〇・〇七秒で二万四千四百九十キログラムの推進力を出すことができた。伝統的な意味のブレーキはついていなかった。スレッドの下部に取り付けられたバケットスクープ（訳注：水の抵抗を受けるための、カップ型の装置）が、レールのあいだに設けられた水路に突っ込むことによってスレッドにブレーキをかけた。その衝撃は、煉瓦の壁に激突したときのそれに匹敵した。

ダミーを使った予備実験が三十回おこなわれ、有用なデータが集まった。スタッフは人体にかかる力を計算によって割り出していた。次はいよいよ、その力を実際に身をもって体験する実験をおこなわなければならない。このプロジェクトの監督を命じられていた彼は、自分がまず人間モルモットになるべきだと判断した。「人間を撃ち殺すことではなく、人命を救うことを目標にできるというのは幸運なことだと思った」。その後、彼は自分以外の人間にも実験への参加を認めたが、その際、怪我をする危険があることを必ず志願者らに言い聞かせた。実験の参加者はパイロット複数名、航空医官複数名、医療技術者一名、安全ベルト製造者二名だった。

スタッフは、テスト走行の前には厳しい節制を自らに課し、禁酒と絶食を実行した。胃と膀胱を空っぽにしておけば事故の際に破裂する危険も小さくなるし、胃に物が詰まった状態では検死の際に見苦しいと考えてのことだった。

スタッフはテスト走行を二十二回おこなった。スレッドのスピードは回を追って速くなっていった。彼は両手をフェアリング（訳注：車体に取り付ける流線型の覆い）の外に出さないように注意していた。それまでに二度、片手が外に出てしまったことがあったのだが、風圧で手首が即座に折れてしまったのである。テスト走行の詳細を記憶してレポートにまとめられるよう、彼は精神を集中していた。彼の目的は、「負傷の開始点」

を特定することだった。そのためには、開始点を越える体験が不可欠だった。

命を救ったシートベルト

一九五四年十二月十日におこなわれた二十二回目のテスト走行が、彼が体験した最速の走行となった。ロケットへの点火を目前にして、スタップの心拍数は急上昇し、心は沈んだ。安全装備といえば安全ベルトとヘルメット、それに舌を嚙み切らないようにするためのゴムのマウスピースだけだった。ロケットが火を噴き、その五秒後にはスレッドは時速千キロで走行していた。四十五口径の弾丸をも追い越すスピードだった。スレッドにはフロントガラスが付いていなかったので、彼は風圧をまともに受けた。砂が飛行服を突き抜けて入り込み、肌に突き刺さった。両目は頭蓋骨の中に押し込まれた。彼は四十Gの力に二十秒間耐えた。これほどのストレスに耐えるには、二十秒は非常に長い時間だった。眼球への血液供給が妨げられたため、視力に障害が起き、目の前が真っ暗になったかと思うと（ブラックアウト）次に真っ赤になった（レッドアウト）。バケットスクープが水を捉え、スレッドは一秒半後に停止した。スタップの眼球は両目とも眼窩から飛び出しかけた。網膜が剝離していたら、失明するところだった。怪我の治療のために入院していたあいだ、彼は「生還者の多幸感」を味わった。

スタップが実験を始めた当初、専門家は、人体は九G以上の力に耐えられないだろうと考えていた。それを越えるGを体験してみようというのは、勇敢な試みだった。それをはるかに越えるGを体験してみようというのは、途方もない試みだった。一九五八年、スタップの仲間の一人がテスト走行で八十二・六Gを体験し、生還した。彼の名はイーライ・ビーディングといった。まるで、「ヒーライズ・ブリーディング《He lies bleeding》」(彼は血を流して横たわっている)と聞こえてしまいそうな名前である。彼が死なずに済んだのは、スタップによって改良された安全ベルトを装着し、Gが背中と胸にかかる正しい姿勢で座っていたおかげだった。横たわった姿勢を取っていたら、結果は違っていただろう。空軍が、「パイロットを上方へ打ち出す射出座席よりも、前方に(頭から着水する高飛び込みの選手のような格好で)打ち出す射出座席のほうが安全かもしれない」というアイディアを思いついた。スタップは、人間で実験するには危険すぎると判断し、全身麻酔をかけたサルをスレッドに横たえてテスト走行をおこなった。サルは死亡した。このような姿勢を取った場合、血液が脳に急激に集中して血管が破裂し、組織が破壊されてしまうのである。

スタップが経験した最悪の事態は、広範囲の打撲傷と脳震盪、腹部ヘルニア、肋骨・手首・尾骨骨折だった。また、目を閉じてバランスを取ろうとすると、慢性的に目眩を感じた。彼は負傷に対する補償をいっさい受け取ろうとしなかった。彼にとって負傷は日常業務上の事故に過ぎず、それに対する支払いは標準的な飛行手当で充分だというのだった。「私にとっては、自己実験をおこなうことと、目標地点を奪取すべく攻撃の指揮を執ることとのあいだに違いはなかった。……軍事的文脈においては、私は消耗品だった」と彼は述べている。

航空技術は驚異的なスピードで進歩した。一九〇三年十二月十七日にライト兄弟が複葉機で初飛行に成功したときの滞空時間は十二秒間で、そのスピードはキティホーク（訳注：アメリカ・ノース・カロライナ州）の浜辺をジョギングする人でも追い越せるほどゆっくりだった。到達高度は二メートルだった。それからわずか六十六年後にはコンコルドが処女飛行に成功し、その後まもなく超音速の旅客機として大西洋横断航路を往復し始めた。多くの勇敢な男たちの自己実験がなかったら、これほどの進歩は不可能だったことだろう。

スタップは航空医学研究所の所長となり、その後、アメリカ運輸省へ派遣されて自動車のシートベルトの研究に長年携わった。彼が時速千キロからの急減速に耐えて生還したその同じ年、アメリカでは、時速四十キロ以下で走行中の自動車の衝突事故で四万人近くが死亡していた。

スタップは自動車の安全性を高める運動の重要な推進者となり、衝突事故の死亡率の低減に尽力した。そのために、さらなる急減速実験が彼とその仲間たちに求められた。彼らの実験は上品な会話の中では「生体力学」実験と呼ばれたが、それはつまり、人体がどこまでの衝撃に耐えられるかを判定する命がけの実験だった。スタップが豪語しているところによれば、彼と彼の仲間たちは一九四七年から一九七〇年のあいだに五千回以上に及ぶ自己実験をおこなったが、後遺症が残るような重大な事故や死亡例は一件もなかったという。

自動車技術者協会は、自動車の安全性を高める技術者を育成するための財団を設立し、スタップ財団と命名した。また、世界各地で定期的に「スタップ自動車事故会議」が開催され、自動車の安全性に関する最新情報の交換がおこなわれている。

アメリカの自動車業界は変革に抵抗した。彼らの優先事項は格好の良さであって安全性ではなかった。ゼネラルモーターズ社の会長は、我が社の経営は技術者ではなくセールスマンで持っているのだ、と胸を張った。シートベルトが初めて一般車に導入されたとき、「シートベルトがドライバーに与えるダメージは、衝突によるそれよりも大きい」と主張する人々がいた。しかし、彼らにはソニック・ウィンドに乗った経験はなかった。ジョン・スタップと彼がおこなった実験のおかげで、シートベルトをしていなかったら失われていたはずの何千何万という人々の命が救われたのである。

あとがき

究極の自己犠牲精神をもった科学者たちに感謝

どこで安全が終わり、危険が始まるのか、
我々は知らないし、知ることもできない。

——ウォルター・チャニング博士

人生は、非管理下でおこなわれる実験の連続である。青春とか恋愛とか子作りとか呼ばれるものも、こうした事故のうちである。折に触れて、人は不要な危険を冒す。走ってくるトラックの前に飛び出したり、サメと一緒に泳いだり、弾力性のあるロープは切れないと信じて橋から飛び降りたり、パラシュートは必ず開くと信じて飛行機から飛び降りたり。棒高跳びの選手と同じで彼らは跳ぶことだけを考え、落ちることは決して考えない。どんな分野においても、先駆者たちは未知の世界へと跳躍する。それはときとして、危険な冒険となる。

新薬の危険を減少させるため、動物実験は医学に不可欠のものとなった。それは、一九三七年にアメリカで起きたスキャンダルの結果だった。スルファニルアミドは、感染症に対する世界初の「奇跡の薬」だった。当時、新成分のテストは義務づけられていなかった。ある銘柄のスルファニルアミド製剤に、甘味付けのためにジエチレングリコールが添加された。ジエチレングリコールは現在、不凍液として使用されている。これを飲んだ患者たちが、ばたばたと死亡し始めた。製薬会社の（無資格の）薬剤師は、問題の薬の安全性をアピールするため、自社の薬を飲んで見せた。一日と経たないうちに、彼は危篤状態になった。すでに市場に出回っていた九百九リットルの薬のほぼ全量が追跡され、回収された。しかし、それまでにこの薬を飲んで百七名が死亡していた。

アメリカ連邦議会は、製薬会社に自社製品の安全性の証明を義務づける法案を速やかに可決し、動物実験がそのための標準的な方法となった。人間の生理機能と化学組成の大部分は他の哺乳類と共通しているが、薬物に対する反応は人間と動物とで異なる場合がある。アスピリンはネコにとって致命的な毒物だし、ペニシリンを投与されるとモルモットは死んでしまう。ペニシリンを精製し、初めてその効果をテストした生化学者らが実験にマウスを使ったのは幸運だった。もしモルモットが使われていたら、世界初の抗生物質が生産ラインに乗ることはなかったかもしれない。

動物実験に関する規則は人体実験に関するそれよりも常に厳格に定められていた。ジヤック・ホールデンはこれを皮肉って、「ふつうの医学生に対しておこなうようなことをイヌにおこなう場合には、二人の大主教に三枚綴りの複写用紙に署名してもらった許可証が必要だ」と述べている。「自分で自分の実験用ウサギになることについて」と題するエッセーの中でホールデンは、ウサギには「人間に協力しようという姿勢が見られない」と述べている。さらに悪いことには、「物言わぬ」動物は自分がどんな気分かを話してくれない。生理学研究にとっては、それこそが肝心だという場合がある。しかも、人間だけがかかる病気もある。動物はコレラや黄熱病には感染しない（142ページ訳注参照）ため、これら二つの病気に関しては人体実験に頼るしか方法がなかった。

他人の体で実験するのはたやすいことである。クレオパトラは、最も効き目が早くしかも苦しまずに死ねる毒物は何かを見極めてからでなくては自殺を決行する気になれなかった。そこで、さまざまな毒物を侍女たちで試してから、毒ヘビによる自殺を選んだと言われている。ストリキニーネは却下された。激しい苦痛を伴うだけでなく、死顔が冷笑を浮かべているように見える（訳注：ストリキニーネは顔筋に痙攣を起こす）点が特に好ましくないとされた。

十八～十九世紀、大都市の貧民街に溢れていた貧しい人々は医学実験の格好の被験者と見なされた。種痘が導入された際には、ニューゲート刑務所の受刑者を使って（生き残った者には恩赦を与えるとの約束だった）その安全性がテストされた。この実験は成功し、種痘は義務化された。一八九八年、起訴される危険を冒してでも自分の子どもへの種痘を拒否した親たちのことを指して、「良心的忌避者」という言葉が初めて使われた。ベンジャミン・ウォーターハウス医師は、アメリカに種痘を導入した際、ボストン衛生局を説得して公開実演をおこなった。被験者十九名はまず牛痘を接種され、その二週間後に天然痘を接種された。「対照被験者」の二名は、天然痘だけを接種された。実験結果は「完璧な成功」だった。それはつまり、「対照被験者」二名だけが死亡した、という意味だと思われる。被験者の人数が少ない（実験終了までにさらに少なくなることもしばしばだった）ことが、こうした実験の特徴だった。

当時、このような実験に良心の呵責を覚える医師はほとんどいなかった。病気とは貧民街で生まれるものであり、そこから立ち上ってくる「伝染性の瘴気」によってまともな市民に感染するものだったからである。医学の進歩のために貧乏人を使うのは妥当なことだと考えられていた。

患者たちも、医師たちにとって手軽に実験に使える存在だった。末期患者は、薬物テストの被験者に最適と見なされた。彼らには失うものもなかったが、得るものもほとんどなかった。致死的な病気の末期患者にとっては、どんな奇跡の薬も役に立ちそうにない。このような臨床試験は、薬物テストとしてフェアなやり方でもなければ、瀕死の患者を看取る正しいやり方でもなかった。

医師たちは、その患者が患っている病気の治療とは無関係の実験までおこなった。「害を与えるなかれ」という医学の中心的教義を彼らはしばしば無視した。研究したいという欲求が看護の義務に勝《まさ》ったのである。ある医師は、実験の被験者になっていることを「患者に対する配慮から」本人には伏せておいた、と告白している。死を招く病原菌を患者の鼻に噴霧していたある医師は、「彼らは私が鼻の充血の治療をおこなっているのだと思っていた」と認めている。それは信頼を裏切る行為だった。「患者たちは我々の指示に喜んで従った。我々の熱意を感じて彼らは我々を尊敬し、信頼していた。その熱意が治療に対するものなのか科学に対するものなのかを問いただしてみようなどとは、彼らは思いつきもしなかった」

その後、医師たちの熱意は、世界初の心臓移植成功をめぐる競争の際に明らかになった。一九六九年六月までに心臓移植手術を受けた患者のうち、五十名が一ヶ月以内に、九十名が二ヶ月半以内に死亡した。二ヶ月半を超えて生存した患者は二人しかいなかった。

パップワース医師が医学雑誌を調べた結果、二十世紀も後半に入った一九五〇年代〜一九六〇年代においてさえ、患者の治療に何ら資するところのない危険な医療行為がイギリスとアメリカで定期的におこなわれていたことが明らかになった。こうした虐待はいまだにおこなわれている。一九九八年から二〇〇〇年にかけて、ニューヨークのカトリック系ケアホームに入所していた百人を超える子どもたちが実験の被験者にさせられ、危険な薬剤を大量に投与されていた。イギリス医学総会議は、一九九八年から二〇〇三年のあいだに一般開業医による詐欺的研究二十四件を摘発した。医師たちは、副作用などの危険を説明することなく、安全性が実証されていない薬を患者に投与していた。実験に参加していることを患者に伝えていない場合さえあった。医師たちのうち、少なくとも一名は、実験に対する報酬として十万ポンドを製薬会社から受け取っていた。

こうした行為は、医療者が従うべきルールに反している。ニュルンベルク綱領は、ナチスの医師たちが強制収容所の囚人に対しておこなった残虐行為がきっかけとなって起草された。ニュルンベルク綱領やその後定められたルールの中心にあるのは、実験的な治療をおこなう際には事前に患者から「インフォームド・コンセント」を得なければならない、という考え方である。それでも、ある病院は、「本人の同意を得ずに手術をおこなった」として一九五四年に患者に訴えられた際、「病院に来た以上は、患者は治療を受けることに同意したものと見なされる」と主張した。現在では大学にも病院にも必ず、研究計画の評価をおこなう倫理委員会があるが、大事なことは、研究者が被験者に対してどれだけ率直に副作用などの危険を説明するか、また、その説明が平均的な患者にどれだけ理解されるかである。

自らヘリコバクター・ピロリを飲み込んだバリー・マーシャルは、自己実験をおこなった理由を、「同意《コンセント》できるほど充分に説明《インフォームド》を受けている人間は、私しかいなかったから」と説明している。注射による薬剤の投与を受けた最初の人物となったイノック・ヘールも自己実験の道を選んだ。「被る可能性のある不都合や危険を予測できるのは専門家だけだから」というのがその理由だった。

すべての研究者が、「自分ならこの実験の被験者になるだろうか」と自問してみるべきである。答えがもし「ノー」なら、その実験はおこなうべきではない。苦痛を伴う自己実験を何度もおこなった著名な薬理学者のチョーンシー・リーク博士は、新薬開発に携わる薬理学者には「新薬を実験的に他人に使用する前に、自分の体で試してみる倫理的義務がある」と主張していた。イノック・ヘールは、「たとえ本人が望んだとしても」危険な実験に志願者を使うべきではないと述べている。ほとんどの自己実験者たちは、「相手がどんなに勇敢な志願者でも、生きた寄生虫を飲み込んでくれとか、苦痛や危険を伴う処置を受けてくれなどと他人に頼むことは良心が許さない」と考えたのである。

危険なことでも、誰かが最初にやらなければならない。自己実験者には、実験内容について詳細な知識を持っているという、一般人にはない強みがある。生理学者や医師は自分の症状を正確に読み取り、実験中に危険な兆候があれば素早く気づくことができる。また、自己実験者には強い動機があるから、それも苦痛を伴う実験のストレスを和らげる効果がある。ジョン・スタップはロケット推進スレッドの実験についてこう語っている。

「テスト走行でミスを犯すたびに、安全ベルトやシートベルトをどんどん改良することができる」

科学研究者は凝り性である。ウィリアム・ビーン博士は、健康状態と爪の伸び具合の相関関係を立証すべく、自分の爪の伸びを三十年間毎日測定し続けた。またあるアメリカ人医師は、指を鳴らすことが関節炎を助長するかどうかを調べるため、自分の左手の指を五十年間にわたって鳴らし続けた。こういう強固な意志の持ち主がもっとシリアスな問題に興味を持つと、非常に危険な自己実験にのめり込む場合がある。ガン患者や白血病患者の血液を自分で自分に注射したトーマス・ブリッティンガムは自己実験中毒になってしまった。彼は、「自分が死んでしまった場合に家族が受ける影響にまでは、当時は考えが至らなかった」と告白している。

オーギュスト・ピカールは、科学者に性急さは禁物だと述べている。事前にあらゆる危険を予想し、その度合いを見極めておくべきだ。そうしてから初めて前進すべきだ、と。

実際には、本当に危険なのは得てして予期していなかった危険である。自己実験にはある程度の危険が付き物である。危険がまったくないのであれば、あえて自己実験をおこなう必要もない。ジャック・ホールデンは、こうした危険について次のように述べている。「いかにも危険そうに見えるけれども、実際には（つまり、自分の仮説が正しければ）完璧に安全な実験というものもある。私も何度かこのたぐいの実験をおこなったことがある。私がもし実験中に死んでいたとしたら、死ぬ間際、私は自分を殉教者ではなく愚か者だと見なしたことだろう」。極地探検家ロアール・アムンゼンは、これをさらに簡潔に「冒険とは、計画の不備に過ぎない」と述べている。

多くの自己実験者が、「自分の自己実験は危険ではない」と考えている。ジャック・ホールデンはこう述べている。「自分の生化学理論の正しさに命を賭ける生化学者のおこなう実験のほうが、自分の航空力学理論が間違っていた場合に千フィート落下する覚悟がある航空機設計者の実験よりもはるかに安全だし、人類への貢献度も大きい」

完全に利他的な行動というものは存在しないかもしれないが、こうした自己実験者の研究はそれに近いと言えよう。彼らがどんな野心や自尊心を抱いていたにせよ、彼らはその行動によって賞賛を受けるどころか、批判の対象にならないとも限らなかった。心臓カテーテルの自己実験を初めておこなったヴェルナー・フォルスマンは、そのパイオニア精神のためにクビになった。名声を得た自己実験者もいるにはいるが、本書に登場した先駆者のうち、何人が現在一般に知られているだろうか。キュリー夫妻が有名になったのは彼らの研究業績のおかげであって、放射性物質の危険を知ってからもその研究を続けた勇気の故ではない。自己実験者はマゾヒスティックなわけでも自殺志願者でもない。彼らは勇敢な研究突撃部隊なのである。

ジョン・スコット・ホールデンとその仲間たちは、自分たちの体を使って毒ガスの影響を調べた。この方法は、他人や実験動物を使う方法よりも倫理的に望ましいと言える。一九四三年、オーストラリア軍の兵士たちがマスタードガスの実験に参加した。彼らは事前に、「軽い火傷や水ぶくれの危険」があるという説明を受けた。結果は悲惨だった。体中に大やけどを負い、激しい吐き気と頭痛に襲われ、爪と歯が抜け落ち、さらに慢性肺疾患という後遺症が残ったのである。数人が死亡した。一九五〇年代から一九六〇年代初めにかけて、風邪の研究に関する実験という名目でイギリス軍兵士がマスタードガスとサリン（致死性の神経ガス）に曝露された。数人が死にかけ、一人が死亡した。五十年以上も経ってから開かれた審問の評決は、「殺人罪」だった。軍によるこれら二つの実験の結果がほとんど何の役にも立たなかったのに対して、ホールデンの自己実験はガスマスクの開発につながった。自分の命を賭ける以上、自己実験者の実験には必ず明確な目的があるのである。

多くの自己実験者がほとんど考えられないような極限状態を体験したが、自分の仕事にはそれだけの価値があると信じていたが故に、彼らは実験に伴う危険にも不愉快さにも淡々と耐えた。それらの多くがきわめて高度な研究だったことは、ノーベル賞受賞者に占める自己実験者の割合の高さによって証明されている。

人類の生活をより安全なものにするため、彼らは危険を冒した。ジャック・ホールデンはこう述べている。「危険だと分かっている実験をおこなう必要がある場合もある。病気がどのように伝染するかを検証する実験などがそれである。そのために大勢の人間が死んだ。私としては、これは理想的な死に方だと思う」。ホールデンには早死にする気は毛頭なかった。彼の勇気は高貴だったが自殺的ではなかった。

人体実験に断固反対していた人々でさえ、自己実験者には賞賛を惜しまなかった。偉大な医学教育者だったサー・ウィリアム・オスラーはこう書いている。「医学の歴史は、人類のために自分の健康やときには命までも犠牲にした研究者らの英雄的行為によって飾られている」

この利己的な世界の中で、社会はこのような人々を必要としている。彼らを誉め称えようではないか。

謝辞

退職後の私を受け入れてくれた、マン島研究センターのディレクター諸氏に感謝申し上げる。「風変わりな本を注文する男」としては、リヴァプール大学やリヴァプール熱帯医学院の図書館の資料に当たることができ、大いに助かった。クリスティン・サグデンとマン島教育・職業訓練センターの医学図書館のスタッフには特に御礼申し上げる。リン・デルガティ、バーナード・イートン、アンドリュー・シグリー、レグ・ヴァリンタインの諸氏のおかげで、見逃していたかもしれない文献の存在を知ることができた。ジョン・フランクリンには、自著のタイプ打ち原稿を送っていただいた。

人や情報を紹介していただいた方々に感謝申し上げる。特に、ジョン・ビーヴァン博士、アンドリュー・ブランド博士、テリー・ホルト博士、セルマ・ホルト博士、マーク・ポトク、聖公会宣教協会のジェニーとジル、今は亡きローズマリー・ピッカードとブリッジ書店のスタッフに御礼申し上げる。エリック・アールボムには翻訳でお世話になった。

レイチェル・ノートン・ブフライトナーとニック・オースティンには、入念な校正に対して心から感謝申し上げる。ジェームズ・ハミルトン＝パターソンにはその励ましに対して、アン・ウェバーには、本書の執筆に取りかかる前に有意義な意見を聞かせてくれたことに対して御礼申し上げる。マーク・ブースとシャーロット・ヘイコックには、一冊の本にまとめるにはいかにも奇妙な私のアイディアを、まったくノーマルなテーマであるかのように扱ってくれたことに対して感謝申し上げる。

解説

特別集中講義「人体実験学特論」へようこそ

大阪大学大学院　医学系研究科　仲野　徹

シラバス：「人体実験学特論」担当教員と教科書について

はじめまして、大阪大学医学部教授の仲野です。学生の教育と「いろいろな細胞がどうやってできてくるか」についての研究に日夜没頭しています。ということになっていますが、実際には、本を読むのも大好きで、面白いノンフィクションをひたすら紹介することを目的にしている不思議な結社「ＨＯＮＺ」（代表：元マイクロソフトジャパン社長、成毛眞氏、http://honz.jp/）の一員として、本の押し売り（？）にも精をだしています。とりわけ伝記フリークであり、それが昂じて『なかのとおるの生命科学者の伝記を読む』（学研メディカル秀潤社、二〇一一）という本を上梓したほどです。

このたび、訳あって、特別集中講義「人体実験学特論」をうけもつことになりました。

残念ながら、というか、幸いなことに、というか、私自身は人体実験学に関与したことはありません。経験もないのにそんな講義ができるのか、という人もおられるかもしれませんが、そういう意見は却下。とはいうものの、実際に人体実験学というのは、きわめて広範な分野が関係する、いわゆる複合領域でありますから、一人で受け持つのはなかなか難しいことではあります。が、同時にノンフィクション好きな医学研究者としては、かなりそそられてしまうのであります。好きこそ物の上手なれということでお許しいただき、お引き受けした以上は全力を尽くしておもしろい講義にしたいと思いますので、おつきあいのほどよろしくお願いいたします。

きわめて多岐にわたる人体実験を理解するには、医学全般の知識だけでなく物理学や工学の知識も必要になりますが、そんなことから説明していてはきりがありません。しかし、安心してください。とびっきりの本、『世にも奇妙な人体実験の歴史』が出版されましたので、それを教科書に使っていきましょう。古今東西のびっくりするような人体実験話がてんこもりのこの本、すでに予習にと読まれた方もおられるかと思います。あまりのびっくり話に、作り話じゃないのかと疑いたくなるようなエピソードもたくさんありますが、巻末の文献リストにあるように、すべてがきちんと記録に残されているノンフィクションですからご安心ください。

一時限目：人体実験の分類

犯罪と同じように、というとすこし聞こえが悪いかもしれませんが、人体実験にもすべて動機があります。そのあたりを考えるために、誰のための実験か、誰を用いての実験か、ということから人体実験を分類してみましょう。まず、誰のための、という視点からいきます。これは、医学系の研究が多いので当然ながら、患者のため、というのがあげられます。これは、崇高度の高い立派なものですね。もう一つは、自分自身、すなわち、実験者のため、というのをあげることができます。こうなると、少し崇高度が落ちるような気もしますが、まぁよしとしましょう。さらに、国家のため、などという、少し恐ろしいような目的もあります。「医学・科学の進歩のため」というのもありえますが、どうも、これはかなり抽象的な建前論みたいで、分類項目には不適切なように思いますので入れずにおきましょう。

動機が納得いくものであっても、なにをしてもいいというものではありません。科学論文には「Materials and Methods」すなわち、「材料と方法」という項目が必ずあります。少し言葉が不適切ですが、何を材料にして、いいかえると、誰のカラダを使って、ということも、人体実験学では大きな問題になります。これも、誰のためにと同じく、まずは実験者と患者をあげることができます。他に、実験者の縁故者、すなわち肉親とか弟子、という例もあります。そして、全く関係のない第三者による人体実験というのもあります。以上をまとめて簡単な表をつくってみました。

国家などのため、というのは、かなり胡散臭いのですが、実際にはたくさんおこなわ

誰のため／誰の体	実験者 ア	患者 イ	その他 (国家など) ウ
実験者　①	アー①	イー①	ウー①
肉親、関係者　②	アー②	イー②	ウー②
患者　③	アー③	イー③	ウー③
無関係者　④	アー④	イー④	ウー④

れてきました。最後、六時限目にお話するように、命知らずの人体実験野郎たちによる実験の多くは、形式的にはウー①にあてはまります。また、そう遠くない昔まで、囚人はいうにおよばず、社会からうける恩義のおかげで生きていけるのであるから当然、という、あいた口がふさがらないような理由で、孤児たちまでもが、強制的に危険な人体実験の対象に用いられていたという事実には驚かされます（第9章）。いまや、そのような人体実験、表でいうとアー④やウー④は、インフォームド・コンセント、すなわち、十分な説明と合意なしでは、決しておこなうことはできません。

こういう表にすると、ずいぶんすっきりして見えるかもしれませんが、よく考えてみると、実際にはそうでもありません。患者のためにという大義名分であっても、うまくいけば名声が、とかいう邪な気持ちがあったりもするでしょうから、イの列からアの列に簡単に移ることもありそうです。

また、我が国からこの本に取り上げられている、紀州が産んだ医師・華岡青洲（第2章）は、エーテル麻酔が開発される四十年以上も前に、母の命と妻の視力を犠牲にしてまで麻酔の秘薬「通仙散」を開発しました。ですから、当然イ－②になります。が、母と妻にしてみると、実験者である青洲のためと考えていたでしょうから、ア－②であったに違いありません。このように、立場によって見方がかわることもあるわけです。けれども、そういうことを言ってるときりがありませんので、とりあえず説明の便宜上、こういうふうに分けておくことにしましょう。

二時限目：おぞましい人体実験

戦争という狂気の中で、おそらくは国家のためという、わかったようなわからないような目的で、大々的にア－④あるいはウ－④に該当する人体実験がおこなわれた、というのは、人類にとって恥ずべき歴史の一ページです。最も有名なのは、第二次世界大戦中、強制収容所におけるナチスのさまざまな生体実験でしょう。この生体実験はニュルンベルク裁判で裁かれ、その帰結の一つとして、「被験者の自発的な同意」をはじめとする十項目の基本原則からなるニュルンベルク綱領が一九四七年に提示されました。

そのニュルンベルク綱領をうけた形で、一九六四年に世界医師会で採択されたのがヘルシンキ宣言です。この宣言は「人間を対象とする医学研究の倫理的原則」であり、修正を加えられながら現在にいたっています。多くの項目があって、それらを総合的に解釈することになっていますが、基本的には「人間を対象とする医学研究においては、個々の研究被験者の福祉が他のすべての利益よりも優先されなければならない」と謳われているように、なによりも、「使われるカラダ」側からみた倫理が優先されています。そして、ヒトのカラダを使うような実験は、すべて、それぞれの施設のＩＲＢ(Institutional Review Board、施設内審査委員会)で審査しなければならないことになっています。日本医師会のＨＰに全文がでていますので(http://www.med.or.jp/wma/helsinki.html)、興味がある人は、あとで参照しておいてください。

家族が泣いてすがって止めるようなことはあったかもしれませんが、自分で思いついて自分の体で実験することに、昔であれば何ら問題はなかったでしょう。しかし、今や、そんな実験野郎にも倫理の壁がたちはだかっています。ヘルシンキ宣言は、人体実験をおこなう際には必ず守らなければなりません。ですから、アー①のような自分の体を使っての人体実験であっても、原則としてはヘルシンキ宣言を遵守し「研究被験者の生命、健康、尊厳」などを守らなければならないのです。もちろん勝手に思いついて勝手に自分の体を使って内緒で実験するような輩を止めることなどできません。が、ちゃんとした学術雑誌はヘルシンキ宣言を無視したような成果は掲載しない、というルールになっています。

話を戦争時の狂気にもどします。残念なことに、我が国でも九州大学で捕虜の生体解剖がおこなわれ、関係者が戦争裁判で有罪になり処刑されています。また、満州では、関東軍に所属する７３１部隊が細菌兵器の開発に生体実験をおこなったという話があります。ナチスの生体実験と異なり、こちらは戦争裁判の対象にはならず、ＧＨＱと免責取引があったのではないかともいわれています。その７３１部隊に関係したといわれる軍医の一人が中心となり、戦後、生体材料を用いる製薬会社を設立しました。しかし、後にその会社は、その元軍医の死後、非加熱製剤に対する判断の誤りから、薬害エイズ事件をひきおこしてしまいます。

もしその元軍医が生きていたら、非加熱製剤とエイズ発症の因果関係を重くうけとめて適切な判断をおこない、薬害エイズは回避できていたのではないかと論じている人がいます（ダグラス・スター著『血液の物語』河出書房新社、一九九九）。そのような論には、なんともいえぬ違和感を抱かれる方が多いのではないでしょうか。もちろん私は７３１部隊やその元軍医と人体実験の関与について何も知る立場にはないし、判断できる立場にもありません。しかし、純粋な思考実験としては、人体実験を経験してその恐ろしさをよく知る医師であるならば、そういった判断ができたのではないか、という気がするのも事実です。歴史に「もし」はありませんが、みなさんはどう思われますか？

三時限目：医学の歴史は人体実験の歴史

この「教科書」には、医学や医療についての内容をテーマにした章が、全十七章のうち七割近くもあります。現在おこなわれている全ての医療行為は、なんらかの形で人体実験を経て、その有効性と安全性が確認されたものですから、それくらいあっても当然です。しかし、医療についてであっても、あくまでもスタートは「実験」ですから、すべてがうまくいったという訳ではありません。人類史上最大の失敗に終わった「実験的治療」ともいえる「瀉血」の歴史を読むと、そのことがよくわかります（第10章）。

ローマ時代の医師ガレノスが唱えた瀉血療法は、狂気とも思える、鬼神をもおそれぬ勇気で自分を医学実験の材料にした初めての男である解剖医ジョン・ハンターのようなマッド・サイエンティストが登場する時代まで、千年以上の長きにわたって、多くの人々に文字どおり大量の血を流させ、病気を悪化させ、まれならず死に至らしめ続けました。瀉血は、表でいうと、ほぼイ-③、患者さんのために患者さんに対して、にあてはまるでしょう。しかし、瀉血を生業にしていた医師も数知れずいたわけですから、ア-③の側面もあったはずです。また、ハンターの実験にも、イ-③というのがたくさんあります。しかし、性病自己接種などは、きっと、ア-①、自分のからだを使った興味重視の人体実験だったんでしょうね（第1章）。

いささか極端な例を挙げてしまいましたが、治療法開発のある段階において、生きたヒト個体を「実験材料」として用いることは、絶対に必要なことです。いくら培養細胞やモデル動物において薬剤としての必要条件――効果があることと副作用がないこと――が認められたとしても、最終的にヒトにおいてそれらのことが確認できなければ、治療薬としては使えません。また、ヒトでのチェックをおこなわなければ、その治療がもたらす痛みや吐き気といった、ヒトでしか伝えられない高度な（？）副作用はわからないのです。

少し早めですが、午前の講義はここらへんできりあげて、昼ご飯をとりながら雑談でもしましょう。

昼休みの雑談：美しき師弟愛について

ぼやいてもしゃぁないけど、いまや教授の権威は紙のごとく薄くなってきました。それでも、そのプレッシャーに負けて無理矢理に承諾させられたらあかん、いう考えから、大学院生などの共同研究者を「人体実験」の対象にすることは、できるだけ避けることになってます。表のア－④よりも、ア－②の肉親、関係者の方がハードルが高く設定されてる、いうことです。

そう思うと、かの森鷗外が大いに尊敬してた先生で、孫にその名前をとって真章《まくす》とまで名付けたマックス・フォン・ペッテンコーファーの時代は夢のようやなぁ。第6章に紹介されてるみたいに、ペッテンコーファーはコレラ菌病原菌「説」を否定するために自らコレラ菌を飲んだんです。それだけやないんですよ。信じられへんかもしれんけど、弟子にも飲ませたんですわ。師匠を尊敬するあまり自ら進み出ての行動やったっちゅう話やけど、どうやろうねぇ。二人とも死ななかったのは不幸中の幸いやったなぁ、ほんまに。

この前、学生に、「昔の学生はもっと先生を尊敬してたもんや」いうたら、「昔は先生が偉かったからとちがいますか」って言われたことがあったからなぁ。「そういわれたらそうかもしれん」と答えてしもた自分も情けないけど……。そんな学生には、コレラ菌とちごて、ペッテンコーファーの弟子の爪の垢でも飲ませてやりたいなぁ。爪の垢、安全性はきっと高いやろうけど、どう考えても効果がなさそうやし、目的があまりに不純やから、IRBに却下されることは間違いないけど……。さ、いらんことというてんと、講義にもどりましょか。

四時限目：キモ食べさせてノーベル賞

「教科書」には載っていませんが、とびっきり面白いエピソードをこれからの二時限でお話しします。ひとつめは、ちょっと食欲がなくなるような話かもしれませんから、ダイエット中の人は昼食前に聞いたほうがよかったかもしれません。人体実験の難易度や危険度と、その意義や貢献度はかならずしも比例しないとはいえ、びっくりするほど簡単な研究でノーベル賞に輝いた三人のお医者さんがいます。一人はジョージ・ウィップルです。瀉血をおこなって実験的に作ったイヌの貧血は、肝臓を食べさせることにより治療できる、ということを見いだして受賞しています。

なんじゃそれは、というような研究ですが、それは、悪性貧血という病気、第9章に紹介されている葉酸欠乏症と同じように巨赤芽球性貧血を呈する病気、の治療に、ちょっとした勘違いでつながっていったからなのです。当時、この悪性貧血は、その名が示すとおり完全に不治の病であり、発症したが最後、ほぼ百パーセント死んでしまう疾患でした。そこに登場するのが、なんとか治療の手がかりはないかと探っていた、ジョージ・マイノットとウィリアム・マーフィーという二人のお医者さんです。

この二人は、ウィップルの実験にヒントを得て、悪性貧血にも肝臓が効くのではないかと考え、悪性貧血の患者に生焼けの肝臓を大量に食べさせることにしました。死ぬ気になればなんでもできる、と、よく無責任に言ったりしますけど、死ぬに決まっている悪性貧血の患者にとっては、生焼けの肝臓など、朝飯前にでも食べられたことでしょう。そして、結果はビンゴ。信じられないほど劇的な効き目をもたらしました。そして「貧血に対する肝臓療法の開発」という業績によって、どうしてキモが効くかという、それこそキモのところが全くわからないまま、この三人はノーベル賞に輝いたのです。いまではちょっと理解しにくいですけれど、悪性貧血は、それほど恐ろしい病気だったということでしょうね。

この研究をうけて、ウィリアム・キャッスルはさらに実験を続けました。普通の人は生焼けの肝臓など食べなくても悪性貧血にならないのですから、悪性貧血の患者には消化吸収過程になんらかの異常があるはずだと考えたのです。そして、正常な人に生焼けのハンバーグを食べてもらい、一時間後にその半消化物を胃からとりだし、悪性貧血の患者の胃にチューブで投与しました。気持ち悪さくらべをすると、生焼けキモとどっちがましか、むずかしいところです。その結果、生焼けのハンバーグそのものには治療効果はないけれど、その半消化物には治療効果のあることをつきとめました。このことから、悪性貧血には、食物に含まれる「外因子」と、胃から分泌されるであろう「内因子」の二つが関係していることがわかったのです。

後の研究により、外因子はビタミンB12であることが明らかにされ、その構造決定などにより、あの鉄の女マーガレット・サッチャーのオクスフォード時代の師匠であった女性化学者ドロシー・ホジキンがノーベル化学賞に輝きます。結論としていえば、ウィップルの実験は、肝臓にたくさん含まれる鉄が実験的に作られた鉄欠乏性貧血に効いていたのに対して、マーフィー－マイノットの人体実験は、これも肝臓にたくさん含まれるビタミンB12が効いていたということになります。実は、二つの実験がうまくいった理由はまったく違っていたということなのです。

勘違いというか誤った解釈によって始められた生焼け肝臓食べさせ実験。患者のために患者を使ったイ－③の研究が、最終的にはすばらしく実験者のため、すなわちア－①になり、三人の血液内科医がノーベル賞に輝いたのです。なんとも時代を感じさせる、さわやかにうらやましい話だとは思いませんか？　この話は、新潟大学医学部・名誉教授の柴田昭先生に教えていただいたものですが、人体実験に限らず、私が知っている医学関係の小ネタの中でいちばん好きなものの一つです。

五時限目：消毒をめぐる光と影

手術やお産における合併症としての感染症、いまでは消毒法がいきわたり、抗生物質も開発されてかなり制御できるようになっていますが、昔は大問題でした。ですから、この「教科書」でも、いくつもの感染症がとりあげられています（第5、6章など）。十九世紀も半ばをすぎてようやく細菌が病気の原因であることがわかりかけてきた時代、二人の医師がとてつもなく大きな発見をしました。積極的に操作するという意味での人体実験ではありませんが、ほんとうに単純なことで多くの患者にすばらしい福音をもたらしたという意味では、超弩級の成功をおさめた人体実験です。

一人は、ハンガリー人の医師、イグナーツ・ゼンメルワイスです。ウィーンの病院の産科医であった時、産褥熱（お産の後の熱病）で亡くなる患者さんが一割以上もいました。ゼンメルワイスは、産褥熱で亡くなった患者さんを解剖しているときに、誤って学生のメスで手を傷つけてしまった同僚医師が産褥熱と同じ症状で亡くなったことから、産褥熱は、なにかわからないけれど伝染性のものであることに気づきました。そして、それは塩素水によってなくすことができることも見つけたのです。コッホやパスツールがようやく活躍し始める頃、いまだ病原微生物という概念がなかった時代、驚くべき慧眼でした。そして、その方法を使うことにより、産褥熱の発症を大きく減らすことができたのです。少なくともゼンメルワイスの周辺では。

もう一人のイギリス人医師ジョセフ・リスターは、パスツールの細菌学研究にヒントを得て、手術の際におきてしまう化膿はなんらかの微生物によって生じるのではないかと考えました。そして、フェノール（石炭酸）で消毒すれば、手術時の化膿を抑えることができる、ということを見いだしました。最初はなかなか受け入れられませんでしたが、いろいろな改良をかさね、あまねく受け入れられるようになり、手術における感染症は激減していくのです。

若い人は知らないかもしれませんが、一昔前までは病院の匂いといえばクレゾールという消毒薬の匂いでした。そのクレゾールはフェノールの仲間、メチルフェノールなのですから、リスターの業績がいかに広く受けいれられていったかがわかるでしょう。その功績から、リスターは男爵に叙せられ、いまもウェストミンスター寺院にまつられています。

これに対して、ゼンメルワイスの晩年は悲惨でした。いちいち手を洗うのは面倒であるといった横着な理由や、自らの手が産褥熱を作ってしまっていたのではないかということに対しての心理的抵抗感などから、ゼンメルワイスの考えは多くの医師にまったく受け入れられなかったのです。周囲の無理解から医師職まで奪われたゼンメルワイスは精神に変調をきたし、失意の中、精神病院で亡くなってしまいます。多少の運・不運はしかたないかもしれませんが、そう違わない時代に、おなじくらい重要な発見をした二人の運命にしてはあまりに違いすぎます。リスターは、当時まったく知られていなかったゼンメルワイスの業績を高く評価して広く紹介していた、というのがせめてもの救いであったというところでしょうか。

六時限目：命知らずの人体実験野郎たち

少し「教科書」以外のエピソードが続きました。せっかく買ってもらったので、最後の時間は教科書に戻ります。医学における人体実験にも命を懸けたものはいくつもあります。しかし、なんといっても、スペクタクルという意味では地味です。不謹慎かもしれませんが、どうしても、ど派手に命を懸けた人体実験の方に胸は大きく高鳴ってしまいます。たとえば、初めて音速を突破したチャック・イェーガー（第17章）。音速を突破するとき、飛行機の機体はマッハの壁で破壊されると考えられていたのです。そのような学説を知りながら、世界初の超音速機X－1の操縦席で、第二次世界大戦の空の勇者イェーガーはどんな気持ちで最後のロケットエンジンに点火したのでしょう。想像するとわくわくしますけど、おしっこちびりそうな気がしませんか。

『タンタンの冒険』に出てくる独特の風貌をしたビーカー教授のモデルになったというオーギュスト・ピカール教授もすごい（第16、17章）。自らが設計した気球に乗っては高度一万六千九百四十メートルまで飛んでいき一時消息不明になってしまったかと思えば、潜水艦トリエステ号を設計しては息子のジャックを乗り込ませ水深一万八百八十三メートルまで潜らせる。親子で標高差、というのかどうかわかりませんが、にして、なんと二万七千八百二十三メートル。空前絶後のピカール親子、これを冒険親子といわずしてなんと呼ぶのでしょう。

そして、人類遺伝学と集団遺伝学の基礎を築いた偉大な生物学者でありながら、この本の原題にもなっている、自分を使った実験で鼓膜が破れたおかげでタバコの「煙を吐く耳」を持つようになった男、ジャック・ホールデンことJ・B・S・ホールデン（第13章）。その父ジョン・ホールデンも、毒ガスの名前をその味で言い当てることができたほどの人体実験野郎であったといいますから、ピカール親子といい自己人体実験には遺伝傾向があるのかもしれません。

イエーガー、ピカール、ホールデンの三人は、表のカテゴリーでいうと、国家プロジェクトに自分の命を懸けたのですから、表向きはウー①になります。しかし、ジャック・ホールデンは、「私がもし実験中に死んでいたら、死ぬ間際、私は自分を殉教者ではなく愚か者だと見なしたことだろう」と語ったといいます。偉大な自己実験野郎たちは、強烈な個性だけでなく、人体実験の前に、安全性についての完璧な思考実験をおこないうる優れた知性の持ち主でもあったのです。だからこそ、死ぬことなく、危険きわまりなく見える人体実験を何度も何度も楽しむことができたのです。そう思うと、この天才達にとっての人体実験、主観的には、国家のお金を使った大冒険、おもしろ楽しいアー①だったに違いありません。

宿題レポート：「人体実験」の時代について

新しい治療法が試験的に実施されるとき、当然、その危険性をゼロにする努力と配慮が最大限になされています。しかし、ヘルシンキ宣言にも「医学の実践および医学研究においては、ほとんどの治療行為にリスクと負担が伴う」とあるように、必ずしも常にゼロリスクが担保できるわけではありません。ですから、臨床治験は、どうしても一種の人体実験と見なさざるをえません。また、再生医学における細胞移植のように、何年も何十年も移植した細胞を体内に生かしてその効果を期待するような場合、完全な安全性を確認しようとするとものすごく長い年月がかかってしまいます。そこで、その治療をおこなった場合、どの程度の効果がもたらされるかのベネフィット、と、どの程度の危険度がありそうかというリスク、の関係をＩＲＢで検討し、ベネフィットが上回れば実施してもいいでしょうということになります。

試験的治療だけでなくとも、実験者が人体実験をおこなうかどうか、被験者が人体実験に参加するかどうか、の判断も、すべて最終的にはリスクとベネフィットのバランスに帰着します。しかし、このような場合のリスクとベネフィットというのは、はたして同じ度量衡にかけられるようなものでしょうか。私もいくつかの倫理委員会で委員を務めていますが、リスクとベネフィットを比べなければならないとき、どうしても長さと重さを比べるような気がしてなりません。確率的なことも勘案せねばならず、考えれば考えるほどほんとうに難しい問題です。しかし、もし同じ秤で計測できるとしたら、人体実験野郎たちは、リスクをうんと軽く、ベネフィットをうんと重く見積もるように独自の調整をしていたことだけは間違いなさそうです。

人体実験など過去の事、他人の事と思ってはいけません。インフォームド・コンセントにもとづいて病院でどういう治療をうけるかは、患者さん本人が決めなければならない時代になってきました。どの治療法を選択するかは、ある意味では、自分自身の命を懸けた人体実験に参加するということです。そう、我々みんなが、いつ自らを「人体実験」にさらさなければならないかもしれない時代に生きているのです。

治療法の自己選択は、先の表でいうと、実験者と患者が同一になっていると考えるといいのかもしれません。さて、実験者として、自らの「人体実験」についての決断ができそうですか？　また、肉親がそのような「人体実験」に臨まなければならないとき、正しく判断できそうですか？　このことについて少し考えてみてください、というのを宿題にして、この特論を終わりたいと思います。

この「人体実験学特論」は単行本出版の際におこなったものですが、出久根達郎さんに朝日新聞の書評欄（二〇一二年九月二日付）で「軽妙な訳文が読みやすく、仲野徹の解説も要領よく秀逸である」とお褒めいただいたこともあり、文庫化にあたり、再講習とさせていただきました。皆様、まことにありがとうございました。

訳者あとがき

本書は、トレヴァー・ノートン著 Smoking Ears and Screaming Teeth（煙を吐く耳、悲鳴を上げる歯）の全訳である。この謎めいたタイトル（耳が煙を吐き、歯が悲鳴を上げるに至ったいきさつは本書第13章に述べられている）には、「自己実験という危険な行為を成し遂げた、偉大なる奇人に捧げるウィットに富んだ賞賛」という、本書の内容を端的に表したサブタイトルが添えられている。そう、本書が取り上げる「人体実験」のほとんどは、研究者が自分の体を使っておこなった「自己実験」であり、登場人物は、まさに「マッド・サイエンティスト」と呼ぶに相応しい奇人変人ぞろいなのである。

自己実験者の多くは、「自説が正しければ、この実験を敢行しても命の危険はないはずだ」と信じて自己実験に踏み切った。しかし、そうは言っても、効果も副作用も未知数のワクチンを自分で自分に接種したり、自ら進んで危険な病原菌や寄生虫に感染したり、安全な投与量の確立していない麻酔薬の効果を自分の体で試したりできるものだろうか。実際、その結果、命を落とした自己実験者も少なくないのである。その勇気には驚嘆するしかない。彼らの勇敢な自己実験は、人類の健康と安全に計り知れないほどの恩恵をもたらした。それなのに、現在、彼らの多くはしかるべき賞賛を受けていない、と著者は言う。

「本書に登場した先駆者のうち、何人が現在一般に知られているだろうか」

「マッド・サイエンティスト」とは文字どおり、「常軌を逸した科学者」のことである。本書の登場人物たちがどれほど常軌を逸しているかは、本書のどこでも適当な箇所を開いて一～二ページ読むだけで納得していただけるはずである。十八世紀イギリスの外科医ジョン・ハンターは、「淋病が進行すると梅毒に移行する」という自説を証明したいと思った。アメリカの医師トーマス・ブリッティンガムは、「白血病が人から人に感染するかどうか」を確かめたいと思った。それで、どうしたか。前者は淋病患者の膿を自分の性器に塗りつけ、後者は白血病患者の血液を自分に注射したというのである。これらなどは、自説が正しければむしろ自分の身が危ない自己実験の例である。常人には考えも付かないし、およそ理解しがたい行動である。

安全性云々の前に、その様子を思い浮かべることさえ生理的にきつい実験例も数々登場するが、中でも圧巻は黄熱病研究のくだりである。感染経路を解明するため、ある研究者は患者の「黒い嘔吐物」をとろ火で煮て自らその蒸気を吸入し、自分の血管に嘔吐物を注射し、患者の血液、汗、尿を自分に塗りつけ、患者の唾液、血液、嘔吐物を飲んだという。

幸いにも黄熱病はそのようなルートで感染する病気ではなかったため、研究者は無事だったのだが、実験した時点では無事だという保証などまったくなかったのである。また、仮に百パーセント安全だと分かっていたとしても、そんなことができる人間がいったいどれだけいるだろうか。

映画などに登場する、「自分の研究のためなら手段を選ばず、他人の命を何とも思わない」悪魔のような研究者もマッド・サイエンティストと呼ばれることがあるが、本書の自己実験者たちはそれとは対極的な存在である。彼らの目的はあくまでも人類の健康及び安全への貢献である。その目的のために彼らは自分の身をあえて危険にさらしたのである。

しかし、その崇高な目的にもかかわらず、なぜか彼らからは、悲壮感というよりは何とも言えない「マッド」感が漂ってくる。それは、彼らのおこなった自己実験そのものが常軌を逸しているからだけでなく、彼らを突き動かしていた動機にも原因があるのではないだろうか。その使命感よりもさらに深いところで彼らを自己実験に向かわせたものは、純粋な探求心（好奇心）だったのではないだろうか。本書には科学者だけでなく軍人も登場するが、彼らの行動も軍人としての使命感や勇気だけでは説明しきれないものがある。そこからは、「人体の限界を知りたい」という彼らの強い好奇心が感じられるのである。

つまり、彼らは、自己保存本能よりも知的好奇心が強いという点で常人とは一線を画する、まさに常軌を逸した人々なのである。

目次を見ていただけば一目瞭然だが、本書が取り上げている自己実験の対象は実に多種多様である。さまざまな感染症や寄生虫症、ビタミン欠乏症など医療関係の実験だけでなく、深海や成層圏、超音速への挑戦といった冒険的試みまでが網羅されている。どこから読んでも、読んだそばから人に話して聞かせたくなるような、あっと驚くエピソードと蘊蓄が満載である。そして、どのページにも、いかにもイギリス的なユーモアがそこはかとなく漂っている。

著者トレヴァー・ノートンはイギリス・リヴァプール大学の名誉教授である。専門は海洋生物学。教授職を引退したのち、ノンフィクション及びポピュラーサイエンスの執筆に転じた。現代ダイビングの先駆者たちを描いたStars Beneath the Sea（海底のスターたち）は、『ダイバー列伝——海底の英雄たち』（関口篤訳）として邦訳がある。著者自身、ダイビングの権威でもあり、『ダイバー列伝』によれば、第二次大戦中に連合軍に協力して漂流実験などをおこなった研究者ジャック・キッチング（本書第14章）とはともに潜水した仲だったという。

本書の翻訳を通じて、自分が偉大な先駆者たちの業績をいかに知らなかったかを思い知らされた。自分の無知を恥じるとともに、勇敢な自己実験者たちはもっと世間の賞賛を受けてしかるべきだと思った次第である。願わくは、本書が彼らの業績に再び光を与える一助とならんことを。

二〇一二年五月

赤根洋子

the Congress of Physicians and Surgeons, 7, 1907, 1–8
Pappworth, M.H., *Human Guinea Pigs. Experimentation on Man*, Pelican Books, Harmondsworth, 1967
Piccard, A., *In Balloon and Bathyscaphe*, Cassell & Co. Ltd., London, 1956
Weyers, W., *The Abuse of Man*, Ardor Scribendi Ltd., New York, 2003

Whittingham, H.E., 'Medical problems in aviation', in *Chambers Encyclopaedia*, Vol. 2, 1955, 5–8

Yeager, C. & L. Janos, *Yeager. An Autobiography*, Bantam books, New York, 1985〔邦訳：チャック・イエーガー、レオ・ジェイノス、関口幸男（訳）『イエーガー——音の壁を破った男』サンケイ出版、1986年〕

あとがき　究極の自己犠牲精神をもった科学者たちに感謝

Risky business

Altman, L. K., *Who Goes First?*, University of California Press, Berkeley, 1998

Baggini, J., 'Born to be wild', in *Secret Pioneers, The Observer*, 2008, 39–41

Barnet, A., 'Patients used as drug guinea pigs', in *The Observer*, 9 February 2003, 10–11

Barnet, A., 'UK drug firms used orphans for HIV trials', in *The Observer*, 4 April 2004

Baxby, D., 'The end of smallpox', in *History Today*, March 1999, 14–16

Coleman, V., *Why Animal Experiments Must Stop*, European Medical Journal, Barnstable, 1994

Collins, P., 'Sweet elixir of death', in *New Scientist*, 28 August, 2004, 48–49

Forssmann, W., *Experiments on Myself*, St. Martin's Press, New York & London, 1974

George, A., 'Hard to swallow', an interview with Barry Marshall, in *New Scientist*, 9 December 2006, p. 53

Haldane, J.B.S., 'On being one's own rabbit', in *Possible Worlds*, Chatto & Windus, London, 1927, 107–119

Haldane, J.B.S., *Keeping Cool*, Chatto & Windus, London, 1940

Halpern, S.A., *Lesser Harms. The Morality of Risk in Medical Research*, University of Chicago Press, 2004

Leake, D.C., 'Technical triumphs and moral muddles', in *Annals of Internal Medicine*, 67 (suppl. 7), 1967, 43–56

Lederer, S., *Subjected to Science. Human Experimentation in America before the Second World War*, Johns Hopkins University Press, Baltimore, 1995

Norton, T., 'Living Proof', in *Times Educational Supplement*. Curriculum Special, 2001, 6–7

Osler, W., 'The evolution of the idea of experiment in medicine', in *Transactions of* gravity spectrum', in *New England Journal of Medicine*, 270, 1964, 34–41, 88–94, 134–138

Faith, N., *Crash. The Limits of Car Safety*, Boxtree, London, 1997

Franklin, J. & J. Sutherland, *If I Die in the Service of Science*, Morrow, New York, 1984

Green, N.D.C., 'Effects of long-duration acceleration', in Rainford, D.J. & D.P. Gradwell, eds, *Ernstings's Aviation Medicine*, 4th edition, Hodder Arnold, London, 2006, 137–158

Haldane, J.S. & J.G. Priestley, *Respiration.* New edition. Clarendon Press, Oxford, 1935

Hepper, A.E., 'Restraint systems and escape from aircraft', in Rainford, D.J. & D.P. Gradwell, eds, *Ernstings's Aviation Medicine*, 4th edition, Hodder Arnold, London, 2006, 373–384

Honour, A., *Ten Miles High Two Miles Deep*, Brockhampton Press, Leicester, 1959

Howard, P., 'The dangerous deserts of space', in A. Berry, *Harrap's Book of Science Anecdotes*, Harrap, London, 1989, 38–42

Jarret, P., *Pioneer Aircraft*, Putnam, London, 2002

Lewis, M.E., 'Short-duration acceleration', in Rainford, D.J. & D.P. Gradwell, eds, *Ernstings's Aviation Medicine*, 4th edition, Hodder Arnold, London, 2006, 169–177

Lovelace, W.R., 'Physiologic effects of reduced barometric pressure on man', in *Collected Papers of the Mayo Clinic*, 1941, 1–34

Middleton, D., *Test pilots. The Story of British Test Flying 1903–1984*, Guild Publishing, London, 1985

O'Sullivan, D. & D. Zhou, 'Aircrew and cosmic radiation', in Rainford, D.J. & D.P. Gradwell, eds, *Ernstings's Aviation Medicine*, 4th edition, Hodder Arnold, London, 2006, 417–431

Pain, S., 'Higher and higher', in *New Scientist*, 3 July 1999, 52–53

Pain, S., 'The accidental astronaut', in *New Scientist*, 12 September 2007, 54–55

Piccard, A., *In Balloon and Bathyscaphe*, Cassell & Co. Ltd., London, 1956

Stapp, J.P., 'Human tolerance to deceleration', in *American Journal of Surgery*, 93, 1957, 734–740

Stapp, J.P. & W.C. Blout, 'Effects of mechanical force on living tissues II: supersonic deceleration and wind blast', in *Journal of Aviation Medicine*, 27, 1956, 407–416

Keller, H., 'Use of multiple inert gas mixtures in deep diving', in C.J. Lambertson, ed., *Underwater Physiology*, Williams & Wilkins, Baltimore, 1967, 267–274
Keller, H. & A.A. Bühlmann, 'Deep diving and short decompression by breathing mixed gases', in *Journal of Applied Physiology*, 20(6), 1965, 1267–1270
Leach, D.L., 'Down to the *Thresher* by bathyscaphe', in *National Geographic*, June 1964, 764–777
Norton, T., 'The delights of dangling. Charles William Beebe', in *Stars Beneath the Sea*, Arrow Books, London, 2000, 54–98〔邦訳：トレヴァー・ノートン、関口篤（訳）『ダイバー列伝—海底の英雄たち』青土社、2000 年〕
Norton, T., *Reflections on a Summer Sea*, Arrow Books, London, 2002
Piccard, A., *In Balloon and Bathyscaphe*, Cassell & Co. Ltd., London, 1956
Piccard, J. & R.S. Dietz, *Seven Miles Down*, Longmans, Green & Co., London, 1962
Swann, C., 'The development of commercial helium diving', lecture at *Annual Conference of the Historical Diving Society*, Liverpool, October 2008
Throckmorton, P., *The Lost Ships*, Jonathan Cape, London, 1965
Vann, R.D., 'Decompression theory and applications', in P.B. Bennett & D.H. Elliott, *The Physiology and Medicine of Diving*, 3rd edition, Best Publishing Co., San Pedro, 1982, 252–282
Wendling, J., P. Nussberger & B. Schenk, 'Milestones of the Deep-Diving Research Laboratory, Zurich', in *South Pacific Underwater Medical Sciences*, 29(2), 1999, 91–98
Zetterström, A., 'Djupdykning med syntetiska gasblandningar', in *Teknisk Tidskrift*, 7, 1945, 173–177

第 17 章　鳥よりも高く、速く飛べ——成層圏と超音速
High, fast and hazardous

Altman, L. K., *Who Goes First?*, University of California Press, Berkeley, 1998
Ashcroft, F., 'Life at the top', in *Life at the Extremes*, HarperCollins, London, 2000, 5–40
British Broadcasting Corporation, *Rain*, BBC2 TV, 29 April 2009
Collins, P., 'Over Niagara Falls in a barrel of spikes', in *New Scientist*, 12 February 2009, 44–45
DiGiovanni, C. & R.M. Chambers, 'Physiologic and psychologic aspects of the

Sciences, 43, 1984, 221–238
Tuve, R. L., 'Development of the US Navy "Shark Chaser" chemical repellent', in Gilbert, P.W., ed., *Sharks and Survival*, Heath & Co., Boston, 1963, 455–463
Webster, D.K., *Myth and Maneater*, Dell Publishing Co. Ltd., 1975

第16章　超高圧へ挑戦し続けた潜水夫——深海

Into the abyss

Anon., 'Rekord und tod', in *Stern*, December, 1963, 5 pp.
Barak, A., 'The great Scandinavian adventure', in *Historical Diving Times*, 35, 2005, 58–63
Barton, O., *Adventure on Land and Under the Sea*, Longmans, Green & Co., London, 1954
Beebe, W., *Half Mile Down*, The Bodley Head, London, 1935〔邦訳：ウィリアム・ビービ、日下実男（訳）『深海探検記―珍奇な魚と生物』社会思想社、1970年〕
Bühlmann, A.A., P. Frei & H. Keller, 'Saturation and desaturation with N2 and He at 4 atm.', in *Journal of Applied Physiology*, 23 (4), 1967, 458–462
Craig, J.D., B.K. Hastings, M.C. Degn, H. Bischel & L. Thompson, 'US findings on the fatal dive', in *Triton*, March–April 1963, 25–26
Dugan, J., *Man Explores the Sea*, Pelican Books, Harmondsworth, 1960
Eaton, B., 'Peter Small', in *Triton*, 1974, 258–259
Eaton, B., 'Neptune, Triton, Diver', in *Diver*, July 1993, 36–37
Editorial, 'The man who lived and died – for diving', in *Topic*, 15 December 1962, p. 27
Franzen, A., 'Ghost from the depths: the warship *Vasa*', in *National Geographic*, January 1962, 42–57
Gustafsson, L., 'Zetterström's hydrox experiment', lecture at *Annual Conference of the Historical Diving Society*, Bristol, October 2005
Gustafsson, L., 'Zetterström's hydrox experiment', summary by R. Vallintine in *Historical Diving Times*, 38, 2006, 42–43
Hass, H., *Conquest of the Underwater World*, David & Charles, Newton Abbot, 1975
Honour, A., *Ten Miles High Two Miles Deep*, Brockhampton Press, Leicester, 1959
Keller, H., 'The mistakes at Catalina', in *Triton*, March–April 1963, p. 28

British Broadcasting Corporation, *Natural world, Great white shark*, BBC2 TV January 2009
Cappuzzo, M., *Close to Shore*, Review, 2002
Clark, E., 'Sharks: Magnificent and misunderstood', in *National Geographic*, February 1981, 138–186
Eibl-Eibesfeldt, I., *Land of a Thousand Atolls*, MacGibbon & Kee, London, 1965
Ferreira, C.A. & T.P. Ferreira, 'Population dynamics of the white shark in South Africa', in A.P. Klimley & D.G. Ainley, eds, *Great White Shark: the Biology of Carcharodon carcharias*, Academic Press, London, 1998, 381–391
Gilbert, P.W., 'The behavior of sharks', in *Scientific American*, July 1962, 2–10
Gilbert, P.W. & S. Springer, 'Testing shark repellents', in Gilbert, P.W., ed., *Sharks and Survival*, Heath & Co., Boston, 1963, 477–494
Gilbert, P.W. & C. Gilbert, 'Sharks and shark repellents', in *Underwater Journal*, 5, April 1973, 69–80
Hass, H., *Diving to Adventure*, Jarrolds, London, 1952
Hass, H., *Under the Red Sea*, Jarrolds, London, 1952
Kenny, N.T., 'Sharks: The wolves of the sea', in *National Geographic*, February 1968, 222–259
Lech, R.B., *The Tragic Fate of the U.S.S. Indianapolis*, Cooper Square Press, New York, 2001
Maniguet, X., *The Jaws of Death*, HarperCollins, London, 1992
Nelson, D.R., R.R. Johnson, J.N. Mckibben & C.G. Pittenger, 'Agonistic attacks on divers and submersibles by gray reef sharks, *Carcharhinus amblyrhynchos*: antipredatory or competitive?', in *Bulletin of Marine Science*, 38, 1986, 68–88
Nelson, D.R. & W.R. Strong, 'Chemical repellent tests on white sharks with comments on repellent delivery', in A.P. Klimley & D.G. Ainley, eds, *Great White Shark: the Biology of Carcharodon carcharias*, Academic Press, London, 1998
Norton, T., 'Diving to adventure. Hans Heinrich Romulus Hass', in *Stars Beneath the Sea*, Arrow Books, London, 2000, 198–216〔邦訳：トレヴァー・ノートン、関口篤（訳）『ダイバー列伝—海底の英雄たち』青土社、2000 年〕
Taylor, P.L., 'It's all fun and games until someone gets munched', in *Science at the Extreme*, McGraw-Hill, New York, 2001, 204–229
Tricas, T.C. & J.E. McCosker, 'Predatory behavior of the white shark (*Carcharodon carcharias*) with notes on its biology', in *Proceedings of the California Academy of*

第14章　プランクトンで命をつないだ漂流者——漂流

Adrift and Alone

Anon., *Review of the work of the Subcommittee on Protective Clothing of the Associate Committee on Aviation Medical Research 1942–1945*, National Research Council of Canada, Ottawa, June 1946, I–VII + 155 pp.

Ashcroft, F., 'Life in the cold', in *Life at the Extremes*, Harper Collins, London, 2000, 147–183

Bombard, A., *The Bombard Story*, Readers' Union, André Deutsch, London, 1955〔邦訳：アラン・ボンバール、近藤等（訳）『実験漂流記』白水社、1954年〕

Department of Trade, 'Drinking of sea water by castaways', in *Merchant Shipping Notice M–729*, August 1975

Heyerdahl, T., *The Kon-Tiki Expedition*, George Allen & Unwin Ltd., London, 1950〔邦訳：トール・ヘイエルダール、水口志計夫（訳）『コン・ティキ号探検記』筑摩書房、1996年〕

Keating, W.R., *Survival in Cold Water*, Blackwells, London, 1969

Kitching, J.A. & E. Pagé, 'Report to Associate Committee on Aviation Medical Research', in *Subcommittee on Protective Clothing Report* No. 197, 28 July 1945, 1–7

Norton, T., 'Running on treacle. John Alwyne Kitching', in *Stars Beneath the Sea*, Arrow Books, London, 2000, 80–95〔邦訳：トレヴァー・ノートン、関口篤（訳）『ダイバー列伝—海底の英雄たち』青土社、2000年〕

Norton, T., *Reflections on a Summer Sea*, Arrow Books, London, 2002

Norton, T., 'Jack of all trades', in *Biologist*, 50 (5), 2003, 236–238

Pain, S., 'Inactive service', in *New Scientist*, 14 December 2002, 52–53

Robin, B., *Survival at Sea*, Stanley Paul & Co. Ltd., 1981

Smith, A., *The Body*, Penguin Books, Harmondsworth, revised edition 1985

Stark, P., *Last Breath. Cautionary Tales from the Limits of Human Endurance*, Pan Books, London, 2003〔邦訳：ピーター・スターク、徳川家広（訳）『ラスト・ブレス〈死ぬための技術〉』講談社、2007年〕

第15章　ジョーズに魅せられた男たち——サメ

Carnivorous and coming this way

Allen, T.B., *The Shark Almanac*, The Lyons Press, New York, 1999

Haldane, J.B.S., 'An autobiography in brief', in *Perspectives in Biology and Medicine*, 9, 1966, 476–481

Haldane, J.S., 'Notes on an enquiry into the nature and physiological action of Black-damp met with in Podmore Colliery, Shropshire', in *Proceedings of the Royal Society of London*, 57, 1895, 249–257

Haldane, J.S., 'Report of a committee appointed by the Lords Commissioners of the Admiralty to consider and report upon the conditions of deep-water diving', in *Parliamentary Paper*, 1549, 1907

Haldane, J.S., 'Memorandum on asphyxiating gases and vapours used by the German troops and on means of protection against them', in NAWO, 142/153 CL/315, 3 May 1915

Haldane, J.S. & J.G. Priestley, *Respiration*. New edition. Clarendon Press, Oxford, 1935

Mitchison, N., *All Change Here: Girlhood and Marriage,*The Bodley Head, London, 1975

Mitchison, N., *You May Well Ask: A Memoir 1920–1940,* Gollancz, London, 1979

Norton, T., 'A history of British diving science', in *Underwater Technology,* 20 (2), 1994, 3–15

Norton, T., 'The absent-minded professor: John Scott Haldane' and 'The cuddly cactus in the chamber of horrors. John Burdon Sanderson Haldane', in *Stars Beneath the Sea*, Arrow Books, London, 2000, 100–118 & 120–143〔邦訳：トレヴァー・ノートン、関口篤（訳）『ダイバー列伝―海底の英雄たち』青土社、2000年〕

Norton, T., 'Watch out guinea pigs, here I come', in *Biologist*, 48 (2), 2001, 87–90

Passmore, R., 'The debt of physiologists and miners to J. S. Haldane', in *The Advancement of Science,* 8 (32), 1952, p.418

Pirie, N.W., 'John Burdon Sanderson Haldane', in *Biographical Memoirs of Fellows of the Royal Society,* 12, 1966, 219–249

Sheridan, D., ed., *Among You Taking Notes . . . The Wartime Diaries of Naomi Mitchison,* Gollancz, London, 1985

Warren, C. E. T. & Benson, J., *The Admiralty Regrets . . .,* The Popular Book Club, London, 1958

White, M.J.D., 'J. B. S. Haldane', in *Genetics,* 52, 1965, 1–7

Norton, T., 'Living Proof', in *Times Educational Supplement.* Curriculum special, 2001, 6–7

第13章　ナチスドイツと闘った科学者たち——毒ガスと潜水艦

Suffer

Baker, N., 'Decade of decompression, 1897–1908', summary by R. Vallintine in *Historical Diving Times,* 26, 200, 10–11

Behnke, A.R., 'Physiologic investigations in diving and inhalation of gases', in K. R. Dronamraju, ed., *Haldane and Modern Biology,* Johns Hopkins Press, Baltimore, 1968, 267–275.

Boycott, A.E., G.C.C. Damant & J.S. Haldane, 'The prevention of compressed-air sickness' in *Journal of Hygiene,* 8, 1908, 342–441

Case, E.M. & J.B.S. Haldane, 'Human physiology under high pressure I. Effects of nitrogen, carbon dioxide and cold', in *Journal of Hygiene,* 41, 1941, 225–232

Clarke, R., *J. B. S. The Life and Work of J. B. S. Haldane.* Hodder & Stoughton, London, 1968〔邦訳：R・クラーク、鎮目恭夫（訳）『J.B.S. ホールデン—この野人科学者の生と死』平凡社、1972 年〕

Douglas, C.G., 'John Scott Haldane', *Obituary notices, The Royal Society of London,* 1936

Goodman, M., *Suffer and Survive. The Extreme Life of Dr J. S. Haldane,* Simon & Schuster, London & New York, 2007

Haldane, J.B.S., 'On being one's own rabbit', in *Possible Worlds,* Chatto & Windus, London, 1927, 107–119

Haldane, J.B.S., 'Mathematics of air raid protection', in *Nature,* London, 142, 1938, 791–792

Haldane, J.B.S., *A. R. P.,* Victor Gollancz, London, 1938

Haldane, J.B.S., *Keeping Cool,* Chatto & Windus, London, 1940

Haldane, J.B.S., 'Human life and death at increased pressure', in *Nature,* London, 148, 1941, 458–462

Haldane, J.B.S., 'Life at high pressure', in *Penguin Science News,* 4, 1947, 9–29

Haldane, J.B.S., 'The scientific work of J. S. Haldane', in *Penguin Science Survey,* 1961, 11–33

Haldane, J.B.S., 'A scientist looks into his own grave', in *The Observer Weekend Review,* 10 January 1965

Altman, L.K., *Who Goes First?* University of California Press, Berkeley, 1998

Bebb, A.H., 'Direct and reflected explosion waves in deep and shallow water', in *Royal Naval Personnel Research Committee Report,* March 1955, 1–7

Bebb, A.H., H.N.V. Temperley & J.S.P. Rawlins, 'Underwater blast: Experiments and researches by British investigators', in *Admiralty Marine Technology Establishment Report* A M T E (E) R81 401, 1981, 1–69

Bebb, A.H. & H.C. Wright, 'The effect of an underwater explosion on a subject floating on the surface in a submarine escape immersion suit', in *Royal Naval Personnel Research Committee Report,* July 1952, 1–3

Bebb, A.H. & H.C. Wright, 'Underwater explosion blast data from the R. N. Physiological Laboratory 1950–55', in *Royal Naval Personnel Research Committee Report,* April 1955, 1–7

Birchall, P., *The Longest Walk. The World of Bomb Disposal,* Arms & Armour Press, London, 1997

Brickhill, P., *The Dam Busters,* Evans Brothers Ltd., London, 1951

Calder, R., *The People's War,* Jonathan Cape, London, 1969

Churchill, W.S., *The Second World War,* Vol. 2 *Their Finest Hour,* Cassell, London, 1949〔邦訳：ウィンストン・チャーチル、佐藤亮一（訳）『第二次世界大戦』河出書房新社、2001 年〕

Elliott, D. H., 'A short history of submarine escape: The development of an extreme air dive', in *South Pacific Underwater Medical Sciences,* 29(2), 1999, 81–87

Fox, B., 'Carry On, Spooks', in *New Scientist,* 24/31 December 2005, 70–71

Hald, J. & E. Jacobsen, 'A drug sensitizing the organism to ethyl alcohol', in *The Lancet,* 1948, 1001–1004

Hunter, C., *Eight Lives Down,* Bantam Press, London, 2007

Kemp, D.J., S.F. Walton, P. Harumal & B.J. Currie, 'The scourge of scabies', in *Biologist,* 49 (1), 2002, 19–24

Mellanby, K., 'The development of symptoms, parasitic infection and immunity in human scabies', in *Parasitology,* 35, 1944, 197–206

Mellanby, K., *Human Guinea Pigs,* Merlin Press, London, 1973

Miller, F.T., *History of World War II,* John C. Winston Co. Ltd., Toronto, 1945

Norton, T., 'Boom! Horace Cameron Wright', in *Stars Beneath the Sea,* Arrow Books, London, 2000, 144–158〔邦訳：トレヴァー・ノートン、関口篤（訳）『ダイバー列伝─海底の英雄たち』青土社、2000 年〕

Altman, L. K., *Who Goes First?* University of California Press, Berkeley, 1998
Bono, E. de, ed., *Eureka! How and When the Greatest Inventions were Made*, Thames & Hudson, London, 1974〔邦訳：エドワード・デ・ボノ（編集）、渡辺茂（監訳）『発明発見小事典―いつ・だれが・どこで』講談社、1979年〕
Boyadjian, N., *The Heart and its History, its Symbolism, its Iconography and its Diseases*, Esco Books, Antwerp, 1980
Forssmann, W., 'Sondierung des rechten Herzens', in *Klinische Wochenschrift* 8, 1929, 2085–2087
Forssmann, W., 'Über Kontrastdarstellung der Hohlen des lebenden rechten Herzens und der Lungenschlagader', in *Muenchener Medizinische Wochenschrift*, 78, 1931, 489–492
Forssmann, W., *Experiments on Myself*, St. Martin's Press, New York & London, 1974
Grüntzig, A., 'Transluminal dilatation of coronary artery stenosis', in *The Lancet*, 4 February 1978, p. 263
Hollingham, R., *Blood and Guts. A History of Surgery*, BBC Books, London, 2008
Laënnec, R.T.H., *Traité de l'Auscultation Médiate*, 2 vols., J.A. Brosson & J.S. Chaude, Paris, 2nd edition, 1826
Nissen, R., 'Historical development of pulmonary surgery', in *American Journal of Surgery*, 89, 1955, 9–15.
Pappworth, M.H., *Human Guinea Pigs. Experimentation on Man*, Pelican Books, Harmondsworth, 1967
Porter, R., *The Greatest Benefit to Mankind. A Medical History of Humanity from Antiquity to the Present*, Fontana Press, London, 1999〔邦訳：ロイ・ポーター、目羅公和（訳）『人体を戦場にして―医療小史』法政大学出版局、2003年〕
Simmons, J.G., 'René Laënnec. The physician's new gaze', in *Doctors and Discoveries*, Houghton Mifflin Co., Boston & New York, 2002, 62–66
Smith, A., *The Body*, Penguin Books, Harmondsworth, revised edition 1985

第12章　爆発に身をさらし続けた博士――爆弾と疥癬

Behind the lines

Adie, K., *Into Danger*, Hodder & Stoughton, London, 2008

Grant, S.B. & A. Goldman, 'A study of forced respiration: experimental production of tetany', in *American Journal of Physiology*, 52, 1920, 209–232

Haldane, J.B.S., 'Experiments on the regulation of the blood's alkalinity II', in *Journal of Physiology*, 55, 1921, 265–275

Haldane, J.B.S., 'On being one's own rabbit', in *Possible Worlds*, Chatto & Windus, London, 3rd edition, 1945, 107–119

Harrington, W. J., V. Minnich, J.W. Hollingsworth & C.V. Moore, 'Demonstration of a thrombocytopenic factor in the blood of patients with thrombocytopenic purpura', in *Journal of Laboratory & Clinical Medicine*, 38, 1953, 1–10

Harrington, W. J., C.C. Sprague, V. Minnich, C.V. Moore, R.C. Aulvin & R. Dubach, 'Immunologic mechanisms in idiopathic and neonatal thrombocytopenic purpura', in *Annals of Internal Medicine*, 38, 1953, 433–469

Hollingham, R., *Blood and Guts. A History of Surgery*, BBC Books, London, 2008

Le Sage, A.R. 'The Adventures of Gil Blas of Santillane', 1715–1735, extract in L. Clendening, *Source Book of Medical History*, Dover Publications Inc., New York, 1942, 287–296

Nowak, R., 'Blood doesn't always save lives', in *New Scientist*, 26 April 2008, 8–9

Pepys, S., *The Diary of Samuel Pepys 1660–1669*, G. Bell & Sons Ltd, London, 1922〔邦訳：サミュエル・ピープス、臼田昭（訳）『サミュエル・ピープスの日記』国文社、1987–2012 年〕

Porter, R., *The Greatest Benefit to Mankind. A Medical History of Humanity from Antiquity to the Present*, Fontana Press, London, 1999〔邦訳：ロイ・ポーター、目羅公和（訳）『人体を戦場にして―医療小史』法政大学出版局、2003 年〕

Smith, A., *The Body*, Penguin Books, Harmondsworth, revised edition 1985

Sprague, C.C., W. J. Harrington, R.D. Lange & J.B. Shapleigh, 'Platelet transfusions and the pathogenesis of idiopathic thrombocytopenic purpura', in *Journal of the American Medical Association*, 150, 1952, 1193–1198

Thiersch, J.B., 'Attempted transmission of human leucemia [sic] in man', in *Journal of Laboratory and Clinical Medicine*, 30, 1945, 866–874

Webster, C., 'The origin of blood transfusion. A reassessment', in *Medical History*, 1971, 387–392

第 11 章　自分の心臓にカテーテルを通した医師――心臓
A change of heart

the Association of American Physicians, 75, 1962, 307–320
Hopkins, G., 'Diseases due to deficiencies in diet', in *The Lancet*, 8 November 1913, 1309–1310
Hough, R., *Captain James Cook*, Coronet Books, Hodder & Stoughton, London, 1994
Hughes, R.E., 'James Lind and the cure for scurvy. An experimental approach', *Medical History*, 19, 1975, 342–351
Lederer, S., *Subjected to Science. Human Experimentation in America before the Second World War*, Johns Hopkins University Press, Baltimore, 1995
Lloyd, C., ed., *The Health of Seamen. Selections from the Works of Dr James Lind, Sir Gilbert Blane and Dr Thomas Trotter*, Publications of the Navy Records Society, volume 107, 1965
Lund, C.C. & J.H. Crandon, 'Human experimental scurvy and the relation of vitamin C deficiency to post-operative pneumonia and to wound healing', in *Journal of the American Medical Association*, 116, 1941, 663–668
Siler, J.F., P.E. Garrison & W.J. MacNeal, *Pellagra. First Progress Report of the Thompson–McFadden Pellagra Commission*, 1914, 1–109
Various, 'Pellagra in England: An account of four recent cases', in *British Medical Journal*, 1913, volume 1, 1–12

第10章　ヒルの吸血量は戦争で流れた血よりも多い——血液

Something in the Blood

Altman, L. K., *Who Goes First?* University of California Press, Berkeley, 1998
Blundell, Dr., 'Observations on the transfusion of blood. With a description of his Gravitator', in *The Lancet*, 13 June 1829, 321–324
Brittingham, T.E. & H. Chaplin, 'The antigenicity of normal and leukemic human leukocytes', in *Blood*, 17, 1961, 139–165
Davies, H.W., J.B.S. Haldane & E.L. Kennaway, 'Experiments on the regulation of the blood's alkalinity I', in *Journal of Physiology*, 54, 1920, 32–45
Franklin, J. & J. Sutherland, *If I Die in the Service of Science*, Morrow, New York, 1984
Goldstein, J., G. Siviglia, R. Hurst, L. Lenny & L. Reich, 'Group B erythrocytes enzymatically converted to Group O, survive normally in A, B and O individuals', in *Science*, 215, 1982, 168–170

一、目羅公和（訳）『人体を戦場にして―医療小史』法政大学出版局、2003年〕
Porter, R., *Quacks. Fakers and Charlatans in English Medicine*, Tempus Publishing Ltd., Stroud, 2000〔邦訳：ロイ・ポーター、田中京子（訳）『健康売ります―イギリスのニセ医者の話 1660 − 1850』みすず書房、1993年〕
Röntgen, W.C., 'Uber Eine Neue Art von Strahlen', 1895, in L. Clendening, *Source Book of Medical History*, Dover Publications Inc., New York, 1942, 666–675
Rowntree, C., 'Development of X-ray carcinoma', in *The Lancet*, 20 March 1909, 821–824
Simmons, J.G., 'W. C. Röntgen. The discovery of X-rays', in *Doctors and Discoveries*, Houghton Mifflin Co., Boston & New York, 2002, 102–104
Smith, A., *The Mind*, Penguin Books, Harmondsworth, 1985
Stott, J.R.R., 'Vibration', in Rainford, D.J. & D.P. Gradwell, (eds), *Ernsting's Aviation Medicine*, 4th edition, Hodder Arnold, London, 2006, 231–246
Watson, L., *Supernature*, Hodder & Stoughton, London, 1974〔邦訳：ライアル・ワトスン、牧野賢治（訳）『スーパーネイチュア』蒼樹書房、1974年〕

第９章　偏食は命取り――ビタミン

Found to be wanting

Altman, L. K., *Who Goes First?* University of California Press, Berkeley, 1998
Anson, G., 1853, *A Voyage Round the World in the Years 1740, 1741, 1742, 1743, 1744*, reprint of the 1st edition compiled by R. Walker, S. Jones & B. Robins, Oxford University Press, 1974
Bown, S.R., *Scurvy. How a Surgeon, a Mariner and a Gentleman Solved the Greatest Mystery of the Age of Sail*, Thomas Dunne Books, St. Martin's Press, New York, 2003
Crandon, J.H., C.C. Lund & D.B. Dill, 'Human experimental scurvy', in *New England Journal of Medicine*, 223, 1940, 353–369
Dickman, S.R., 'The search for the specific factor in scurvy', in *Perspectives in Biology and Medicine*, 24, 1981, 382–395
Freyer, J., 'How we all became vitamin junkies', in *Daily Express*, 1 October, 2004, 44–45
Herbert, V., 'Experimental nutritional folate deficiency in man', in *Transactions of*

Editorial, 'ECT in Britain: A shameful state of affairs', in *The Lancet*, 28 November 1981, 1207–1208

Freund, L., 'Ein mit Röntgen-Strahlen behandelter Fall von Naevus pigmentosus piliferous', in *Wiener Medizinische Wochenschrift*, 47, 1897, 428–434

Goodchild, S., 'Hundreds of patients given shock treatment without their consent', in *The Independent on Sunday*, 13 October 2002, p. 8

Gourlay, K., 'Scientist inhales deadly plutonium for test', in *The Independent on Sunday*, 10 December 2000

Harvie, D.I., *Deadly Sunshine. The History and Fatal Legacy of Radium*, Tempus Publishing Ltd., Stroud, 2005

Jones, R. & O. Lodge, 'The discovery of a bullet lost in the wrist by means of Roentgen ray', in *The Lancet*, 22 February 1896, 476–477

Lemov, R., *World as Laboratory. Experiments with Mice, Mazes and Men*, Hill & Wang, New York, 2005

Mackay, C., 'The magnetisers', in *Extraordinary Popular Delusions and the Madness of Crowds*, 2nd edition, 1852, Wordsworth Editions 1995, 304–345

Maple, E., *Magic, Medicine and Quackery*, Robert Hale, London, 1968

Martland, H.S., 'Occupational poisoning in manufacture of luminous watch dials', in *Journal of the American Medical Association*, 9 February 1929, 466–473

Meyer, H.W., *A History of Electricity and Magnetism*, Burndy Library, Norwalk, Connecticut, 1972

Moore, W., *The Knife Man*, Bantam Press, London, 2005〔邦訳：ウェンディ・ムーア、矢野真千子（訳）『解剖医ジョン・ハンターの数奇な生涯』河出書房新社、2007 年〕

Mould, R.F., 'Early medical X-rays'; 'Marriage and X-rays'; 'The medico-legal significance of X-rays in the first year after their discovery'; 'Interview with Pierre Curie and ninety years later', in *Mould's Medical Anecdotes*, omnibus edition, Institute of Physics Publishing, Bristol & Philadelphia, 1996, pp. 39–44, 49, 262–269 & 421–425

Newton, D., 'Eric Voice' in *The Independent*, 29 October 2004

Polednak, A.P., A.F. Stehney & R.E. Roland, 'Mortality among women first employed before 1930 in the U.S. radium dial-painting industry', in *American Journal of Epidemiology*, 107, 1978, 179–194

Porter, R., *The Greatest Benefit to Mankind. A Medical History of Humanity from Antiquity to the Present*, Fontana Press, London, 1999〔邦訳：ロイ・ポータ

McKenna, M., *Beating Back the Devil*, Free Press, New York, 2004
Meselson, M., J. Guillemin, M. Hugh-Jones, A. Langmuir, I. Popova, A. Shelokov & O. Yampolskaya, 'The Sverdlovsk anthrax outbreak of 1979', in *Science*, 266, 1994, 1202–1208
Peters, C.J. & M. Olshaker, *Virus Hunter*, Anchor Books, New York, 1997
Spinney, L., 'Welcome to Fort Plague', in *New Scientist*, 19 April 2008, 44–45
Townsend, M., 'Terrorists try to infiltrate UK's top labs', in *The Observer*, 2 November 2008
Virgil, *The Georgics of Virgil*, Cape, London, 1943〔邦訳：ウェルギリウス、小川正広（訳）『牧歌　農耕詩』京都大学学術出版会、2004年〕
Walker, D.H., O. Yampolska [sic] & L.M. Grinberg, 'Death in Sverdlovsk: What have we learned?' in *American Journal of Pathology*, 144, 1994, 1135–1140

第８章　人生は短く、放射能は長い――電磁波とＸ線

That unhealthy glow

Alexander, F.W., 'A victim to science. X-ray martyr', in *The Lancet*, 22 January 1910, p. 267
Anon., 'Power freak electrocuted', in *Irish Independent*, 13 September 2006, p. 25
Anon., 'Safer and cheaper MRI scanners', in *New Scientist*, 17 November 2007, p. 27
Bourke, J., *Fear. A Cultural History*, Virago, London, 2005
Brown, G.I., *Invisible Rays. A History of Radioactivity*, Sutton Publishing, Stroud, 2002
Cameron, D.E., 'Psychic driving', in *American Journal of Psychiatry*, 112, 1956, 502–509
Cameron, D.E., 'Production of differential amnesia as a factor in the treatment of schizophrenia', in *Comprehensive Psychiatry*, 1, 1960, 26–34
Collins, P., 'Nothing but a ray of light', in *New Scientist*, 8 September 2007, 68–69
Crooks, 'A life history with X-rays', in *The Journal of the Radiological History and Heritage Charitable Trust*, 2000, 11–38
Dalyell, T., 'Eric Voice. Chemist who volunteered as a guinea pig', in *The Independent*, 19 October 2004
Duchenne, G.B., *The Mechanism of Human Facial Expression*, 1862, Cambridge University Press, 1990

Association, 106, 1936, p. 129

Anon., 'Anthrax mix-up', in *New Scientist*, 19 June 2004, p. 5

Anon., 'Ebola accident', in *New Scientist*, 11 April 2009, p. 4

Asthana, A., 'Inside Ebola's zone of death', in *The Observer*, 16 December 2007, p. 29

Bright, M., & S. Cooper, 'Walter Mitty life of anthrax terror suspect', in *The Observer*, 1 June 2003, p. 20

British Broadcasting Corporation, 'Huge US payout over anthrax case', in http://news.bbc.co.uk./2/hi/americas/7478722.stm 27 June 2008

British Broadcasting Corporation, 'Pressure killed anthrax suspect', in http://news.bbc.co.uk./2/hi/americas/7538373.stm 1 August 2008

British Broadcasting Corporation, 'Scientist "lone anthrax attacker"', in http://news.bbc.co.uk./2/hi/americas/7545398.stm 6 August 2008

Cunningham, W., 'The work of two Scottish medical graduates in the control of woolsorters disease', in *Medical History*, 1976, 169–173

Geddes, L., 'Animal lab mishaps go unreported', in *New Scientist*, 22/29 December 2007, p.11

Guillemin, J., *Anthrax. The Investigation of a Deadly Outbreak*, University of California Press, Berkeley, 2001

Guillemin, J., *Biological Weapons*, Columbia University Press, 2005

Hammond, E., 'Keep biodefence honest', in *New Scientist*, 6 October 2007, p. 24

Johnson, K.M., P.A. Webb, J.V. Lang & F. A. Murphy, 'Isolation and partial characterisation of a new virus causing acute haemorrhagic fever in Zaire', in *The Lancet*, 12 March 1977, 569–571

Lax, A., *Toxin. The Cunning of Bacterial Poisons*, Oxford University Press, 2005

Lederer, S., *Subjected to Science. Human Experimentation in America before the Second World War*, Johns Hopkins University Press, Baltimore, 1995

MacKenzie, D., 'Lab slip-up could trigger next flu epidemic', in *New Scientist*, 23 April 2005, p. 11

MacKenzie, D., 'Marburg virus found in fruit bats', in *New Scientist*, 1 September 2007, p. 14

MacKenzie, D., 'The hunter and the doomsday virus', an interview with Bob Swanepoel, in *New Scientist*, 3 November 2007, 56–57

MacKenzie, D., 'Behind the 2001 anthrax attacks', in *New Scientist*, 28 February 2009, p. 13

Reed, W., 'The propagation of Yellow Fever: Observation based on recent researches', 1901, in L. Clendening, *Source Book of Medical History*, Dover Publications Inc., New York, 1942, 479–484

Reed, W., J. Carroll & A. Agramonte, 'The etiology of yellow fever. An additional note', in *Journal of the American Medical Association*, 36, 1901, 431–440

Reed, W., J. Carroll, A. Aristides & J.W. Lazear, 'The etiology of yellow fever. A preliminary note', in *Philadelphia Medical Journal*, 148, 1900, 790–796

Ross, R., 'The role of the mosquito in the evolution of the malarial parasite', in *The Lancet*, 20 August 1898, 488–489

Simmons, J.G., 'Louis Pasteur. The germ theory of disease', 18–23; 'Robert Koch. Foundations of bacteriology', 24–28; 'John Snow. Field epidemiology begins at the Broad Street Pump', 162–4, in *Doctors and Discoveries*, Houghton Mifflin Co., Boston & New York, 2002

Snow, J., *On the Mode of Communication of Cholera,* 1824, in L. Clendening, *Source Book of Medical History*, Dover Publications Inc., New York, 1942, 468–473

Snow, J., 'The mode of propagation of cholera', in *The Lancet*, 16 February 1856, p.184

Snow, J., 'Cholera and water supply in the south districts of London', in *British Medical Journal,* 17 October 1857, 864–865

Warren, J.R. & B. Marshall, 'Unidentified curved bacilli on gastric epithelium in active chronic gastritis', in *The Lancet*, 4 June 1983, 1273–1275

Weyers, W., *The Abuse of Man*, Ardor Scribendi Ltd., New York, 2003

第７章　炭疽菌をばら撒いた研究者——未知の病気

The disease detectives

Abraham, C., 'West knows best', in *New Scientist*, 21 July 2007, 35–37

Albrink, W.S., S.M. Brooks, R.E. Biron & M. Kopel, 'Human inhalation anthrax. A report of three fatal cases', in *American Journal of Pathology*, 36, 1960, 457–471

Aldous, P., 'Shaky mental history was no bar to anthrax work', in *New Scientist*, 23 August 2008, p. 12

Anon., 'Another martyr to yellow fever', in *Journal of the American Medical Association*, 91, 1928, 107–108

Anon., 'Bacteriologist dies of meningitis', in *Journal of the American Medical*

Anon., 'Yellow fever alert', in *New Scientist,* 8 March 2008, p. 7
Boese, A., 'The whacko files – 9: The vomit-drinking doctor', in *New Scientist,* 3 November 2007, 54–55
Chadwick, E., *The Report of an Enquiry into the Sanitary Condition of the Labouring Population of Great Britain,* 1842, reprinted by Edinburgh University Press, 1965
Dickens, C., *Bleak House,* 1852–1853 reprinted by Penguin, London, 2003〔邦訳：チャールズ・ディケンズ、青木雄造、小池滋（訳）『荒涼館』筑摩書房、1989年〕
Editorial, 'The Cholera', in *British Medical Journal,* 1856, 848–849
Editorial, 'The mosquito hypothesis', in *Washington Post,* 2 November 1900 (Quoted in Altman, 1998).
George, A., 'Hard to swallow', an interview with Barry Marshall, in *New Scientist,* 9 December 2006, p. 53
Gorgas, W.C., 'Results in Havana during the year 1901 of disinfection for Yellow Fever', in *The Lancet,* 6 September, 1902, 166–169
Howard-Jones, N., 'Gelsenkirchen typhoid epidemic of 1901, Robert Koch and the dead hand of Max von Pettenkofer', *British Medical Journal,* 1973, 103–105
Kelly, H.A., *Walter Reed and Yellow Fever,* new and revised edition, McCluer Phillips & Co., 1907
Latta, T., 'Malignant cholera', in *The Lancet,* 2 June 1832, 274–277
Laurence, B.R., 'The discovery of insect-borne disease', in *Biologist,* 36 (2), 1989, 65–71
Lax, A., *Toxin. The Cunning of Bacterial Poisons,* Oxford University Press, 2005
Lederer, S., *Subjected to Science. Human Experimentation in America before the Second World War,* Johns Hopkins University Press, Baltimore, 1995
Longmate, N.R., *King Cholera. The Biography of a Disease,* Hamish Hamilton, London, 1966
Marshall, B.J., 'Attempt to fulfil Koch's postulates for pyloric *Campylobacter*', in *Medical Journal of Australia,* 142, 1985, 436–439
McCaw, W.D., *Walter Reed. A Memoir,* Walter Reed Memorial Association, 1904
Morris, R.D., *The Blue Death. Disease, Disaster and the Water We Drink,* OneWorld, Oxford, 2007
Pettenkofer, M., 'On cholera with reference to the recent epidemic in Hamburg', in *The Lancet,* 1892, 1182–1185

Pharmaceutical Press, London, 1972
Bondeson, J., 'The Bosom Serpent', in *A Cabinet of Medical Curiosities*, I. B. Tauris Publishers, London & New York, 1997, 26–50
Buchsbaum, R., *Animals Without Backbones*, Vol. 1, Pelican Books, Harmondsworth, 1951
Carlin, J., 'It's the world's deadliest disease, killing more than 900,000 a year in Africa alone. But can Bill Gates' dollars create a vaccine that could save a continent's children?', in *The Observer Magazine*, 17 February 2008, 26–34
Connor, S.J., 'Malaria in Africa: the view from space', in *Biologist*, 46 (1), 1999, 22–25
Geddes, L., 'A diet of worms could keep MS at bay', in *New Scientist*, 20 January 2007, p. 8
Harris, E. & L. Middleton, 'The discrete charm of nematode worms', in *New Scientist*, 22/29 December 2007, 70–71
Harris, J.E. & H.D. Crofton, 'Famous animals: *Ascaris*', in *New Biology*, 27, 1958, 109–127
Johnson, M.L., 'Malaria, mosquitoes and man', in *New Biology*, 1, 1945, 96–109
Johnson, M.L., 'Famous animals: The tapeworm', in *New Biology*, 7, 1949, 113–123
Kaplan, M., 'Benefits of parasites', in *New Scientist*, 11 July 2009, p. 43
Lindsay, S. & R. Hutchinson, 'Will malaria return to the UK?' in *Natural Environment Research Council News*, Spring 2002, 22–23
McKie, R., 'Now the doctors say parasitic worms are good for you', in *The Observer*, 13 May 2001, 6
Mercer, J.G. & L.H. Chappell, 'Appetite and parasite', in *Biologist*, 47 (1), 2000, 35–40
Pearce, F., 'Set free to kill again', in *New Scientist*, 6 October 2007, 58–59
Snow, K., 'Could malaria return to Britain?' in *Biologist*, 47 (4), 2000, 176–180
Zuk, M., 'The joy of parasites', an interview in *New Scientist*, 23 June 2007, 44–45

第６章　伝染病患者の黒ゲロを飲んでみたら――病原菌

The desire for disease

Altman, L. K., *Who Goes First?* University of California Press, Berkeley, 1998
Anon., 'Gut reaction', in *New Scientist*, 8 October 2005, p. 7

1886
Burgess, G.H.O., *The Curious World of Frank Buckland*, John Baker, London, 1967
Evans, H.M., *Sting Fish and Seafarer*, Faber & Faber, London, 1943
Furlow, B., 'The freelance poisoner', in *New Scientist*, 20 January 2001, 30–33
Galton, F., *The Art of Travel*, 1872, Phoenix Press edition, London, 2000
Gardner-Thorpe, C., 'Who was Frank Buckland?', in *Biologist*, 48 (4), 2001, 187–188
Halsted, B.W., *Dangerous Marine Animals*, Cornell Maritime Press, Cambridge, Maryland, 1959
Hopkins, J., *Strange Foods*, Periplus Editions (HK) Ltd., Hong Kong, 1999
Lockwood, S.J., 'Buckland professors and dining clubs', in *Biologist*, 48 (5), 2001, p. 200
Newman, C., '12 Toxic tales', in *National Geographic*, May 2005, 4–31
Pain, S., 'Bat out of Hell', in *New Scientist*, 10 January 2004, 50–51
Ritvo, H., *The Platypus and the Mermaid and other Figments of the Classifying Imagination*, Harvard University Press, Cambridge Massachusetts, 1997
Scherschel, J.J., 'Puffer', in *National Geographic*, August 1984, 4–31
Spinney, L., 'The killer beans of Calabar', in *New Scientist*, 28 June 2003, 48–49
Wilkinson, C., editor, *The Observer Book of Food*, Observer Books, London, 2008

第５章　サナダムシを飲まされた死刑囚――寄生虫

A diet of worms

Altman, L. K., *Who Goes First?* University of California Press, Berkeley, 1998
Anon., 'Diet of worms protects against bowel disease', in *New Scientist*, 10 April 2004, p. 8
Anon., 'Malaria vaccine', in *New Scientist*, 13 December 2008, p. 7
Barlow, C.H., 'Experimental ingestion of the ova of *Fasciolopsis buski*; also the ingestion of adult *F. buski* for the purpose of artificial infestation', in *Journal of Parasitology*, 8, 1921, 40–44
Barlow, C.H. & H.E. Meleney, 'A voluntary infection with *Schistosoma haematobium*', in *American Journal of Tropical Medicine*, 29, 1949, 79–87
Barnes, R.S.K., P. Calow & P.J.W. Olive, *The Invertebrates: a New Synthesis*, Blackwell Scientific Publications, Oxford, 1988
Blacow, N.W., (ed.), *Martindale. The Extra Pharmacopoeia*, 26th edition, The

and Apothecaries, Sutton Publishing Ltd., Stroud, 2001
MacKie, R. & J. Revill, 'Trial and error', in *The Observer*, 19 March 2006, 23–25
Marshall, M., 'So many questions and so little justice', in *The Observer*, 24 December 2006, 16–17
Moore, W., *The Knife Man*, Bantam Press, London, 2005〔邦訳：ウェンディ・ムーア、矢野真千子（訳）『解剖医ジョン・ハンターの数奇な生涯』河出書房新社、2007 年〕
Motluk, A., 'Occupation: lab rat', in *New Scientist*, 25 July 2009, 41–43
Murrell, W., 'Nitro-glycerine as a remedy for angina pectoris', in *The Lancet*, 1879, 80–81, 113–115, 151–152, 225–227
Norton, T., 'Living Proof', in *Times Educational Supplement.* Curriculum special, 2001, 6–7
Pain, S., 'Mrs Carlill lays down the law', in *New Scientist*, 14 January 2006, 50–51
Porter, R., *Quacks. Fakers and Charlatans in English Medicine*, Tempus Publishing Ltd., Stroud, 2000〔邦訳：ロイ・ポーター、田中京子（訳）『健康売ります—イギリスのニセ医者の話 1660 － 1850』みすず書房、1993 年〕
Porter, R., *Blood and Guts*, Penguin Books, London, 2003
Revill, J., 'Drug trial firm knew of risk', in *The Observer*, 9 April 2006
Revill, J., R. McKie & A. Hill, 'Drug chief defends tests on volunteers', in *The Observer*, 19 March 2006, p. 2
Shetty, P., 'Plight of the human guinea pig', in *New Scientist*, 11 July 2009, p. 48
Thompson, S., *New Guide to Health or Botanic Family Physician*, New Edition, Simpkin, Marshall & Co., London, 1849

第４章　メインディッシュは野獣の死骸——食物

Lovely grubs

Bompas, G.C., *Life of Frank Buckland*, Smith, Elder & Co., London, 1885
Brock, A.J., 'The Reverend William Buckland, the first palaeoecologist', in *Biologist*, 40 (4), 1993, 149–152
Brookes, M., *Extreme Measures. The Dark Visions and Bright Ideas of Francis Galton*, Bloomsbury Publications, London, 2004
Buckland, F., *Curiosities of Natural History*, First-Fourth Series, Richard Bentley & Son, London 1873–1874
Buckland, F., *Notes and Jottings from Animal Life*, Smith, Elder & Co., London,

Royal Society, Medicine, 40, 1947, 593–602
Prescott, F., G. Organe & S. Rowbottom, 'Tubocurarine chloride as an adjunct to an anaesthesia', in *The Lancet*, 2, 1946, 80–84
Simpson, J.Y., 'On a new anaesthetic agent, more efficient than sulphuric ether', in *The Lancet*, 20 November 1847, 549–550
Southey, C.C., *Southey, Life and Correspondence*, Longman, London, 1849–1850
Stratmann, L., *Chloroform. The Quest for Oblivion*, Sutton Publishing, Stroud, 2005
Wilkinson, C., editor, *The Observer Book of Money*, Observer Books, London, 2007

第３章　インチキ薬から夢の新薬まで——薬

Trials and tribulations

Agin, D., *Junk Science*, Thomas Dunne Books, St. Martin's Press, New York, 2006
Altman, L. K., *Who Goes First?* University of California Press, Berkeley, 1998
Anon., 'Vioxx settlement', in *New Scientist*, 17 November 2007, 6–7
Battacharya, S & A. Coghlan, 'One drug, six men, disaster . . .', in *New Scientist*, 25 March 2006, 10–11
Blacow, N.W., editor, *Martindale. The Extra Pharmacopoeia*, 26th edition, The Pharmaceutical Press, London, 1972
Brookes, M., *Extreme Measures. The Dark Visions and Bright Ideas of Francis Galton*, Bloomsbury Publications, London, 2004
Channel 4 TV, *Dispatches: The Drug Trial That Went Wrong*, 28 September 2006
Clarke, M., 'Clinical trials and tribulations', in *Times Higher Educational Supplement*, 24 March 2006, p. 23
Defoe, D., *A Journal of the Plague Year*, 1722, reprint Dent, London, 1966
Fielding, H., *The History of Tom Jones*, 1749, Folio Society edition, London, 1959〔邦訳：ヘンリー・フィールディング、朱牟田夏雄（訳）『トム・ジョウンズ』岩波書店、1975年〕
Gilmour, J., *British Botanists*, Collins, London, 1946
Jewson, N., 'Medical knowledge and the patronage system in eighteenth-century England', in *Sociology* 8, 1974, 369–385
Jewson, N., 'The disappearance of the sick man from medical cosmology 1770-1870', in *Sociology* 10, 1976, 225–244
Lamont-Brown, R., *Royal Poxes and Potions. The Lives of Court Physicians, Surgeons*

Clendening, *Source Book of Medical History*, Dover Publications Inc., New York, 1942, 372–373

Boon, M., *The Road to Excess*, Harvard University Press, Cambridge, USA, 2002

Booth, F., H.J. Bigelow & R. Liston, 'Surgical operations performed during insensibility, produced by the inhalation of ether', in *The Lancet*, 2 January 1847, 5–8

British Broadcasting Corporation, '*Medical Mavericks I*', BBC 4 TV, 4 February 2007

Collins, P., 'Poe's cure for death', in *New Scientist*, 13 January 2007, 50–51

Crowther, J. G., 'Humphry Davy 1778–1829', in *British Scientists of the Nineteenth Century*, vol. 1, Pelican Books, Harmondsworth, 1940, 15–81

Davy, H., '*Researches, Chemical and Philosophical; Chiefly Concerning Nitrous Oxide, or Dephlogisticated Nitrous air, and its Respiration*', J. Johnson, London, 1800

Editorial, 'Administration of chloroform to the Queen', in *The Lancet*, 14 May 1853, p. 453

Franklin, J. & J. Sutherland, *If I Die in the Service of Science*, Morrow, New York, 1984

Freud, S., 'Über Coca', in *Centralblatt für die gesamte Therapie*, 2, 1884, 289–314

Hogan, P., 'Soft drink, hard sell', in *The Observer Magazine*, 9 July 2006, 26–29

Holmes, R., 'Davy on the gas', in *The Age of Wonder*, HarperPress, London, 2008, 235–304

Jay, M., *Artificial Paradises*, Penguin Books, London, 1999

Koller, C., 'Historical note on the beginning of local anaesthesia', in *Journal of the American Medical Association*, 90, 1928, 1742–1743

Long, C.W., 1853, 'First Surgical operation under ether', in L. Clendening, *Source Book of Medical History*, Dover Publications Inc., New York, 1942, 356–358

Morton, W.T.G., 1847, 'Remarks on the proper mode of administering ether by inhalation', in L. Clendening, *Source Book of Medical History*, Dover Publications Inc., New York, 1942, 366–372

Nowak, R., 'Nitrous oxide is no laughing matter', in *New Scientist*, 11 August 2007, p.15

Pain, S., 'This won't hurt a bit', in *New Scientist*, 16 February 2002, 48–49

Pain, S., 'Blissful oblivion', in *New Scientist*, 17 March 2009, 44–45

Prescott, F., 'Discussion on further experiences with curare', in *Proceedings of the*

New York & London, 2001
Norton, T., 'Living Proof', in *Times Educational Supplement.* Curriculum special, 2001, 6–7
Palmer, J.F., ed., *The Works of John Hunter*, Longman, Rees, Orme, Brown, Breen, London, 4 volumes, 1835–1837
Phillips, S., 'The return of the body-snatchers', in *Times Higher Educational Supplement*, 26 March 2004, p. 22
Quist, D., *John Hunter (1728–1795)*, William Heinemann Medical Books, London, 1981
Revill, J. & D. Campbell, 'Calls grow for organ transplant revolution' and 'One transplant kidney can save my son's life', in *The Observer*, 13 January 2008, pp.1, 3, 28–30
Richardson, R., *Death, Dissection and the Destitute*, 2nd edition, Phoenix Press, London, 2001
Richardson, R. & B. Hurwitz, 'Donors' attitudes towards body donation for dissection', in *The Lancet*, 29 July 1995, 277–279
Sanders, C., 'Why low body count is fatal for anatomy', in *Times Higher Educational Supplement*, 6 June 2003
Sawday, J., *The Body Emblazoned.* Routledge, London, 1996
Simmons, J.G., 'John Hunter/ Beginning of scientific medicine and surgery', in *Doctors and Discoveries*, Houghton Mifflin Co., Boston & New York, 2002, 140–144
Southey, R., 'The surgeon's warning' in *Poems 1799*, reprint, Kessinger Publishing, 2004
Stubbs, G., *The Anatomy of the Horse*, 1776, new edition with a modern paraphrase by J. C. McClunn assisted by C.W. Ottaway, Heywood Hill, London, 1938
Wilkinson, C., editor, *The Observer Book of the Body*, Observer Books, London, 2008

第２章　実験だけのつもりが中毒者に——麻酔

Sniff it and see

Altman, L. K., *Who Goes First?,* University of California Press, Berkeley, 1998
Ayer, W., 'Account of an eye-witness to the first public demonstration of ether anaesthesia at the Massachusetts General Hospital, October 16, 1846', in L.

参考文献

第 1 章　淋病と梅毒の両方にかかってしまった医師——性病

He came, he sawed, he chancred

Bondeson, J., 'Three remarkable specimens in the Hunterian Museum', in *A Cabinet of Medical Curiosities*, I. B. Tauris & Co. Ltd., London & New York, 1997, 186–215

British Broadcasting Corporation, *'US undertakers admit corpse scam'*, http://news.bbc.co.uk/2/hi/americas/6064692.stm 19 October 2006

Dickenson, D., *Body Shopping. The Economy Fuelled by Flesh and Blood*, One+World, Oxford, 2008

Editorial, 'The Edinburgh Murders', in *The Lancet*, 3 January 1829, 433–438

Fox, D., 'Can masturbating each day keep the doctor away?' in *New Scientist*, 19 July 2003, p.15

Harris, P., 'They replaced stolen bones with pipes; organs with rags – 1,077 corpses carved up by illegal body snatchers who sold their "harvest" on the donor market', in *The Observer Magazine*, 2 April 2004, 20–27

Hollingham, R., *Blood and Guts. A History of Surgery*, BBC Books, London, 2008

Hunter, J., 'A Treatise on the Venereal Disease', 1786, extract in L. Clendening, *Source Book of Medical History*, Dover Publications Inc., New York, 1942, 488–499

Hunter, W., *The Anatomy of the Human Gravid Uterus Exhibited in Figures*, Baskerville, Baker & Leigh, Birmingham, 1774, reprint Sydenham Society 1851

Iserson, K.V., *Death to Dust: What Happens to Dead Bodies*, 2nd edition, Galen Press, Tucson, 2001

Jones, J.H., *Bad Blood. The Tuskegee Syphilis Experiment*, new and expanded edition, The Free Press, New York & London, 1993

Love, B., *The Encyclopaedia of Unusual Sex Practices*, Greenwich Editions, London, 1999〔邦訳：ブレンダ・ラブ、船津歩（訳）、唐沢俊一（監修）『トンデモ超変態系』二見書房、1996 年〕

Moore, W., *The Knife Man*, Bantam Press, London, 2005〔邦訳：ウェンディ・ムーア、矢野真千子（訳）『解剖医ジョン・ハンターの数奇な生涯』河出書房新社、2007 年〕

Moreno, D., *Undue Risk. Secret Laboratory Experiments on Humans*, Routledge,

著者
トレヴァー・ノートン　Trevor Norton
英国リヴァプール大学名誉教授。専門は海洋生物学。海の生態系について啓蒙活動をおこなう一方、科学史にも興味を持ち、科学者たちが挑んできた実験を自ら追試してきた。
本書の執筆過程でも、古代ローマの潜水夫が口にオイルを含んでから海に潜ったという実験の追試を思いついてやってみた。が、見事に失敗。オイルの飲みすぎで一週間下痢に苦しんだという。
主な著書に『ダイバー列伝——海底の英雄たち』（関口篤訳、青土社）など。

訳者
赤根洋子　Yoko Akane
翻訳家。早稲田大学大学院修士課程修了（ドイツ文学）。おもな訳書に『ヒトラーの秘密図書館』（ティモシー・ライバック、文春文庫）、『フロイト先生のウソ』（ロルフ・デーゲン、文春文庫）、『科学の発見』（スティーヴン・ワインバーグ、文藝春秋）共訳に『私たちが子どもだったころ、世界は戦争だった』（サラ・ウォリス&スヴェトラーナ・パーマー編著、文藝春秋）など。

解説者
仲野 徹　Toru Nakano
1957年、大阪府生まれ。大阪大学大学院医学系研究科教授。分子生物学者。細胞の分化、エピジェネティクス制御などを研究テーマとする。主な著書に『幹細胞とクローン』（羊土社）、『再生医療のための分子生物学』（コロナ社）など。書評サイト「HONZ」に数多く寄稿し、『なかのとおるの生命科学者の伝記を読む』（学研メディカル秀潤社）という伝記の書評本も刊行している。

単行本
2012年7月　文藝春秋刊
本文デザイン
エヴリ・シンク　EVERY THINK

文春文庫

世《よ》にも奇妙《きみよう》な人体実験《じんたいじつけん》の歴史《れきし》

定価はカバーに
表示してあります

2016年11月10日　第1刷
2024年1月15日　第6刷

著　者　トレヴァー・ノートン
訳　者　赤根洋子《あかねようこ》
発行者　大沼貴之
発行所　株式会社 文藝春秋

東京都千代田区紀尾井町 3-23　〒102-8008
TEL 03・3265・1211㈹
文藝春秋ホームページ　http://www.bunshun.co.jp

落丁、乱丁本は、お手数ですが小社製作部宛お送り下さい。送料小社負担でお取替致します。

印刷・図書印刷　製本・加藤製本
Printed in Japan
ISBN978-4-16-790739-6

（　）内は解説者。品切の節はご容赦下さい。

ウォルター・アイザックソン（土方奈美　訳）
レオナルド・ダ・ヴィンチ（上下）
ルネサンスを代表する〝万能人〟レオナルド・ダ・ヴィンチは、なぜ不世出の天才たり得たのか？　自筆ノート全7200枚を読み解き、その秘密に迫る決定的評伝！　（ヤマザキマリ）
ア-13-1

英『エコノミスト』編集部（東江一紀・峯村利哉　訳）
2050年の世界
英『エコノミスト』誌は予測する
バブルは再来するか、エイズは克服できるか、SNSの爆発的な発展の行方は……グローバルエリート必読の「エコノミスト」誌が、20のジャンルで人類の未来を予測！　（船橋洋一）
エ-9-1

ジリアン・テット（土方奈美　訳）
サイロ・エフェクト
高度専門化社会の罠
高度に専門化した現代社会、あらゆる組織には「サイロ＝たこつぼ」が必ずできる。壁を打ち破るためには文化人類学の研究成果が不可欠だ。画期的な組織閉塞打開論。　（中尾茂夫）
テ-18-1

ジャック・ペレッティ（関　美和　訳）
世界を変えた14の密約
現金の消滅・熾烈な格差・買い替え強制の罠・薬漬け・AIに酷使される未来——英国の気鋭ジャーナリストが世界のタブーを徹底追及。目から鱗、恐ろしくスリリングな一冊。　（佐藤　優）
ヘ-9-1

ポール・モーランド（渡会圭子　訳）
人口で語る世界史
人口を制する者が世界を制してきた。ロンドン大学・気鋭の人口学者が「人口の大変革期」に当たる直近200年を一般読者向けに書きおろし、各紙の書評で紹介された全く新しい教養書。　（堀内　勉）
モ-5-1

ダライ・ラマ（山際素男　訳）
ダライ・ラマ自伝
ノーベル平和賞を受賞したチベットの指導者、第十四世ダライ・ラマが、観音菩薩の生れ変わりとしての生い立ちや、亡命生活などの波乱の半生を通して語る、たぐい稀な世界観と人間観。
ラ-6-1

マイケル・ルイス（渡会圭子・東江一紀　訳）
フラッシュ・ボーイズ
10億分の1秒の男たち
何故か株を買おうとすると値段が逃げ水のようにあがってしまう…。その陰には巨大詐欺と投資家を出し抜く超高速取引業者〝フラッシュ・ボーイズ〟の姿があった。　（阿部重夫）
ル-5-3

（　）内は解説者。品切の節はご容赦下さい。

クリスパー　ＣＲＩＳＰＲ
究極の遺伝子編集技術の発見
ジェニファー・ダウドナ　サミュエル・スターンバーグ（櫻井祐子　訳）
ゲノム情報を意のままに編集できる「ＣＲＩＳＰＲ-Ｃａｓ９」。人類は種の進化さえ操るに至った。この発見でノーベル賞を受賞した科学者自らが問う、科学の責任とは。（須田桃子）
タ-17-1

その科学が成功を決める
リチャード・ワイズマン（木村博江　訳）
ポジティブシンキング、イメージトレーニングなど巷に溢れる自己啓発メソッドは逆効果!?　科学的な実証を元にその真偽を検証。本当に役立つ方法を紹介した常識を覆す衝撃の書。
S-10-1

選択の科学
シーナ・アイエンガー（櫻井祐子　訳）
コロンビア大学ビジネススクール特別講義
社長は平社員よりなぜ長生きなのか。その秘密は自己裁量権にあった。二十年以上の実験と研究で選択の力を証明。ＮＨＫ白熱教室で話題になった盲目の女性教授の研究。（養老孟司）
S-13-1

錯覚の科学
クリストファー・チャブリス　ダニエル・シモンズ（木村博江　訳）
「えひめ丸」を沈没させた潜水艦艦長は、なぜ〝見た〟はずの船を見落としたのか？　日常の錯覚が引き起こす記憶のウソや認知の歪みをハーバード大の俊才が徹底検証する。（成毛　眞）
S-14-1

理系の子
ジュディ・ダットン（横山啓明　訳）
高校生科学オリンピックの青春
世界の理系少年少女が集まる科学のオリンピック、国際学生科学フェア。そこに参加するのはどんな子供たちなのか？　感動の一冊。巻末に日本の「理系の子」と成毛眞氏の対談を収録。
S-15-1

世にも奇妙な人体実験の歴史
トレヴァー・ノートン（赤根洋子　訳）
性病、寄生虫、コレラ、ペスト、毒ガス、放射線……人類への脅威を克服するための医学の発展の裏で、科学者たちは己の肉体を犠牲に、勇敢すぎる人体実験を行い続けた。（仲野　徹）
S-19-1

脳科学は人格を変えられるか？
エレーヌ・フォックス（森内　薫　訳）
人生の成否を分けるカギは「楽観脳」と「悲観脳」。それは生まれついてのものか、環境で変えられるものか。欧州最大の脳科学研究所を主宰する著者が実験と調査で謎に迫る。（湯川英俊）
S-21-1

（　）内は解説者。品切の節はご容赦下さい。

阿川佐和子・大石　静
オンナの奥義
無敵のオバサンになるための33の扉
こんなことまで話しちゃう？　還暦婚のアガワと背徳愛のオオイシが、結婚・仕事・不倫から下着選び・更年期対処法・理想の最期まで、とことん語り尽くす。赤裸々本音トーク！
あ-23-26

岩下尚史《ひさふみ》
芸者論
花柳界の記憶
新橋演舞場に身を置き、名妓たちと親交のあった著者が、芸者の成り立ちから戦前、戦後の花柳界全盛の時代までを細やかに描写。和辻哲郎文化賞を受賞した、画期的日本文化論。（平岩弓枝）
い-75-1

岩下尚史
直面（ヒタメン）　三島由紀夫若き日の恋
昭和三十年頃、「金閣寺」執筆前後の三島由紀夫と恋愛関係にあった女性が、半世紀の封印を破り、著者に初めて語った三島との恋の顚末。三島由紀夫像が一新される歴史的証言。（中江有里）
い-75-4

内田　樹
ひとりでは生きられないのも芸のうち
ウチダ先生と一緒に考える結婚のこと、家族のこと、仕事のこと。現代社会を生きのびるための示唆にあふれたエッセイ集。特別座談会「お見合いは地球を救う」を併録。（鹿島　茂）
う-19-9

内田　樹
街場の憂国論
壊れゆく国民国家、自民党改憲案の危うさ、とまりつつある経済成長、ポスト・グローバリズムの世界——この国はどうなるのか？　現代日本の抱える問題を解きほぐす内田流憂国論。
う-19-24

上橋菜穂子・津田篤太郎
ほの暗い永久《とわ》から出でて
生と死を巡る対話
母の肺癌判明を機に出会った世界的物語作家と聖路加国際病院の気鋭の医師が、文学から医学の未来まで語り合う往復書簡。未曾有のコロナ禍という難局に向き合う思いを綴る新章増補版。
う-38-1

オギリマサホ
斜め下からカープ論
プロ野球選手とパンチパーマ、菊池涼介の帽子のつば真っ平ら問題、歴代ユニフォームの勝率や選手の改名事情など。独自の視点で分析したカープ愛溢れる文章&イラスト。（西川美和）
お-77-1

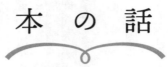